亚健康状态

中医辨识调理

名誉主编　杨国旺　魏　青

主　　编　马万千　邱新萍　苏华巍

副 主 编　孙颂歌　刘　畅　邹济源

编　　委（以姓氏笔画为序）

马万千　王　昀　王　晨　左瑞菊　刘　畅

刘　鹏　关婕婷　孙　莹　孙颂歌　苏华巍

李　倩　李　琦　李立华　邱新红　邱新萍

邹济源　张　辰　张　贤　张士华　张红红

张宏阳　张艳珍　赵海京　徐　彧　郭　华

唐大苹　戴浩然

人民卫生出版社

·北　京·

图书在版编目(CIP)数据

亚健康状态中医辨识调理 / 马万千，邱新萍，苏华巍主编. -- 北京：人民卫生出版社，2022.9

ISBN 978-7-117-33531-7

Ⅰ. ①亚… Ⅱ. ①马… ②邱… ③苏… Ⅲ. ①亚健康-防治 ②养生(中医) Ⅳ. ① R441 ② R212

中国版本图书馆 CIP 数据核字(2022)第 160764 号

人卫智网	www.ipmph.com	医学教育、学术、考试、健康，购书智慧智能综合服务平台
人卫官网	www.pmph.com	人卫官方资讯发布平台

亚健康状态中医辨识调理

Yajiankang Zhuangtai Zhongyi Bianshi Tiaoli

主　　编：马万千　邱新萍　苏华巍
出版发行：人民卫生出版社(中继线 010-59780011)
地　　址：北京市朝阳区潘家园南里 19 号
邮　　编：100021
E - mail：pmph @ pmph.com
购书热线：010-59787592　010-59787584　010-65264830
印　　刷：北京顶佳世纪印刷有限公司
经　　销：新华书店
开　　本：710 × 1000　1/16　**印张：**13
字　　数：193 千字
版　　次：2022 年 9 月第 1 版
印　　次：2022 年 11 月第 1 次印刷
标准书号：ISBN 978-7-117-33531-7
定　　价：79.00 元
打击盗版举报电话：010-59787491　E-mail：WQ @ pmph.com
质量问题联系电话：010-59787234　E-mail：zhiliang @ pmph.com
数字融合服务电话：4001118166　E-mail：zengzhi @ pmph.com

主编简介

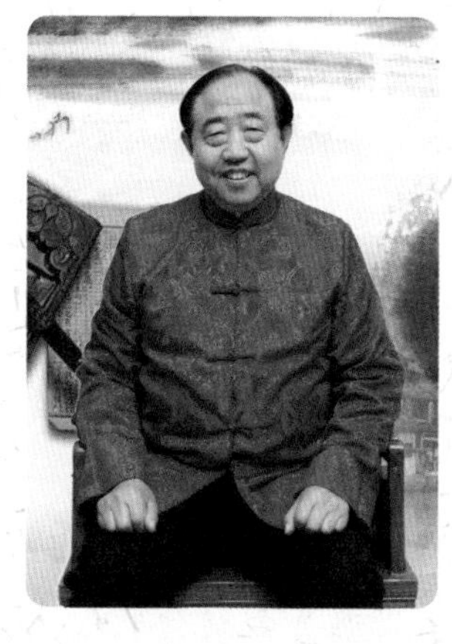

马万千，主任医师，全国基层名老中医药专家传承工作室指导老师、第四批北京市级老中医药专家学术经验继承工作指导老师、北京中医药薪火传承“3+3”工程马万千基层老中医传承工作室指导老师、北京中医药传承“双百工程”指导老师。工作室目前有传承弟子9名，指导乡村医生2名。

从事中医临床诊疗40余年，擅长运用中西医结合方法治疗消渴、胃痛、喘证、吞酸、痹症等内科杂病，提出“以平为贵，以和为期”，主要体现在：疏调平和，平衡阴阳，形神和谐；调和肝脾，调气和血；表里同治，虚实兼顾；基于脏腑相关理论进行亚健康状态辨识，药食调理。

主持或参与市级、区级课题8项，发表核心期刊论文20余篇，主编《名医辨体质　瘦身吃出来》等著作。

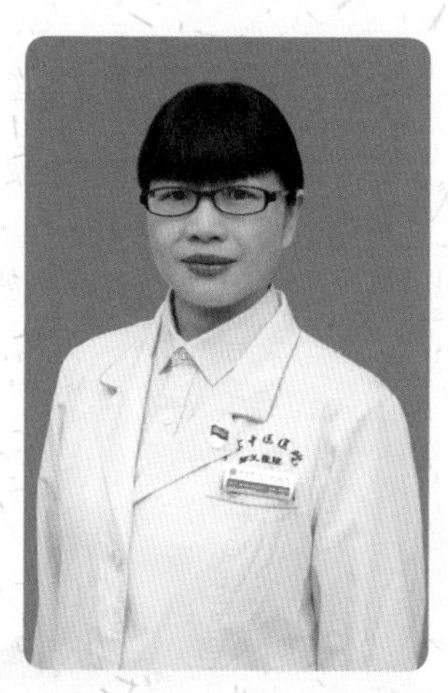

邱新萍，主任医师，医学博士，全国中医药创新骨干人才，京津冀中医、中西医结合优秀人才，北京市先进工作者，北京市“三八”红旗奖章获得者，顺义区优秀青年人才。全国基层马万千名老中医药专家传承工作室负责人及学术继承人，北京中医药薪火传承“3+3”工程阎小萍名医传承工作站顺义分站负责人及学术继承人。

现任中国民族医药学会筋骨养护分会副会长，中国民族医药学会风湿病分会常务理事，北

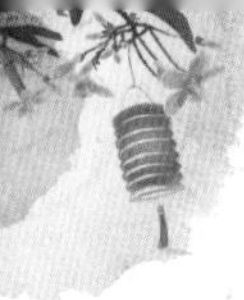
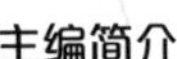

京中医药学会中医外治法专业委员会常务委员，北京中西医结合学会风湿病专业委员会常务委员。

从事中医临床工作16年，擅长中西医结合治疗类风湿关节炎、骨关节炎、骨质疏松、干燥综合征、产后风湿、痛风性关节炎、尿酸性肾病等风湿性疾病以及慢性胃炎、反流性食管炎、便秘、慢性结肠炎等病。

发表核心期刊论文50余篇(SCI论文3篇)，主编及参编著作9部；主持市级、区级科研项目6项，作为分中心负责人协作科技部国家重点研发计划“中医药现代化研究”重点专项1项；荣获中华中医药学会、中国民族医药学会、中国中西医结合学会、顺义区科学技术奖共5项。

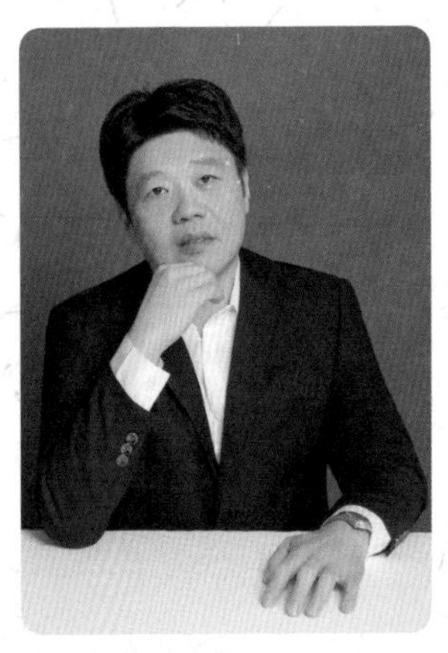

苏华巍，高级工程师，原北京市电子科技情报研究所大数据室主任、产业研究室主任。现任中域药物经济学发展应用中心副主任，中国中医药研究促进会药食同源专业委员会副会长。主持和参与多项国家级、市级和区级课题及项目，致力于人工智能在中医药健康领域应用研究，并获得国家发明专利1项，国家实用新型专利2项，软件著作权5项。

前 言

随着健康知识的不断普及，人们健康意识也不断提高，越来越完善的体检方案可以筛查出身体是否存在问题。但是，也有的人存在这样的疑惑：自己的体检结果没有任何阳性指标，但总是有“乏力、困倦”或“多梦、入睡困难”等不适的困扰，影响生活质量。自己是不是“患病”了？其实不然。生活压力大、工作紧张、生活方式不健康等因素都可以产生身体不适，但体检或去医院全面检查没有阳性结果，我们常常将这种情况称为“亚健康”。

中医学认为健康是人与自然、社会的和谐统一及动态平衡，正如《素问·调经论》中所说的“阴阳匀平，以充其形，九候若一”的“平人”。马万千主任医师及其传承团队提出亚健康状态介于生理状态和病理状态之间，其是否进展到疾病状态与人体脏腑功能强弱，气血、阴阳是否失衡关系密切。

由此，马老师基于中医脏腑相关理论，结合临床经验，带领传承团队编写了《亚健康状态中医辨识调理》一书。本书总结归纳了中医辨识 36 种亚健康状态的方法，提出要重视脏腑功能强弱及气血、阴阳平衡情况对亚健康状态的影响，并在饮食、运动、情志方面进行早期个性化中医干预指导，有效纠正失衡之态，逐步恢复脏腑自身的功能状态，从而达到“治未病”的目的。本书图文并茂，适合从事中医养生、中医康复及中医治未病相关工作的人士阅读参考。

书中不妥之处，希望大家在使用过程中提出宝贵意见，以便今后修订和提高。

编者

2022 年 3 月

目 录

总论 概述

各论 亚健康状态中医辨识及调理

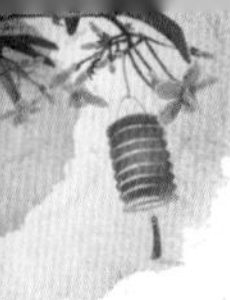

总论

概述

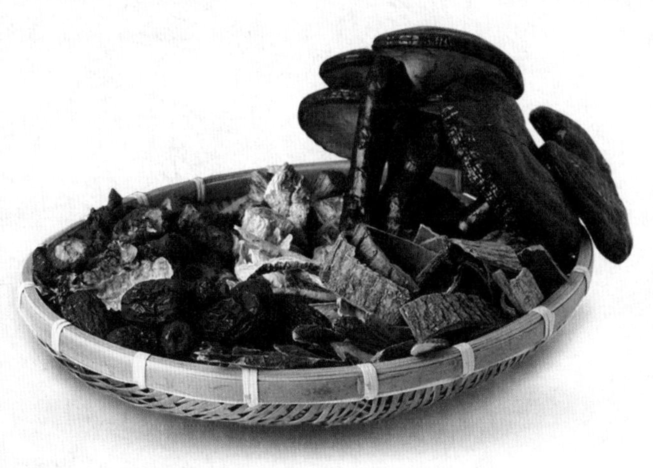

第一章 健康与亚健康

健康是人类追求的目标，是人生最大的财富。世界卫生组织对健康的定义是“健康是指身体上、精神上和社会适应上的完好状态，而不仅仅是躯体无病”。随着生活水平的提高，人们生活节奏加快、工作压力加大、精神紧张，开始出现乏力、烦躁、头晕等不适，去医院检查也无阳性结果。这些不适症状我们称之为“亚健康状态”。

一、健康和健康状态

健康是生活质量的基础，是生命存在的最佳状态。健康是指一个人在身体、精神和社会等方面都处于良好的状态，包含身体健康和心理健康。中医认为健康是人与自然、社会的协调及人体自身阴阳、气血动态平衡的结果。《黄帝内经》多以“平人”来说。《素问·调经论》曰：“阴阳匀平，以充其形，九候若一，命曰平人。”《灵枢·终始》曰：“形肉血气必相称也，是谓平人。”处于健康状态的人多以面色红润、皮肤光泽、目光明亮、思维敏捷、肌肉充实、心情愉悦、精力充沛、牙齿坚固、头发浓密黑亮、指甲红润等为主要表现。《黄帝内经》用“阴平阳秘”来概括，即人与大自然、社会环境相适应，人体的各脏腑经络气血功能活动协调统一，即达到“形神合一”的状态。

二、亚健康和亚健康状态

亚健康是指人在身体、心理和社会环境等方面表现出的不适应，介乎健康与疾病之间的临界状态。中医学认为，人体是一个有机的整体，人体脏腑、气血、阴阳变化与外环境之间存在动态平衡，一旦这种平衡偏颇，出现功能失调的状态，就会出现亚健康状态的表现。马万千主任认为，亚健

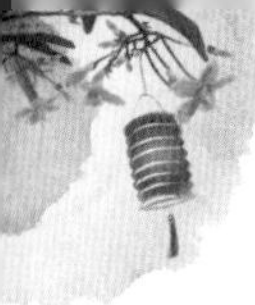

康状态是介于生理和病理之间的身体状态，主要以身体功能降低、适应能力减退为主要表现。亚健康状态是一种动态发展过程，包括“未病状态”和“欲病状态”。亚健康状态是否发展成疾病状态，与人体各脏腑、气血、阴阳是否平衡有关。亚健康状态和疾病都属于人体脏腑、气血、阴阳失衡的表现，两者有以下区别：一是轻重之分。轻者表现为一定的亚健康状态，理化检查、辅助检查无异常。重者为人体脏腑、气血、阴阳失衡，导致疾病发生，或出现理化检查、辅助检查的阳性结果。二是早晚期之分。人体脏腑、气血、阴阳失衡初期，相当于亚健康状态。此种状态，是健康状态、亚健康状态发展为疾病状态的窗口期，也是进行中医干预，阻止其向疾病发展的关键时期。

亚健康状态常常以面容憔悴、皮肤干燥、记忆力减退、肌肉松弛、牙齿松动、乏力困倦、腰酸背痛、胸闷气短、脱发、烦躁、汗多、失眠、多梦等为主要表现。理化检查指标和影像学检查无异常。

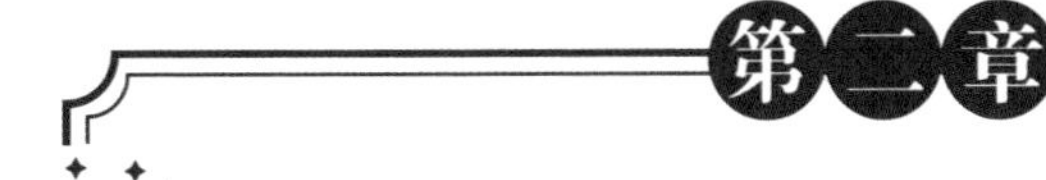

第二章 亚健康状态中医分类

马万千主任认为亚健康状态是人体脏腑功能失调及气血、阴阳失衡产生的一种不适表现，虽然无临床典型症状或不适症状轻微，但也提示我们有潜在病理信息存在，是人体处于健康与疾病之间的健康低质量状态。马万千传承团队结合中医脏腑辨证以及人体体质因素，运用中医脏腑相关理论与亚健康状态辨识相结合进行研究，将亚健康状态分为36种，具体如下：

一、气虚亚健康状态

气虚亚健康状态是由元气不足所引起的，以气息低弱，机体、脏腑功能状态低下为主要特征的一种体质状态。马万千主任结合脏腑相关理论，将气虚亚健康状态辨识分类如下：

1. 心气虚亚健康状态

自觉心慌、胸闷、气短，乏力，失眠等。

2. 肺气虚亚健康状态

易感冒，声低懒言，咳嗽，咳痰清稀，怕风，自汗，神疲倦怠，面色淡白等。

3. 脾气虚亚健康状态

腹胀，不思饮食，大便溏薄，少气懒言，倦怠乏力，面色萎黄或淡白等。

4. 肾气虚亚健康状态

小便频数或尿后余沥不尽，腰部酸痛，性欲低下，乏力等。

5. 胆气虚亚健康状态

遇事易惊，多疑虑，失眠，常叹息或口苦等。

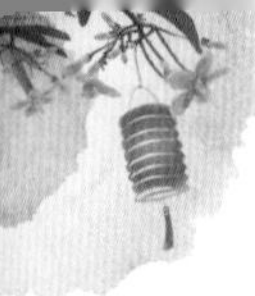

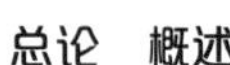

6. **心肺气虚亚健康状态**

心慌、咳嗽，胸闷气短，神疲，语声低怯，自汗等。

7. **肺脾气虚亚健康状态**

感冒，气短乏力，咳嗽，声低懒言，自汗，纳呆，腹胀，大便溏薄等。

8. **肺肾气虚亚健康状态**

面色㿠白，气短，乏力，咳嗽，自汗畏风，大便溏泻，小便清长，夜尿多等。

9. **脾肾气虚亚健康状态**

腹胀，纳呆，大便溏薄，小便频数或尿后余沥不尽，腰部酸痛，性欲低下，乏力等。

10. **心肾气虚亚健康状态**

心慌，乏力，气短，自汗，耳鸣，腰膝酸软，小便频数等。

二、阴虚亚健康状态

阴虚亚健康状态指由于人体受先天禀赋和后天环境持续影响，在生长发育和衰老过程中，致阴液亏少而出现以阴虚内热为主要特征的一种体质状态。马万千主任认为，结合脏腑相关理论可以将阴虚亚健康状态辨识分类：

1. **肾阴虚亚健康状态**

头晕、耳鸣、腰膝酸痛、失眠、多梦、盗汗，下肢水肿等。

2. **心阴虚亚健康状态**

心慌、心烦，失眠多梦，盗汗等。

3. **肝阴虚亚健康状态**

两目干涩，胁肋隐隐灼痛，盗汗、口干、烦躁等。

4. **肺阴虚亚健康状态**

干咳无痰，或痰少而黏，口燥咽干，口渴、盗汗等。

5. **胃阴虚亚健康状态**

胃脘隐隐灼痛，食欲减退，胸前灼热、反酸、干呕恶心等。

6. **肺肾阴虚亚健康状态**

干咳痰少，口燥咽干，腰膝酸软，失眠、多梦，盗汗，下肢水肿等。

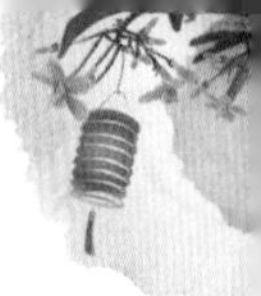

7. 心肾阴虚亚健康状态

心烦，心慌、多梦，头晕、耳鸣，腰膝酸软，口干咽燥，潮热、盗汗等。

8. 肝肾阴虚亚健康状态

两目干涩，胁肋隐隐灼痛，腰膝酸软，失眠、多梦，盗汗、口干口渴等。

三、阳虚亚健康状态

阳虚亚健康状态是由阳气不足、失于温煦所引起的，以形寒肢冷等虚寒表现为主要特征的状态。马万千主任结合脏腑相关理论将亚健康状态辨识分类如下：

1. 肾阳虚亚健康状态

腰膝酸软冷痛，手足不温，大便溏泻，夜尿多，性欲低下等。

2. 脾阳虚亚健康状态

脘腹冷痛，喜暖喜按，口淡不渴，纳呆，肠鸣，大便清稀等。

3. 胃阳虚亚健康状态

胃脘部冷痛、喜温喜按，怕冷、肢体凉，疲倦，乏力，大便不成形甚至完谷不化等。

4. 心阳虚亚健康状态

心慌，心神不宁，面色苍白，形寒肢冷，乏力，下肢水肿等。

5. 脾肾阳虚亚健康状态

乏力、腰膝或腹部冷痛，食欲不振，大便溏泻，夜尿多，下肢水肿等。

6. 心肾阳虚亚健康状态

心慌，气短，畏寒肢冷，腰膝酸软冷痛，神疲乏力，失眠等。

四、痰湿亚健康状态

痰湿亚健康状态多由气虚体质发展而来，中年以上人群居多，在寒温不调、情志不畅、饮食不节等因素诱发下，导致痰湿缓慢形成。马万千主任认为，结合脏腑相关理论可以将痰湿亚健康状态辨识分类如下：

1. 痰湿阻肺亚健康状态

咳嗽，咳白色痰，乏力，气短，食欲不振等。

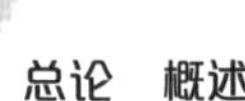

2. 痰湿困脾亚健康状态

恶心欲吐，咳嗽，咳白痰，胸脘痞闷、食欲不振、倦怠乏力，头晕等。

五、湿热亚健康状态

湿热亚健康状态是由环境、情绪失调、饮食不节等原因导致湿热蕴结体内而出现不适的状态。马万千主任认为，结合脏腑相关理论可以将湿热亚健康状态辨识分类如下：

1. 肝胆湿热亚健康状态

胁肋部胀痛灼热，头晕、头痛，厌食、腹胀，口苦，恶心，小便色黄或短赤，大便黏滞等。

2. 脾胃湿热亚健康状态

脘腹痞闷胀满，口中发甜，易困倦、乏力，呕恶口苦，纳呆厌食，小便短黄，大便溏泻不爽等。

3. 膀胱湿热亚健康状态

尿频、尿急、尿少而痛、小便黄，口干口渴等。

4. 大肠湿热亚健康状态

大便黏滞，便后不爽，肛门灼热，肛周瘙痒、痔疮等。

六、瘀血亚健康状态

瘀血亚健康状态多由长期抑郁或者久居寒冷地区、脏腑功能失调等原因导致。马万千主任认为，根据脏腑相关理论可以将瘀血亚健康状态辨识分类如下：

1. 瘀血在心亚健康状态

心慌、胸闷，隐痛，刺痛，月经血块，烦躁，失眠等。

2. 肝血瘀阻亚健康状态

胁肋部胀痛、窜痛，继之出现刺痛、拒按，烦躁，失眠等。

七、气郁亚健康状态

气郁亚健康状态多因长期情志不畅，气机郁滞而形成，以性格内向，忧郁脆弱，敏感多疑为主要表现的状态。马万千主任认为，根据脏腑相关理

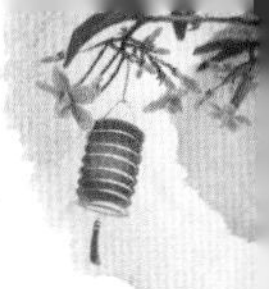

论，可以将气郁亚健康状态辨识分类如下：

1. 肝气郁亚健康状态

情志抑郁或易怒，两胁胀满窜痛，月经不调，乳房胀痛，失眠等。

2. 胆气郁亚健康状态

胆小易惊，口苦，欲呕，胁肋胀痛，失眠等。

八、血虚亚健康状态

血虚亚健康状态多由失血、气血生化不足、先天不足等原因形成。马万千主任认为，根据脏腑相关理论，可以将血虚亚健康状态辨识分类如下：

1. 心血虚亚健康状态

面色、眼睑淡白，口唇苍白，心慌气短，乏力，头晕，畏寒肢体冷，肢体麻木，失眠多梦等。

2. 肝血虚亚健康状态

面色萎黄，指甲淡白，气短、乏力，目涩，头晕、失眠多梦等。

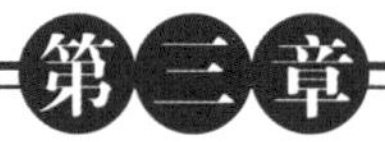

第三章 亚健康状态影响因素与中医调理法则

人体生命活动是“健康状态—亚健康状态—疾病”的动态发展过程。在此过程中,体内正气与自然界邪气、体内邪气做斗争,机体此时大多处于未病状态或亚健康状态。某些因素能够改变体内正邪双方的力量,导致机体状态发生变化,被称为亚健康状态影响因素。

一、亚健康状态影响因素

人体生命活动这个动态变化过程与季节气候、地域、社会、情志、饮食起居等因素干扰有关。

1. 季节气候因素

风、寒、暑、湿、燥、火是自然界中六种外感病邪的统称,正常情况下中医称之为“六气”。如六气太过或非时而至,对人产生伤害,则成为“六淫”。“六淫”邪气能影响正气的盛衰,从而影响机体的调节能力和适应能力,产生、诱发疾病,或者加重旧的疾病。如春多风,夏多暑热,长夏(夏秋之间)多湿,秋多燥,冬多寒。根据不同季节气候变化,六淫邪气致病的特点也不同。

2. 地域因素

我国先民很早就认识到地理环境对人体健康、发病的影响,如《吕氏春秋·尽数》曰:“轻水所,多秃与瘿人;重水所,多尰与躄人;甘水所,多好与美人;辛水所,多疽与痤人;苦水所,多尪与伛人。”《黄帝内经》中也有此类记载,如《素问·异法方宜论》曰:“西方者,金玉之域,沙石之处,天地之所收引也……北方者,天地所闭藏之域也。其地高陵居,风寒冰冽,其民乐野处而乳食,脏寒生满病……南方者,天地所长养,阳之所盛处也。其地下,水

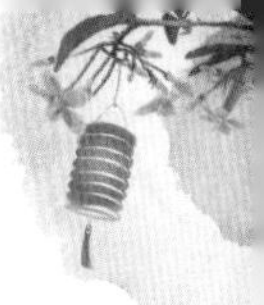

土弱，雾露之所聚也……中央者，其地平以湿，天地所以生万物也众。其民食杂而不劳，故其病多痿厥寒热。”提示我们地势不同，对人体产生的影响不同，如西北地区，地势高而寒冷，治疗此地患者以用辛温之品为主；东南地区，地势低而温热，治疗此地患者以用苦寒之品为主。

3. 社会因素

人体生命状态与社会因素息息相关，如与人们的经济水平、社会地位、职业环境等因素有关。随着人们经济水平的提升，出现了越来越多的“富贵病”，如糖尿病、痛风等疾病。若人们生活过于贫穷，基本需要得不到保障，生病不能及时救治，那么人体健康甚至生命都会受到严重的威胁。还有一些疾病如硅肺、放射病等都与职业环境相关。

4. 情志因素

人有喜、怒、忧、思、悲、恐、惊七种情志变化，中医学称之为“七情”。《黄帝内经》中有“百病生于气”，认为七情致病，首先影响脏腑气机。气机逆乱，影响脏腑精气的变化，从而产生内伤，影响人体健康。如“喜伤心”，过喜暴喜，损失心阳，导致心气涣散，神无所主，出现狂乱等症状；大怒伤肝，肝气郁滞，出现胸胁胀满、喜叹息等症状；忧思伤脾，脾气郁结，运化失司，出现脘腹胀满、大便溏薄等症状；过度悲哀，耗损肺气，出现胸闷、气短等症状；恐惧伤肾，气虚不固而精失所藏，出现大小便失禁、遗精等症状。

5. 饮食起居因素

《汉书·郦食其传》曰：“民以食为天。”食物是人类赖以生存和发展的最基本的物质条件。合理、科学的饮食、起居、运动是维护和促进人体健康的重要保障之一。如果饮食不节、偏嗜或起居失常，会使人体正气减弱从而影响人体健康。正如《素问·上古天真论》说：“今时之人不然也，以酒为浆，以妄为常，醉以入房，以欲竭其精，以耗散其真，不知持满，不时御神，务快其心，逆于生乐，起居无节，故半百而衰也。”

二、亚健康状态中医调理法则

人体五脏六腑、四肢百骸、五官九窍等组织器官之间，既存在生理性的相互联系，又在病理上相互影响。因此，马万千主任认为在人体由健康状态到疾病发生发展的动态过程中，通过中医望、闻、问、切并结合脏腑相关理论进行中医亚健康状态辨识，能够及早发现亚健康状态者的脏腑功能强弱及气血、阴阳偏颇失衡的状态，具体分析影响亚健康状态发生的原因，并针对性选用中药、食疗、针灸、推拿、情志调理等方法来调整人体的亚健康状态，有效纠正失衡之态，达到“阴平阳秘”，逐步恢复脏腑自身的功能状态，保持良好的健康状态。

正如《备急千金要方》中所说：“五脏未虚，六腑未竭，血脉未乱，精神未散，服药必活。”突出了中医顺应自然的整体观念，强调早发现、早诊断、早治疗的决定性作用，重视通过药物等方法调动体内正气的作用，所谓“正气存内，邪不可干”。

各论

亚健康状态
中医辨识及调理

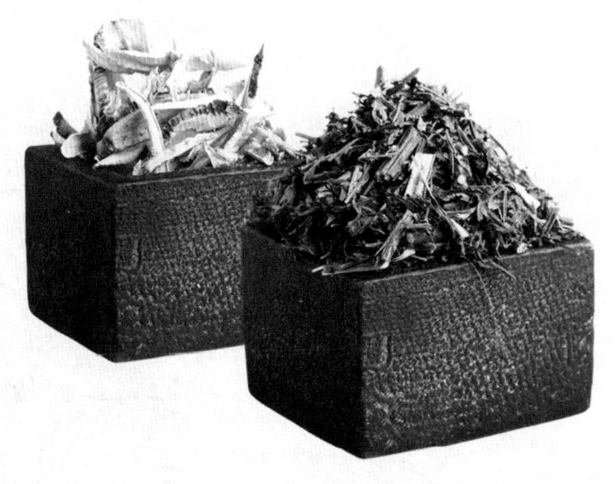

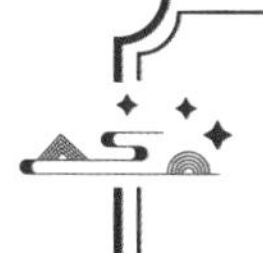

第四章 气虚亚健康状态

一、心气虚亚健康状态

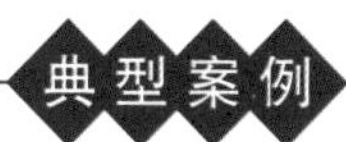

典型案例

戴女士今年44岁，平时工作劳累，且家中有孩子正上高三，下班回家后第一时间除了要买菜、做饭、洗衣服等，还要陪孩子学习到很晚，第二天又要早起准备早饭。每天的操劳加上孩子即将面临高考的压力，戴女士近2个月出现心慌、气短、乏力的不适，去医院做过心电图等检查却没有发现异常。戴女士这是怎么了呢？

马万千主任指导：戴女士由于繁重的家务工作，加之孩子面临高考，精神紧张，耗伤心气，心气虚，因而出现心慌、气短、乏力等心气虚亚健康状态。

什么是心气虚亚健康状态？

心气虚亚健康状态是指心气虚损，功能减退，导致血液运行无力，出现心慌、气短、胸闷、自汗等表现的身体状态。各项理化检查没有阳性体征。

哪些因素可以导致人体出现心气虚亚健康状态？

(1)父母或家族遗传。

(2)早产。

(3)曾患病毒性心肌炎等心脏疾病痊愈后。

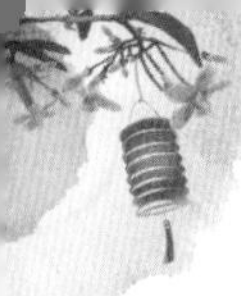

(4)年老体弱。

(5)经常熬夜。

(6)过度劳累,或治疗失当导致汗出过多。

(7)思虑过度。

心的主要功能是推动血液运行,即心“主血脉”。马万千主任认为,如果出现以上致病因素之一或兼而有之者,导致心的功能失于调理,损伤心气,就会出现心慌、气短、乏力、失眠等心气虚亚健康状态。

心气虚亚健康状态有哪些常见的不适症状?

1. **心慌,胸闷气短,劳动后加重**　心“主血脉”,负责血脉运行。心气虚弱,则无力鼓动血行,脉中血液不充足,无法滋养身体各个器官。心脏自身首当其冲,无力搏动,供血不足,则出现心慌,胸闷气短的表现。且劳累或剧烈活动时,心脏需要更多的血液,供血不足更加明显,所以劳累后症状明显加重。

2. **精神疲惫,乏力,动则加重**　因人的大脑对血液供应情况极为敏感,且脑部位于人体最高位,心气虚时无力推动足够量的血液到达脑部,脑部濡养稍有不足则出现精神疲惫、反应迟钝的现象。当血液无法供养全身,则会感到乏力;活动时,身体需要更多血液滋养,同时更加消耗气,心气更虚,全身血液供养不足更加明显,因此所有症状在活动后均会加重。

3. **自汗**　心气虚弱,人体功能活动衰减,不能收摄汗液而外泄,故自汗出;因汗为心之液,汗出越多则心气愈虚,心气愈虚则活动后汗出愈多,如此往复则危害甚重。

4. **面色淡白**　人体面部的色泽取决于血液充盈的程度,中医认为气行则血行。若心气虚,心血不能向上行荣养面部,面部失去血液的滋养就会出现面色淡白的表现。

5. **失眠**　中医认为心主神明,当心气不足时,不能推动血行,心血不旺,心神失去滋养,就会导致心神不宁、不得眠。

心气虚亚健康状态可能会引起哪些常见疾病?

1. **心律失常**　心慌不能自主,活动后更加明显,有时脉搏会突然暂停。

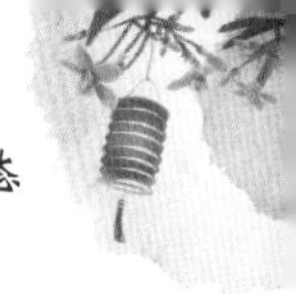

此为心气虚弱，不能鼓动心血运行所致。

2. **冠状动脉性心脏病（简称：冠心病）** 胸部闷痛不适。为血液在心脉中运行受阻，不通则痛所致。

3. **失眠** 长期或反复夜间无法入睡，辗转反侧，日久成疾。因心主神明，心气不足，心血不旺，阳不入阴所致。

中医调理

1. 膳食调理

忌食辛散、寒凉之品，如辣椒、苦瓜、柿子、西瓜、绿豆等食物。

合理饮食，宜食牛肉、鸭心、乌鸡、土豆、南瓜、大枣、桂圆等食物。

马万千主任认为，心气虚亚健康状态人群可用黄芪、党参、甘草、柏子仁、酸枣仁等中药进行膳食调理。

◎名医膳

党参百合枣仁鸭肉汤

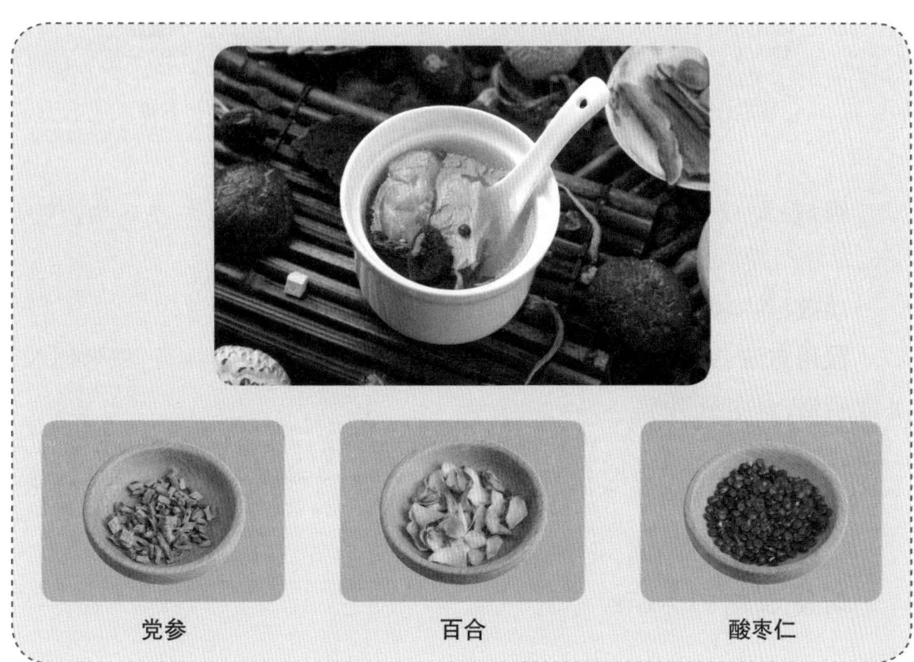

组成:党参 5～10g,百合 5～10g,酸枣仁 10～15g,鸭肉 200g。

功效:补益心气,养心安神。

服用方法:将鸭肉洗净切块,与党参、百合、酸枣仁一同入锅,加水煮 2 小时,可加香菇、竹荪或黑木耳等配料,加适量食盐以调味。

莲子桂圆山药粥

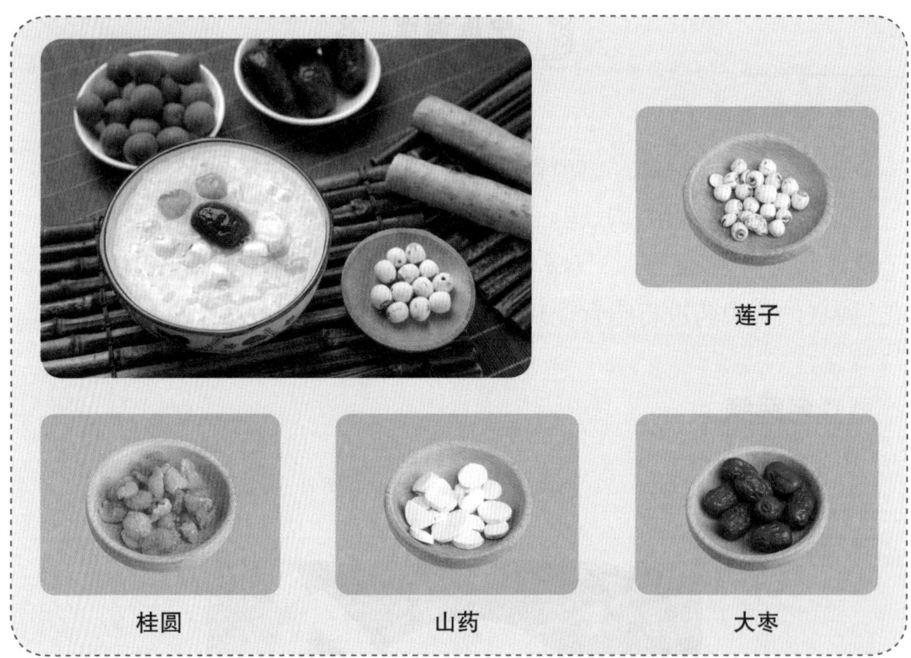

组成:莲子 10～15g,桂圆 10～15g,山药 10～20g,大枣 5 枚,粳米 50g,冰糖适量。

功效:养心安神。

服用方法:先将莲子煎汤,去渣取汁,再将桂圆、大枣、山药、粳米倒入,共煮熬粥,以冰糖调味。

百合黄芪柏子仁饮

组成:百合 5～10g,炙黄芪 5～10g,柏子仁 5～10g,蜂蜜适量。

功效:益气宁心安神。

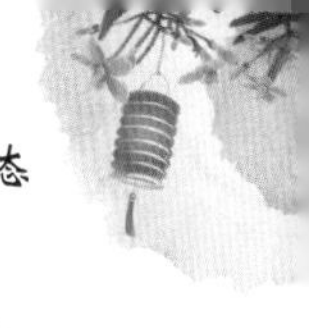

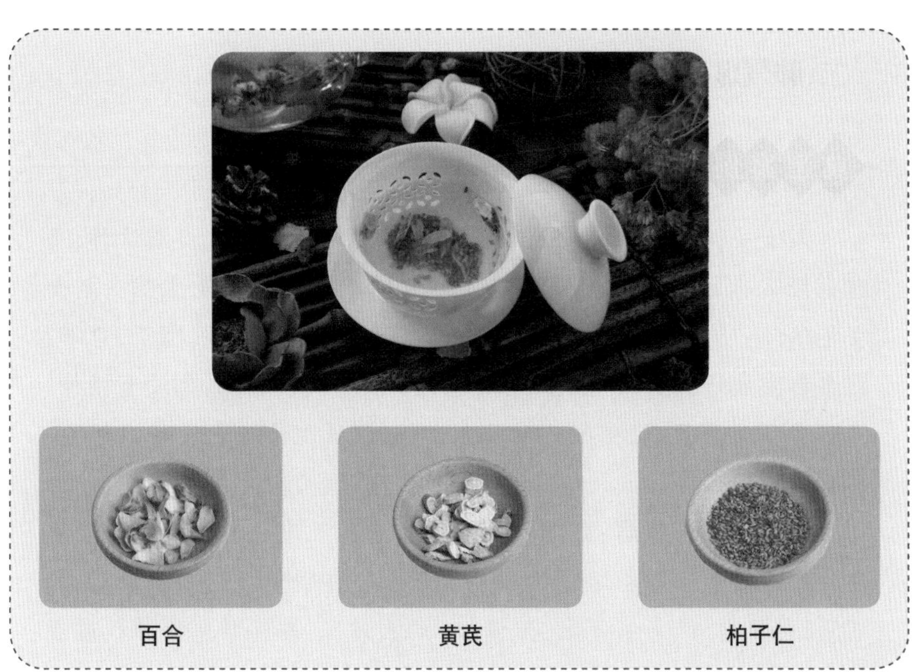

百合 黄芪 柏子仁

服用方法：代茶饮，以上材料清水冲洗后放入杯中，加沸水闷盖10～15分钟。

2. 心理调理

保持心情舒畅，避免过喜过悲。中医认为心“在志为喜”，大喜大悲耗伤心气，情绪波动大会导致心气波动、损耗。因此，心气虚的人在生活中要避免大喜大悲的情绪刺激，保持情绪稳定。

3. 运动调理

心气是推动一身气血运行的根本。心气不足，推动血液运行无力，就会导致身体失去滋养。中医认为“劳则气耗”，因此心气虚的人要避免过度劳累，进一步损伤心气。运动一定要适量，可进行少量太极拳、八段锦、散步等缓和运动强身健体，逐渐提升心气，切不可操之过急，运动过量。

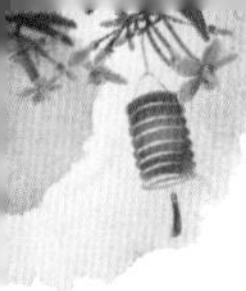

二、肺气虚亚健康状态

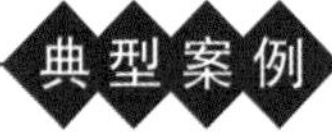

刘女士，56岁，最近一直咳嗽，想控制却控制不住，痰质清稀，平时也经常感冒咳嗽。家人朋友都说她抵抗力太低，总是生病。刘女士也纳闷："为什么感冒总是找上我？"平时她害怕吹风，帽子、口罩、围巾都要戴好，说话声音也很低，总觉得没力气，做什么都没有精神，走路多了就会气喘，稍微一动就会出汗，到医院检查也没什么问题，各项指标都正常。

马万千主任指导：刘女士的症状属于肺气虚亚健康状态的表现之一。随着年龄增长，肺气逐渐亏虚，出现了咳嗽无力，咳痰清稀，易感冒，畏风自汗，鼻塞不利，流清涕，声低懒言，神疲倦怠等肺气虚亚健康表现。

什么是肺气虚亚健康状态？

肺气虚亚健康状态是指肺的脏腑功能不足，导致呼吸能力偏低，出现经常咳嗽，咳嗽无力，咳痰清稀，易感冒，怕风，自汗，声低懒言，神疲倦怠，面色淡白等表现的身体状态。理化检查没有阳性体征。

哪些因素可以导致出现肺气虚亚健康状态？

（1）早产儿或体弱多病。

（2）父母或家族遗传因素。

（3）大量长期汗出，气随汗泄。

（4）长期咳嗽、喘息，易耗伤肺气。

（5）体力、脑力过劳，耗气伤精。

（6）生活工作压力大，总是悲伤、忧思重重，放不下事情。

（7）熬夜，损伤肺气。

（8）随着年龄逐渐增长，脏腑生成气和血的功能自然衰弱。

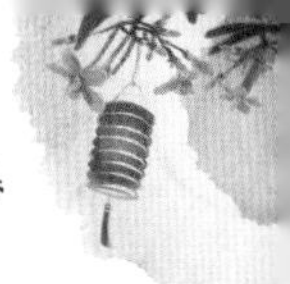

肺的主要功能是“主气司呼吸”，同时生成宗气，贯注在心脉，帮助心脏运行血液。此外，肺还有宣发肃降的功能，能够疏通调节一身水液，输布津液，宣散卫气，滋润人体皮毛。马万千主任认为，如果出现上述因素之一或者兼而有之，会导致肺功能失于调理，肺气亏虚，呼吸功能失常，肺失宣降，身体内水液输布失职，以及人体抵御外邪的功能减弱，出现肺气虚亚健康状态。

肺气虚亚健康状态有哪些常见的不适症状？

1. 咳嗽无力，咳痰清稀　肺主司一身之气，尤其主呼吸之气。肺是人体气体交换的场所，通过肺的呼吸，进行体内外清浊之气的交换。肺气亏虚，呼吸功能减弱，外界之气扰动肺气，表现为咳嗽。由于肺气亏虚，鼓动无力，导致咳声低微无力。中医认为，肺负责调节一身水液运行。肺气虚则津液布散失常，津液聚而为痰，所以痰液清稀。同时，“肺为储痰之器”，痰液积聚于肺脏，故而随咳嗽而出，量却不多。

2. 易感冒，畏风，自汗　肺具有疏布人体卫气，起到防卫机体，抵御外邪的作用。当肺气亏虚时，不能宣发卫气于肌表，卫表不固，导致畏风，自汗；抵御外邪能力减弱，则表现为易于感冒。

3. 声低懒言，神疲倦怠　中医认为，人体的宗气由肺气生成，肺气虚，则宗气衰少，发声无力，表现为声音低微，甚至不想说话。肺主一身之气，肺气亏则一身之气皆不足，因此表现出神情疲惫，自觉倦怠。

4. 面色淡白　中医认为，肺气合成宗气，宗气推动血液运行。面部色泽、肢体力量强度均取决于气血的充盛程度。肺气亏虚，不能推动血液运行，气血不能向上传达到面部，表现为面色淡白。

肺气虚亚健康状态可能会引起哪些常见疾病？

1. 感冒　受寒受凉导致咳嗽、恶风、身紧等表现。此由于肺气亏虚，不能宣发卫气，肌表固卫失常，抵御外邪能力减弱导致。

2. 咳嗽、咳痰　反复出现咳嗽，可伴咳痰，痰色白，日久转黄。此因肺气亏虚，呼吸功能减弱，津液运行失常，津液停积在肺部，停聚为痰。

3. 自汗症　长期出汗多，稍加活动更加明显。此因肺气亏虚，卫外不

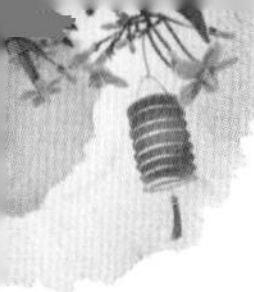

固,不能收摄汗液。

4. **支气管炎、哮喘**　长期咳嗽、气喘,甚至喘憋。此因肺卫亏虚,呼吸功能减弱,长期积累,痰蓄于肺。

5. **便秘**　大便排出费力。大肠主要负责传导糟粕,排出人体废物,肺与大肠相表里,因此肺气虚大肠传导功能减弱,影响排便。

6. **水肿**　周身肿胀,面部为重,可伴小便困难。由于肺气虚,肺的宣发肃降功能失调,全身水液输布及排泄能力失职,导致人体内液体输布和排泄障碍,进而引起水肿。

中医调理

1. 膳食调理

忌辛辣刺激、寒凉食物,如辣椒、冷饮、苦瓜、冬瓜、绿豆、西瓜、柿子等;戒烟。

清淡饮食,宜食白色等补肺益气食物,如羊肉、糯米、莲子、银耳、茭白、竹荪、平菇、莲藕、荔枝等。

马万千主任认为,肺气虚亚健康状态可以用黄芪、党参、杏仁、山药、百合等药食同源的中药来进行膳食调理,可熬粥、熬汤或代茶饮每日服用。

◎名医膳

黄芪百合乌鸡汤

组成:炙黄芪 5～10g,百合 3～6g,黄精 5～10g,乌鸡 200g。

功效:益气养肺。

服用方法:乌鸡肉洗净、切块,煮沸去血沫及浮油后捞出,与其余各味同煮 1 小时为汤,可加适量调料。

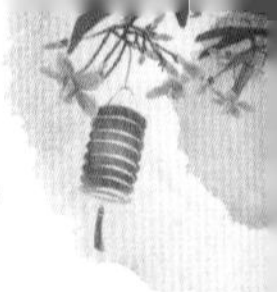

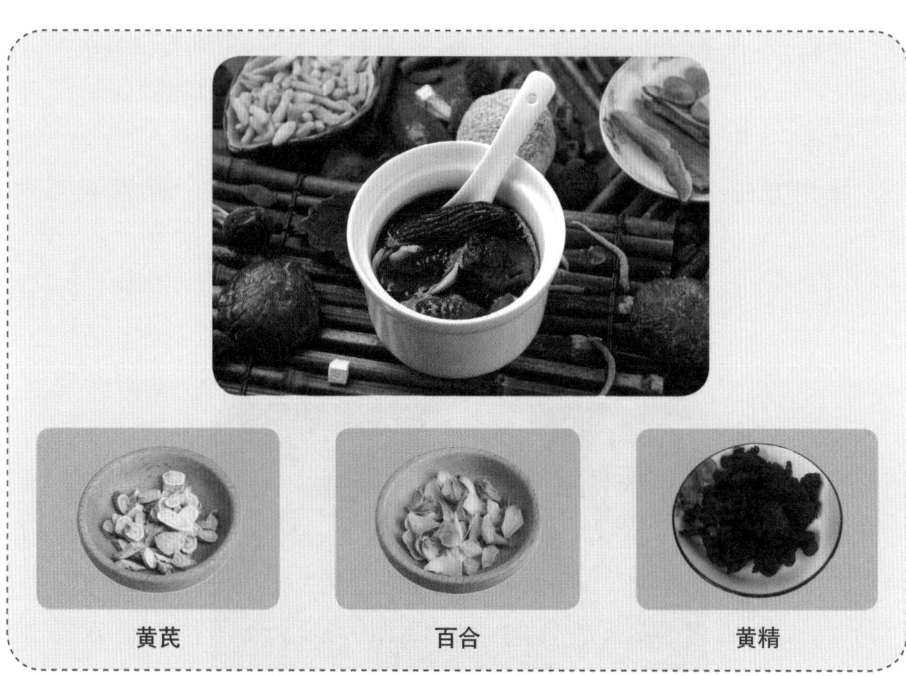

人参百合贝母粥

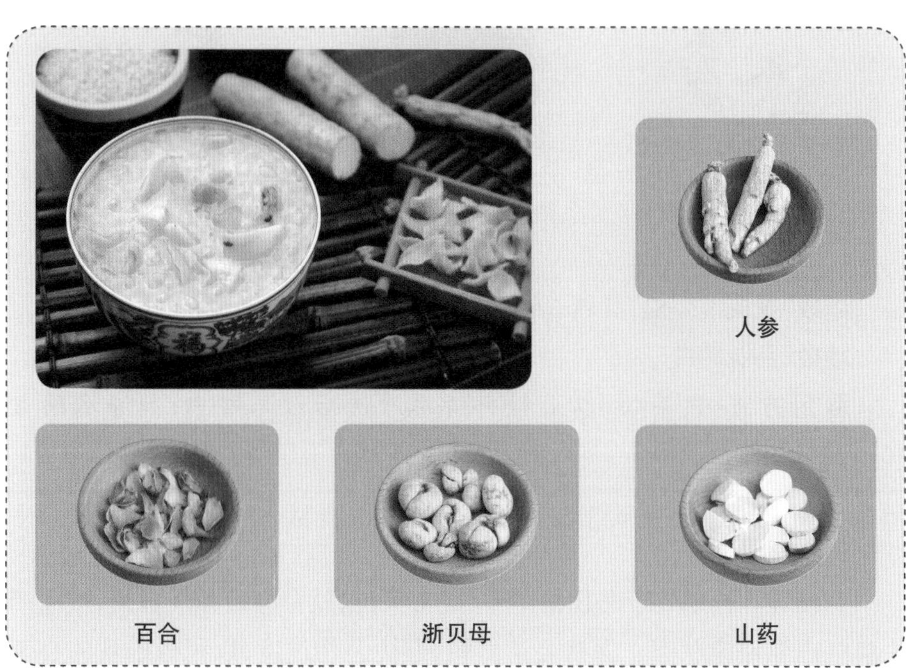

组成:人参5～10g,百合5～10g,浙贝母3～5g,山药5～10g,粳米50g。

功效:益气养肺。

服用方法:粳米浸泡10分钟,与其余各味同煮1小时,熬粥温热服食。

黄芪桑叶饮

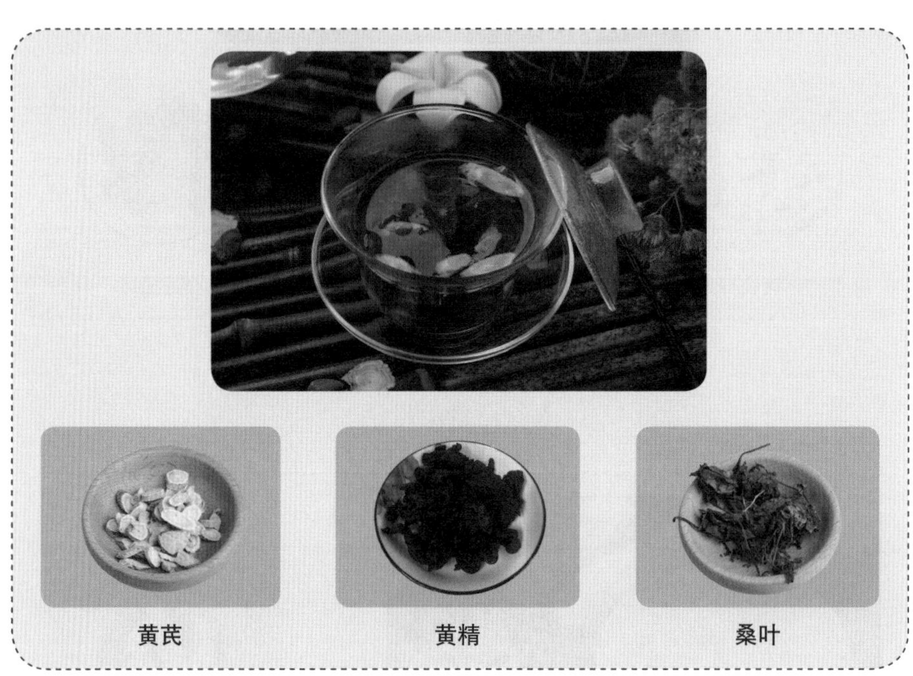

组成:黄芪5～8g,黄精5～8g,桑叶1～3g,冰糖适量。

功效:补益肺气。

服用方法:代茶饮,以上材料清水冲洗后放入杯中,加沸水闷盖10～15分钟。

2. 心理调理

悲伤肺。长期处于悲伤情绪中,经常哭泣,就会导致肺气虚损,进而产生肺气虚亚健康状态。保持心情舒畅,避免悲伤过度,以积极乐观的心态

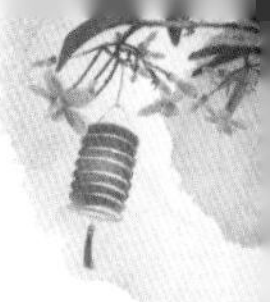

面对工作和生活，以勇敢的心态面对生活中的挫折，才能避免产生肺气虚亚健康状态。

3. 运动调理

劳则耗气，肺气虚亚健康状态者应避免剧烈的体育活动。建议循序渐进地进行体育锻炼，适量运动。可选择气功、太极拳、八段锦、慢走等，逐渐增加运动量，以身体耐受为度。尤其注意不可过于劳作和大汗，以免更伤正气。

三、脾气虚亚健康状态

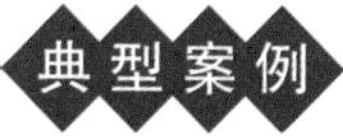

张女士，45 岁，在一家外企公司上班，经常加班、熬夜，有时吃饭也不能按时。近一个月张女士出现乏力，精力明显没有以前好，说话也没有力气，吃什么都没有胃口，大便不成形，脸色发黄，去医院检查指标都正常。

马万千主任指导：张女士因为工作劳累、熬夜，饮食不规律，耗伤脾气，就会出现乏力，说话没有力气，吃什么都没有胃口，大便不成形，脸色发黄等脾气虚亚健康状态。

什么是脾气虚亚健康状态？

脾气虚亚健康状态是指脾气不足，脾失健运出现乏力、大便溏薄、精神不振、肢体浮肿等表现的身体状态。理化检查无阳性。

哪些因素可以导致人体出现脾气虚亚健康状态？

（1）早产儿或从小体弱抵抗力很差者。

（2）晚上睡觉没盖好被子，肚子着凉。

（3）饮食不节制，大吃大喝，三餐时间、餐量不固定，喜食滑腻、生冷、辛辣、烧烤等食物。

（4）饮食不洁净，食物污染或者没有煮熟。

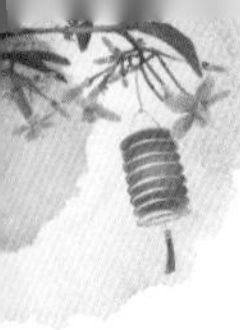

(5)经常思考问题或学习过度,体力、脑力过劳。

(6)生活工作压力大,精神紧张。

(7)熬夜。

(8)年老体弱。

马万千主任认为脾最主要的功能是将吃进去的食物转为营养物质,即脾具有“运化水谷”的作用。脾为“气血生化之源”,如因各种因素导致脾的功能失于调理,耗伤脾气,损伤脾脏,则会出现脾气虚亚健康状态。

脾气虚亚健康状态有哪些常见的不适症状?

1. 胃脘胀满 胃作为人体的六腑之一,其主要功能是“腐熟水谷”,将进入胃中的食物研磨;而脾主“运化水谷”,就是将食物进行进一步加工,转化为滋养全身的营养物质并将其转运到全身。脾胃互为表里,脾气不足,往往胃气也弱。胃气虚弱,受纳腐熟功能下降。脾气不足,运化失职,进食后食物停滞于胃,导致胃脘胀满。

2. 口中没有滋味,口内黏腻,不想吃饭 脾气虚弱,运化失职,水谷精液输布无力,水谷中精华不能蒸腾入口中,水湿运化失常,进一步阻碍精气输布,因此味觉灵敏度降低,口中没有滋味,口内黏腻;同时由于脾的功能减弱,水液输布无力,水湿阻碍了脾胃正常功能,导致不想吃东西,进食量少。

3. 排便困难或大便溏薄 脾气亏虚,不能运化饮食物,会导致大肠排泄功能失常,进而出现大便费力;如果因脾气虚导致水液运化不利,体内水湿积聚,会使体内水湿泛滥,水湿积聚于大肠,经大肠排泄,则表现为大便稀溏。

4. 精神不振,易疲劳 脾气亏虚,食物不能运化,进而引起气血生成不足,失去气血荣养,脏腑各项功能减弱,从而出现精神不振,易疲劳。

5. 乏力,面色萎黄或白 人体面部色泽、肢体力量强度均取决于气血的充盛程度,脾气亏虚引起气血生成不足,会导致肢体、肌肉失去滋养出现乏力;气血不能向上濡养面部脉络,表现面色发黄或白。

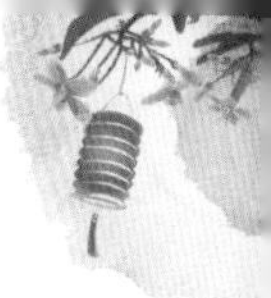

脾气虚亚健康状态可能会引起哪些常见疾病?

1. **呕吐**　饮食稍有不慎即易呕吐,为脾脏虚弱,胃气上逆所致。

2. **泄泻**　大便如稀水样,次数增多,因脾虚运化水液功能失调,湿注肠道所致。

3. **水肿**　四肢肿,按之凹陷不易恢复,由脾虚水停,泛溢肌肤所致。

4. **出血**　便血紫暗或尿血、吐血、皮下出血等,由脾气虚弱,血失统摄所致。

5. **白带量多**　白带量多,色淡黄或色白如涕唾,无臭。由于脾虚则运输转化能力下降,聚湿下注,伤及任、带二脉所致。

6. **闭经**　由脾虚生化血液能力不足,无血下达冲任胞宫而致。

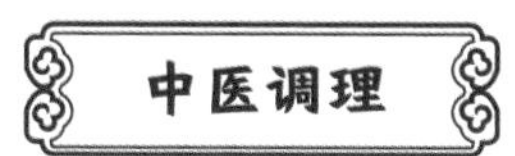

中医调理

1. 饮食调理

忌食寒凉、滋腻之品,如苦瓜、柿子、香蕉、梨、西瓜、绿豆等食物。

合理饮食,宜食鸡肉、牛肉、牛肚、土豆、板栗、南瓜、胡萝卜等食物。

马万千主任认为,脾气虚亚健康状态可用黄芪、山药、茯苓、党参、芡实、薏米等中药进行膳食调理。

◎名医膳

茯苓党参山药鸭肉汤

组成:茯苓 5～10g,党参 2～4g,山药 5～10g,鸭肉 200g。

功效:健脾益气。

服用方法:鸭肉煮沸去血沫及浮油后捞出,与其余各味同煮 1 小时为汤,可加适量调料。

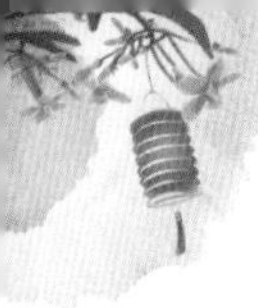

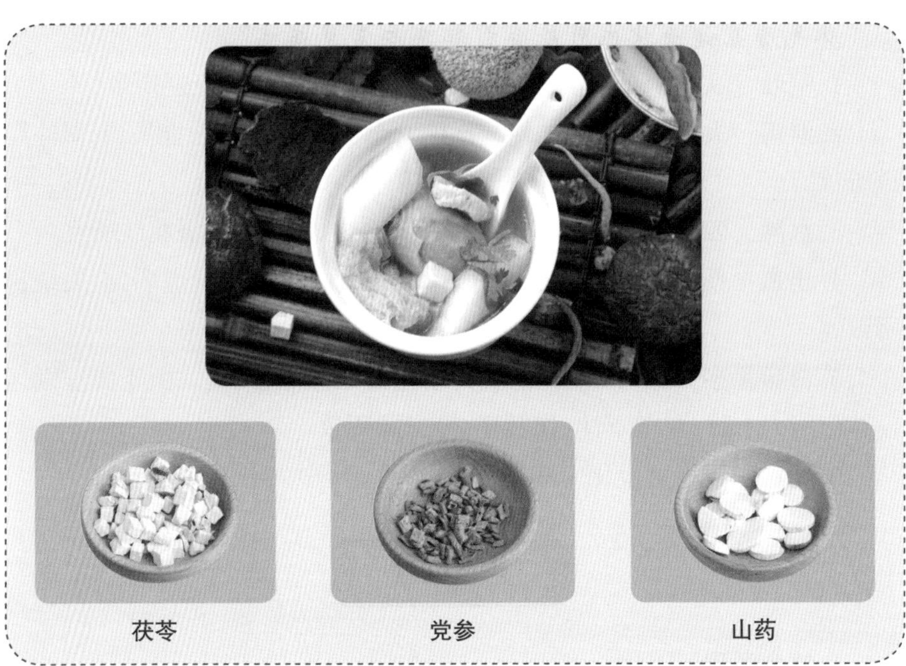

山药薏仁芡实南瓜粥

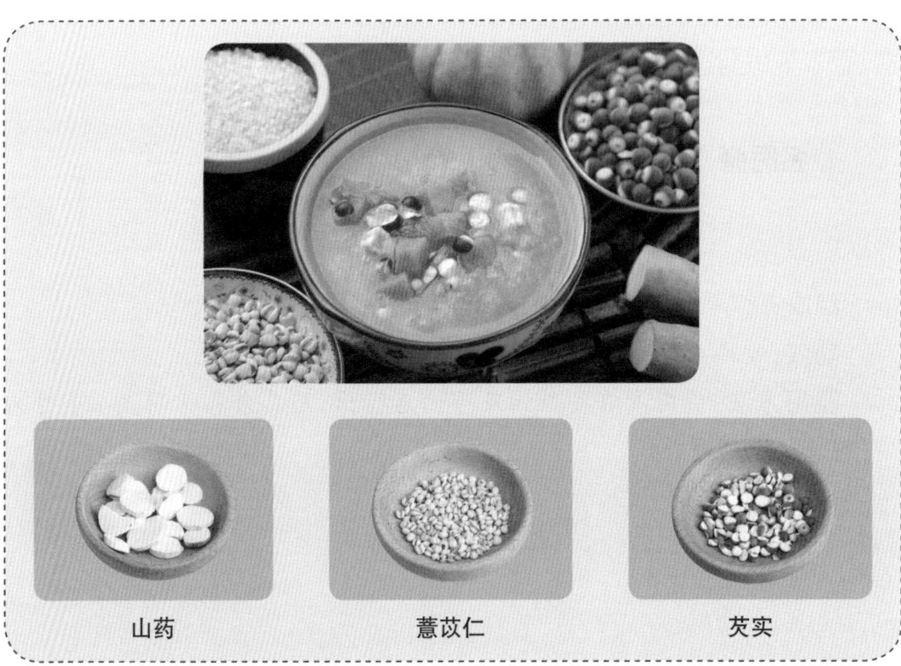

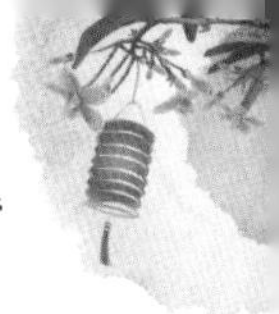

组成：山药 5～10g，薏苡仁 10～20g，芡实 5～10g，南瓜 50～100g，粳米 50g。

功效：益气健脾祛湿。

服用方法：粳米浸泡 10 分钟，与其余各味同煮 1 小时，熬粥温热服食。

黄芪陈皮饮

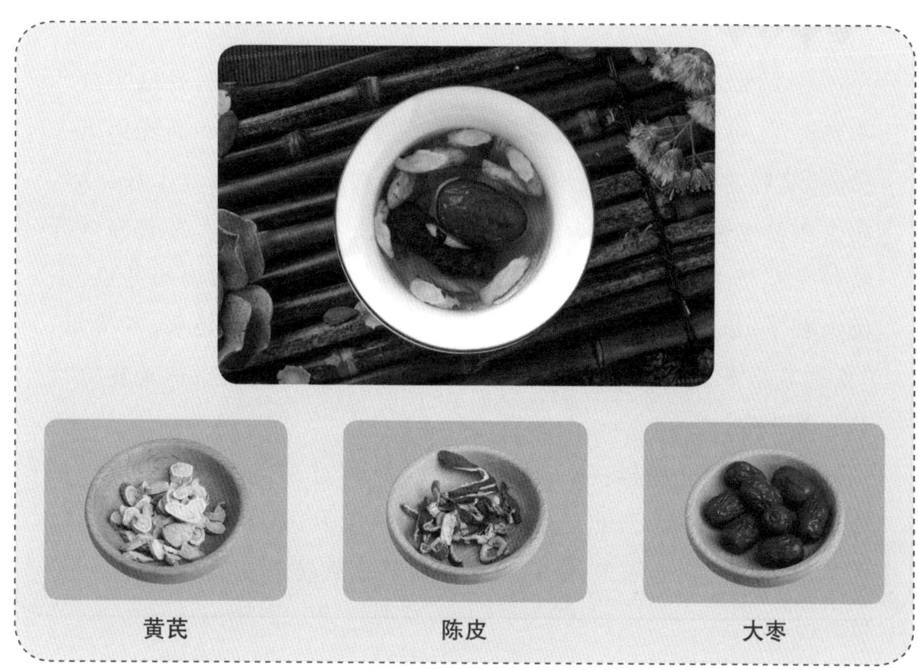

组成：炙黄芪 5～8g，陈皮 3～6g，大枣 2～4 枚，蜂蜜适量。

功效：益气健脾化痰。

服用方法：代茶饮，以上材料清水冲洗后放入杯中，加沸水闷盖 10～15 分钟，后加蜂蜜搅拌待温度适宜即可饮用。

2. 心理调理

避免思虑过多。《黄帝内经》中提到脾“在志为思”，且认为“思伤脾”“思则气结”，说明思虑过度可以伤脾，导致脾气虚。因此要保持心情舒畅，以积极乐观的心态面对工作和生活，以宽容之心对待一切事物。

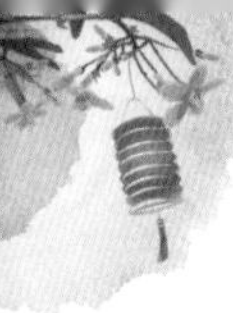

3. 运动调理

脾主四肢肌肉。脾气虚，则消化功能障碍，精力差，爱睡觉，四肢肌肉松弛。可以适量进行慢跑、散步、太极拳等缓和运动。避免剧烈运动。

四、肾气虚亚健康状态

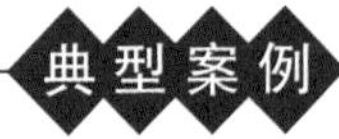

陈先生，51 岁，经常加班，生活不规律。近半年他明显感觉自己年纪大了，身体不中用了，腰部和双腿感觉酸软无力。和朋友们出去爬山，没爬多少就累得爬不动了。朋友们都还兴致勃勃往上爬，他只能坐在原地等着大家下山。“大家岁数都差不多，怎么人家都那么有精神呢?”陈先生也总在问自己。再想想自己近半年出现的耳鸣、小便次数多、尿不尽、晚上尿多、气短、遗精，陈先生紧张起来，不禁想，“我该不是得了什么大病吧?”于是他赶紧去医院做检查，但是各项指标也都正常。

马万千主任指导：陈先生由于经常工作至深夜，生活不规律，损伤肾气，耗伤肾精，因此，出现了腰膝酸软无力，耳中有鸣响，小便次数多，尿不尽，晚上尿多，遗精等肾气虚亚健康状态。

什么是肾气虚亚健康状态?

肾气虚亚健康状态是指由于肾气亏虚，肾固摄收纳功能失常，出现腰膝酸软，倦怠无力，气短，小便次数多而色清，滑精，甚至生长生殖功能下降等表现的身体状态。理化检查无阳性。

哪些因素可以导致人体出现肾气虚亚健康状态?

(1)早产儿或从小体弱抵抗力很差者。

(2)来自父母或家族遗传因素。

(3)经常思考问题或学习过度，体力、脑力劳动过度，耗气伤精。

(4)经常熬夜。

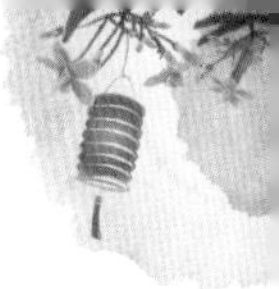

(5)年老体衰,脏腑生成气和血的功能自然衰弱。

(6)房事过度,耗精伤气。

肾主管人体生长、发育与生殖,能辅助调节人体内水液平衡,摄纳呼吸之气,即“肾藏精”“肾主纳气”。如果出现以上因素之一或兼而有之,肾的功能失于调理,使肾气损耗,肾精亏虚,就会导致人体生长发育迟缓或早衰,生殖功能、呼吸功能减弱,出现肾气虚亚健康状态。

肾气虚亚健康状态有哪些常见的不适症状?

1. 腰膝酸软无力、耳鸣　肾封藏着人体的精气,充养人体骨骼、脑髓、耳窍等。如果肾气亏虚,腰部、膝盖、脑髓、耳窍失去精气的营养,就会表现出腰部、双膝等部位酸软无力,耳鸣,甚至听力下降。

2. 小便次数多,晚上尤其明显　肾主司二便,尤其主管小便的通调与否。肾气亏虚,不能固摄水液,导致膀胱失去肾气约束,就会出现小便次数增多。夜间阳气入于内,阴气主导,阳不化阴,阴气胜则导致小便次数进一步增多,甚至小便失禁。

3. 气短　中医认为,肾主纳气,肾虚摄纳无权,呼吸之气不能被摄纳,就会导致呼吸浅促,气短。

4. 面色淡白,神疲乏力　肾为先天之本,是人体脏腑阴阳之根本。肾气亏虚,人体失去精气的荣养,就会导致气血不足。人的面部色泽取决于气血充盛的程度,精血不足时面部首当其冲,失于荣养,故出现面色淡白。一身肌肉不能受先天之精滋养,腠理不充则出现乏力的表现;脑为精明之府、髓海,需肾精充养,一旦肾气不足,神明失养,则提不起精神,经常疲倦。

5. 男子遗精早泄,女子白带清稀量多、月经淋漓不尽　肾主生殖。肾气亏虚,不能封藏,精液外泄,出现男子遗精早泄;肾气亏虚,与女子月经、生殖相关的带脉、冲脉、任脉失去约束,就会表现为白带清稀量多、月经淋漓不尽。

肾气虚亚健康状态可能会引起哪些常见疾病?

1. 尿频　多尿、小便次数多,甚至饮水后即需如厕。此为肾气亏虚,不能固摄水液,膀胱失去肾气约束所致。

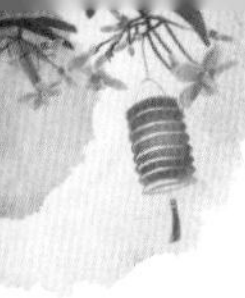

2. 月经不调　月经量过多或过少，或者日期不定。此为肾气亏虚，肾精不足，生殖器官得不到滋养所致。

3. 耳鸣耳聋　感觉耳边似有蝉鸣叫，夜间尤甚，逐渐发展至耳聋。中医认为肾开窍于耳，肾气亏虚，不能濡养其外窍，耳窍失养，导致耳鸣，严重者听力下降甚至耳聋。

4. 喘证　肾具有摄纳肺所吸入的自然界清气，保持吸气深度，防止呼吸表浅的作用，保证体内外气体的正常交换。此处的喘证为肾气亏虚严重，肺气得不到摄纳所致。

5. 肾衰　小便量多，进而转少，肢体水肿。此为肾脏功能严重受损，摄纳失职，水液代谢失常所致。

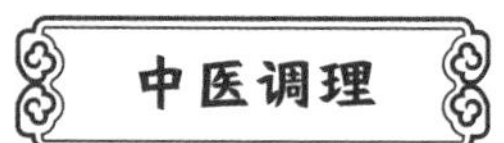

中医调理

1. 饮食调理

合理饮食，忌食寒凉、滋腻之品，如苦瓜、黄瓜、冬瓜、柿子、香蕉、枇杷、梨、西瓜、绿豆、豆腐等。

宜食乌鸡、黑芝麻、桑椹、黑豆、枸杞子、香菇、南瓜、芡实、桂圆等补肾益气的食物。

马万千主任认为，肾气虚亚健康状态可以用山药、核桃仁、芡实、黄精、黑芝麻、黑豆、桑椹等中药来进行膳食调理。

◎名医膳

黄精芡实核桃乌鸡汤

组成：黄精 10～20g，芡实 10～20g，核桃仁 10～15g，乌骨鸡 200g。

功效：滋肾健脾益气。

服用方法：乌鸡肉洗净、切块、煮沸去血沫及浮油后捞出，与其余各味同煮 1 小时为汤，可加适量调料。

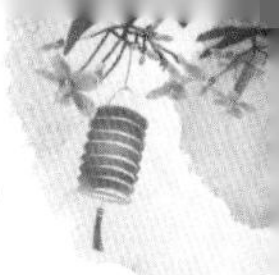

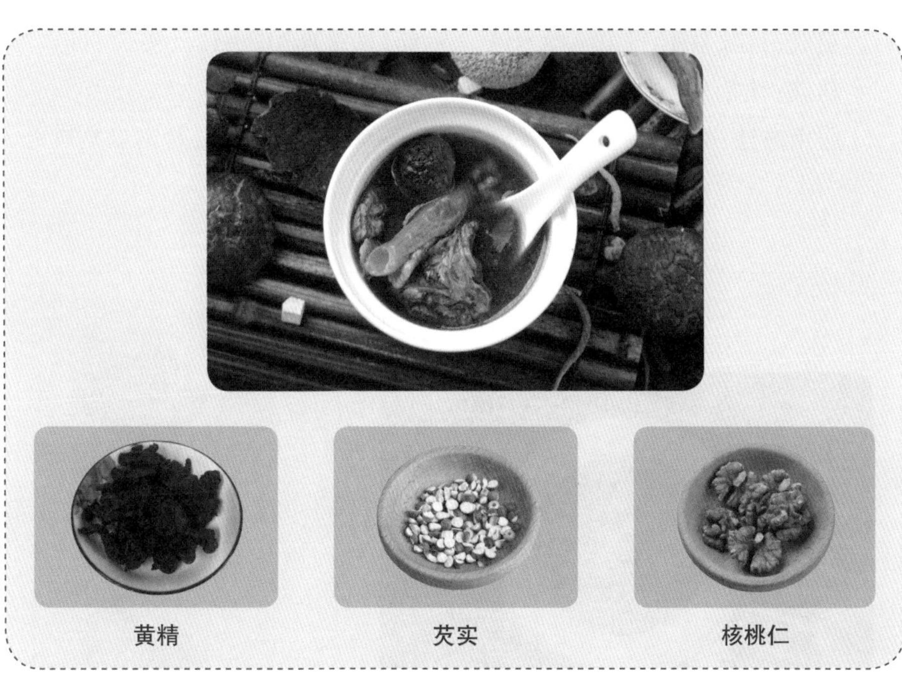

核桃太子参黑芝麻粥

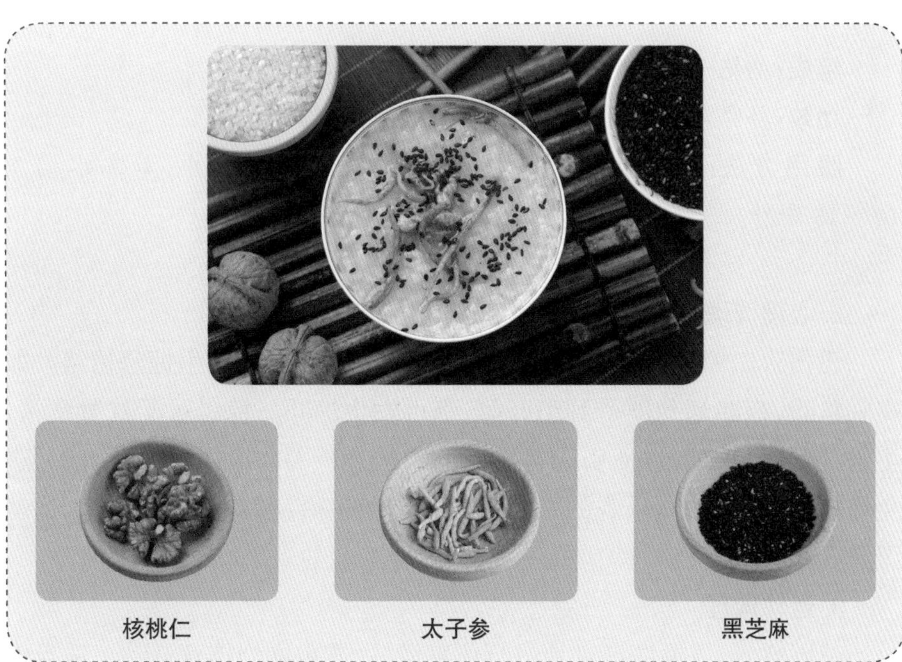

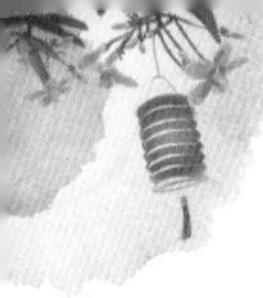

组成: 核桃仁 10～15g,太子参 4～8g,黑芝麻 10～15g,粳米 50g。

功效: 补肾益气。

服用方法: 粳米浸泡 10 分钟,与其余各味同煮 1 小时,熬粥温热服食。

枸杞淫羊藿饮

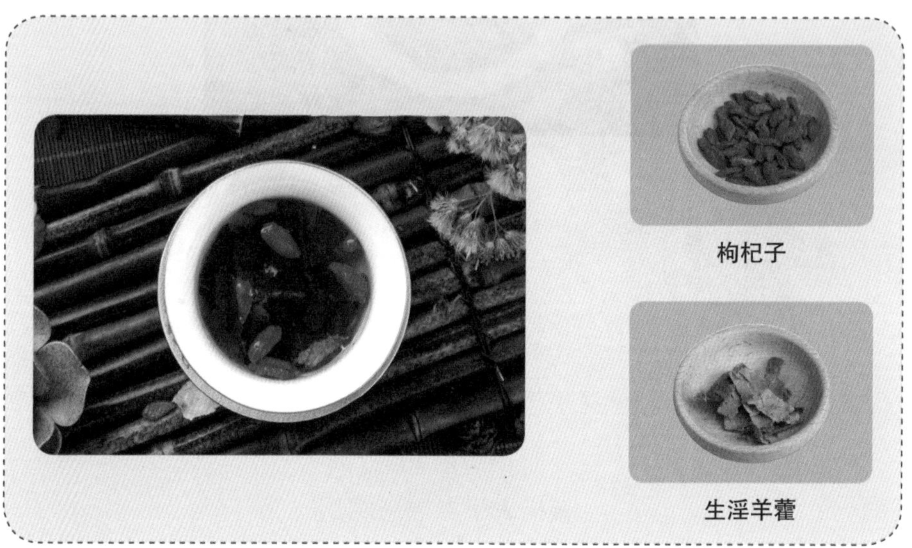

组成: 枸杞子 10～15g,生淫羊藿 1～3g,冰糖适量。

功效: 补肾益气。

服用方法: 代茶饮,以上材料清水冲洗后放入杯中,加沸水闷盖 10～15 分钟。

2. 心理调理

恐伤肾。惊恐情绪容易损伤肾气,突然遇到变故,产生惊恐情绪。如突临危难,夜路遇劫匪受到恐吓等,都可发生惊吓。惊恐可干扰肾藏精、主水、纳气等功能,进而引起肾虚亚健康状态。因此应保持心情舒畅,避免惊恐情绪,以平和乐观的心态面对工作和生活,保持良好的作息、运动习惯。

3. 运动调理

劳则耗气,应循序渐进地进行体育锻炼,避免剧烈体育活动。适当增

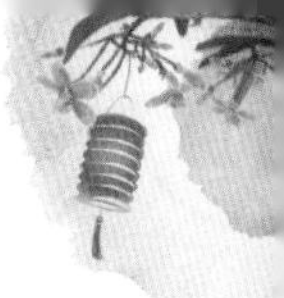

加运动，如太极拳、八段锦、散步等缓和强身运动。八段锦中“两手攀足固肾腰”“攥拳怒目增力气”的动作可每日加做1～3遍。应注意不可过度劳作，以免更伤正气。

五、胆气虚亚健康状态

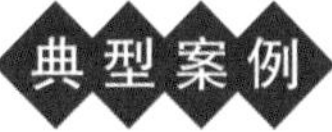

刘女士，42岁，某单位部门主管，由于工作长期紧张，经常加班，压力较大，近两个月来经常出现睡觉总不踏实，感觉心里不舒服，做梦多，容易被惊醒，而且白天一点精神都没有，甚至心悸胆怯，遇事善惊，还伴有气短倦怠，不欲饮食。有时腹胀，口苦等，影响日常工作。去医院就诊检查，各项指标均正常。刘女士的身体到底出了什么问题呢？

马万千主任指导：刘女士的症状属于胆气虚的亚健康状态表现。由于刘女士是部门主管，需要经常做“决断”，工作压力较大，平时又疏于心理调节，时间久了导致出现失眠多梦、心悸胆怯，遇事善惊，还伴有气短倦怠，不欲饮食，有时腹胀、口苦等胆气虚的亚健康状态表现。

什么是胆气虚亚健康状态？

胆气虚亚健康状态是指机体因为胆气不足，出现胆怯恐惧、遇事易惊，甚或惶恐不安，多疑虑，失眠，常叹息或口苦等表现的身体状态。理化检查正常。

哪些因素可以导致人体出现胆气虚亚健康状态？

（1）先天禀赋不足，胆气不足。

（2）暴受惊吓。

（3）生活工作压力大，长期谋虑不决进而损伤胆气。

（4）饮食不节制，经常大吃大喝，嗜食辛辣油腻，损伤胆气。

（5）经常熬夜。凌晨1点后才入睡，影响胆气生成。

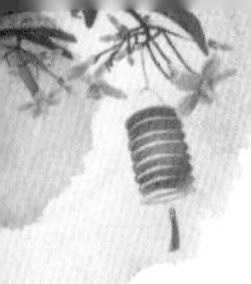

(6)其他脏腑气虚日久。

(7)年老体衰,脏腑生成气和血的功能自然衰弱。

马万千主任认为胆居六腑之首,又隶属于奇恒之腑,与肝相表里,有贮藏、排泄胆汁,主决断,调节脏腑气机的功能。如果出现上述因素之一或兼而有之,导致肝胆的功能失于调理,损伤胆气,则出现胆气虚亚健康状态。

胆气虚亚健康状态有哪些常见的不适症状?

1. 厌食、腹胀、腹泻　胆有贮藏排泄胆汁的功能,胆汁注入肠中,以促进饮食物的消化,使食物精微转化为营养物质滋养全身。若胆气虚,则胆排泄胆汁功能失常,胆汁排泄受阻,就会影响脾胃消化功能,出现厌食、腹胀、腹泻等消化不良症状。

2. 口苦,呕吐黄绿苦水　胆排泄胆汁功能依赖于肝的疏泄作用,肝胆功能相协调,胆汁排泄方能正常。胆气以下降为顺,肝气以升发为顺,若胆气虚,肝气过,气机不利,胆气上逆,胆汁排泄过度则可出现口苦,严重者会出现呕吐黄绿苦水等症状。

3. 胆怯易惊、善恐、失眠、多梦　中医认为,胆主决断。胆的功能正常才能及时、果断判断事物、做出决定。精神心理活动与胆之决断功能有关,胆能助肝之疏泄以调畅情志。肝胆相济,则情志和调稳定。胆气虚弱的人,在受到精神刺激的不良影响时,易于出现情志方面的不适。

胆气虚亚健康状态可能会引起哪些常见疾病?

1. 胆胀病　右上腹胀满疼痛,反复发作,伴恶心、嗳气、口干口苦等,为胆气不足,胆腑气机通降失常所致。

2. 不寐　入睡难,易惊醒,醒后难再入睡。因胆主决断,胆气虚,人的正常精神活动受影响,故睡眠容易受到惊扰。

3. 惊悸症　因惊恐而心慌或无缘无故感到害怕心慌。此因胆气虚,无权决断,导致胆怯恐惧,遇事易惊或不至于惊慌的事情反而害怕心慌。

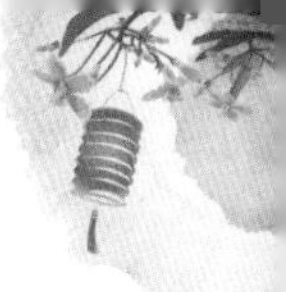

中医调理

1. 饮食调理

饮食清淡，不宜过饱，更忌浓茶、咖啡及吸烟。忌食或少食耗气、苦寒、生冷寒凉之品以及辛散发物，比如山楂、萝卜、苦瓜、荷叶、冷饮、大蒜等。

合理饮食，适宜吃牛肉、羊肉、鸡肉、黄豆、大豆、糯米、鲫鱼、红枣、鳝鱼、香菇、扁豆、鲤鱼、鹌鹑蛋等食物。

马万千主任认为，胆气虚亚健康状态可以用党参、茯苓、甘草、远志、酸枣仁、柏子仁等中药来进行膳食调理。

◎名医膳

党参枣仁鸭肉汤

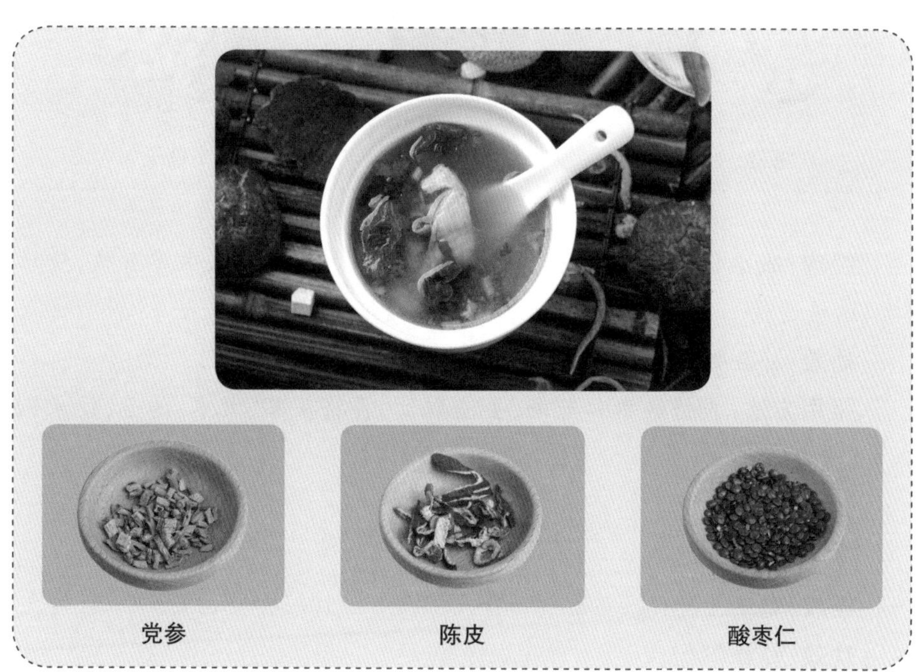

组成：党参 5～10g，陈皮 5～10g，酸枣仁 5～10g，鸭肉 200g。

功效：补益胆气。

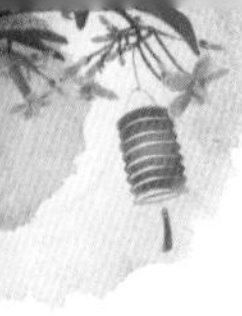

服用方法：将鸭肉洗净切块，与党参、陈皮、酸枣仁一同入锅，加水煮2小时，可加香菇、竹荪或黑木耳等配料，加适量食盐以调味。

酸枣仁茯苓莲子粥

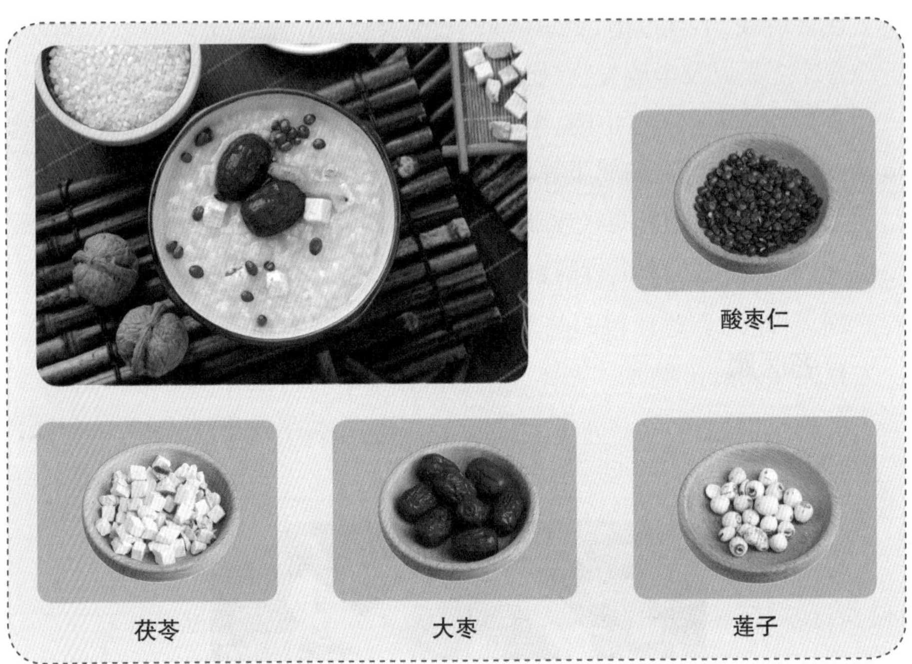

组成：酸枣仁10～15g，茯苓10～15g，莲子10～20g，大枣5枚，粳米50g，冰糖适量。

功效：补益胆气。

服用方法：先将酸枣仁煎汤，去渣取汁，再将茯苓、大枣、莲子、粳米倒入，共煮熬粥。

党参益智陈皮饮

组成：党参5～10g，益智5～10g，陈皮5～10g，蜂蜜适量。

功效：补益胆气。

服用方法：代茶饮，以上材料清水冲洗后放入杯中，加沸水闷盖10～15分钟，后加蜂蜜搅拌待温度适宜即可饮用。

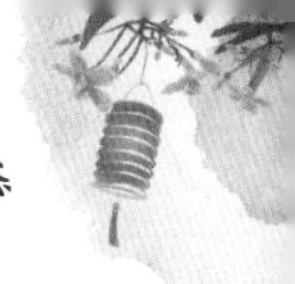

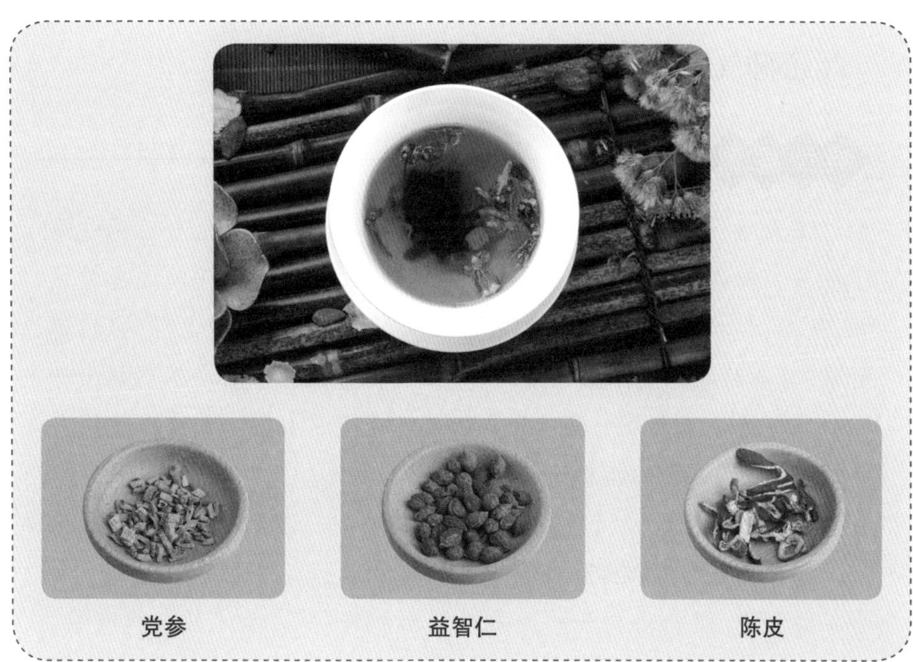

2. 心理调理

积极调整心理，放松心情，克服过度紧张、兴奋、焦虑、抑郁、惊恐、愤怒等不良情绪，保持心情舒畅。可以经常与朋友聊天，聊开心的事，有助于调整心理状况。

培养良好的睡眠习惯，睡前避免从事紧张和兴奋的活动，养成定时就寝习惯。注意睡眠环境安宁，床铺要舒适，卧室光线要柔和，并尽量减少噪音。

3. 运动调理

避免剧烈体育活动，应循序渐进地进行体育锻炼，适当增加运动，如散步、慢跑、太极拳和八段锦，有助于改善症状。建立规律的作息习惯，适当进行体力劳作或体育锻炼，增强体质，持之以恒，促进身心健康。应注意不可过于劳作和大汗，以免更伤正气。

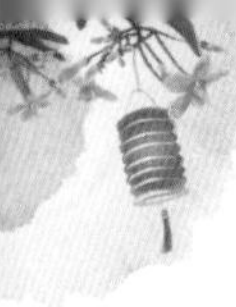

六、心肺气虚亚健康状态

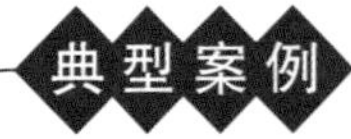

王大爷，60岁，患慢性咳喘病已七、八年，经过治疗，自己感觉好了很多。但最近几年每当天气变冷，王大爷就会感冒，平时还感觉咳嗽，气短，稍稍运动就非常明显，咳痰又稀又凉，而且总觉得胸闷，不舒服，时不时还感觉心脏怦怦跳，加上没精神，没力气，动不动就出汗还怕风。这让王大爷一度以为自己是不是得了大病。他去医院检查各项指标，跟以前的指标一比，也没什么变化。王大爷很奇怪，到底自己的身体出了什么问题呢？

马万千主任指导：王大爷的症状属于心肺气虚亚健康状态。由于年龄渐增，脏腑生成气和血的功能自然衰弱了，加之又久病咳喘，易耗伤肺气，导致出现了易感冒、咳嗽、气短、运动后明显，咳凉稀样痰、胸闷、心悸、没精神、乏力、怕风易汗出等一系列心肺气虚亚健康状态的表现。

什么是心肺气虚亚健康状态？

心肺气虚亚健康状态是指因心肺两脏气不足，功能减退，出现咳嗽，气短，运动后加重，咳痰清稀，胸口憋闷等表现。有时会出现心慌，容易感到累，剧烈运动、劳累等情况下会加重。有的人还会出现头晕，说话声音无力，接不上气，不想说话，面色淡白，活动量稍大一点就出汗，怕风等不适。理化检查没有明显异常。

哪些因素可以导致人体出现心肺气虚亚健康状态？

（1）早产儿或从小体弱，抵抗力很差。

（2）来自父母或家族遗传因素。

（3）长期大量汗出及呕吐。气随汗泄，导致肺气虚。

（4）久病咳嗽、喘，耗伤肺气。

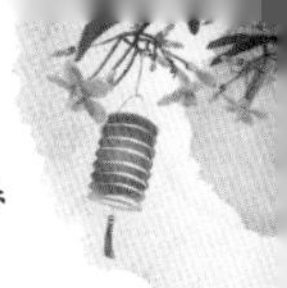

(5)思虑过度或学习过度,体力、脑力过劳都耗气伤精。

(6)忧思过度,如生活工作压力大,总是悲伤、忧思重重,放不下事情。

(7)经常熬夜。

马万千主任认为,心的功能主要是"维持血液运行,主管人的思维活动"。肺的主要功能是"主管气的吸入、呼出和运行"。气的运行与血液运行相互影响,如果出现以上因素之一或者兼而有之,导致心肺功能失于调理,耗伤心肺之气,则会出现心肺气虚的亚健康状态。

心肺气虚亚健康状态有哪些常见的不适症状?

1. 咳嗽,咳出的痰又稀又凉　肺主呼吸,主气。肺气亏虚,则呼吸功能减弱,肺气不能正常运行,本该在体内下降之气反而上行,就会导致咳嗽。另外,肺还有辅助调节人体内水液运行的功能,参与调节人体内的水液代谢。肺气亏虚导致体内津液不能正常布散,津液聚集形成痰,痰停留在肺,随肺气上行,咳吐而出,表现为咳痰。此时,痰因得不到气的温养,故而痰液清稀、质凉。

2. 胸闷,气短,稍稍运动就非常明显　人体通过肺的呼吸运动进行气体交换,把自然界的清气吸入,与人体内气体交换后,呼出浊气,以维持气的新陈代谢。如果出现肺气亏虚,则人体内气体交换不能正常进行,就会出现呼吸不顺畅,体内浊气不能及时排出,引起胸闷、气短等。

3. 心悸心慌,劳动后加重　中医认为心主血,肺主气,心肺功能正常是血液正常运行的必备条件。如果心肺气虚,无力推动血液的正常运行,血液运行不畅,心得不到正常血液供养就会出现自觉心悸,甚至心慌的现象;劳动后会加重耗伤气血,心肺虚损严重,就会导致症状加重。

4. 声低懒言,神疲乏力,面色淡白　中医认为心主神明,即主宰人体的精神、意识、思维等精神活动。心肺气虚,推动血液运行无力,脏腑功能活动减弱,故见声低懒言,神疲乏力;血液不能荣养面部就会出现面色淡白。

5. 容易出汗,怕风　中医认为气有固摄的作用,气对体内的液态物质,如精血津液等,具有控制、统摄、固护的作用。如果气虚,气的固摄作用就会减弱,津液不能被固摄住,就会外泄,表现为出汗。津液外泄肌肤腠理开,

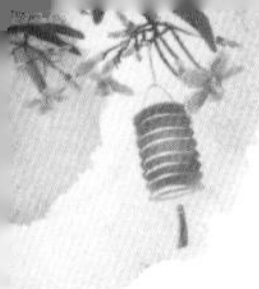

受风后,风邪入侵人体比腠理闭合的人更容易产生不适,因此怕风。另外,气还有卫外的功能,就是防御外邪入侵机体。如果肺气亏虚,卫外功能下降,也可以出现怕风的症状。

心肺气虚亚健康状态可能会引起哪些常见疾病?

1. **冠心病**　胸闷、气短,劳动时心前区疼痛,休息或服药后可缓解,因心功能减退,心气空虚,无力鼓动血行,血液在心脉中运行受阻,不通则痛,则易形成。

2. **心力衰竭**　胸闷,气短,喘憋,水肿。因心气虚弱,功能活动衰减而导致。

3. **心律失常**　心慌,可伴有恶心,胸闷,脉搏不齐。因心气虚弱,不能鼓动心血运行,故心脏跳动失常。

4. **自汗**　出汗过多,不能控制,稍动则汗出增多。心气虚弱,功能活动衰减,不能收摄汗液而外泄,故汗出。

5. **失眠**　入睡困难,或容易醒,醒后难再入睡。心主神明,心气不足,心血不充,不能濡养心神,导致心神不宁不得眠。

6. **支气管炎、哮喘**　咳嗽、咳痰、喘憋。肺是人体气体交换的场所,通过肺的呼吸,进行体内外清浊之气的交换,肺气亏虚,呼吸功能减弱,会引起呼吸系统疾病。

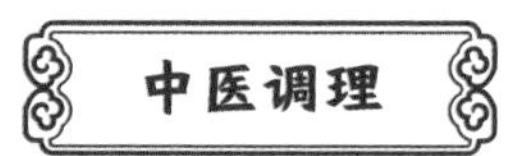

中医调理

1. 饮食调理

平素饮食宜清淡,不宜过咸。多吃蔬菜水果,少食海鲜之类,如海虾、黄鱼、带鱼等。戒烟限酒。

适当选用蛋白质含量较高又有丰富维生素的食品,如奶制品、蛋类、肉类等。

马万千主任认为,心肺气虚亚健康状态人群可以用黄芪、山药、百合、红枣、莲子肉、枇杷叶等补益心肺的中药进行膳食调理。

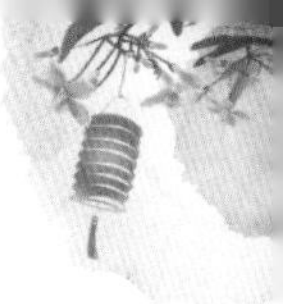

◎名医膳

黄芪莲子百合乌鸡汤

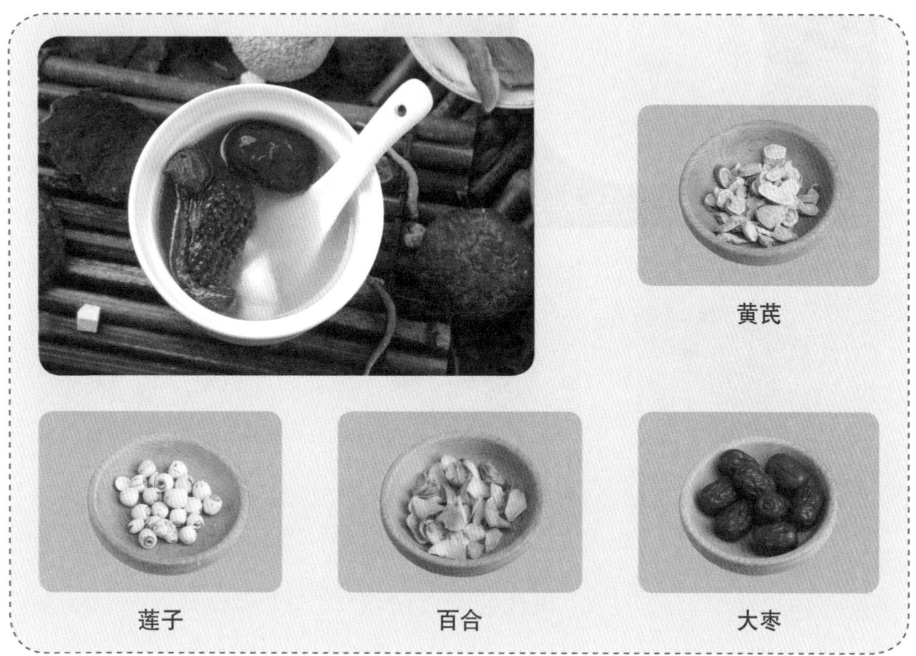

组成：炙黄芪5～10g，莲子5～10g，百合5～10g，大枣4枚，乌鸡200g。

功效：补益心肺。

服用方法：乌鸡肉洗净、切块，煮沸去血沫及浮油后捞出，与其余各味同煮1小时为汤，可加适量调料。

人参柏子仁百合粥

组成：人参1～3g，柏子仁5～10g，百合5～10g，浙贝母3～5g，粳米50g。

功效：补益心肺。

服用方法：粳米浸泡10分钟，与其余各味同煮1小时，熬粥温热服食。

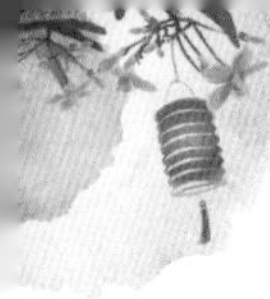

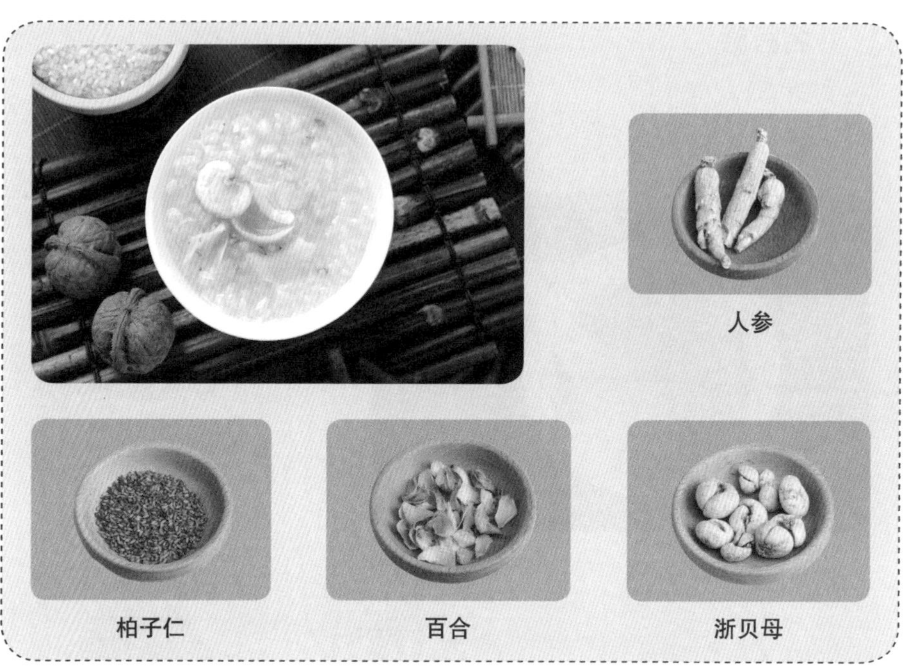

黄芪桂圆百合饮

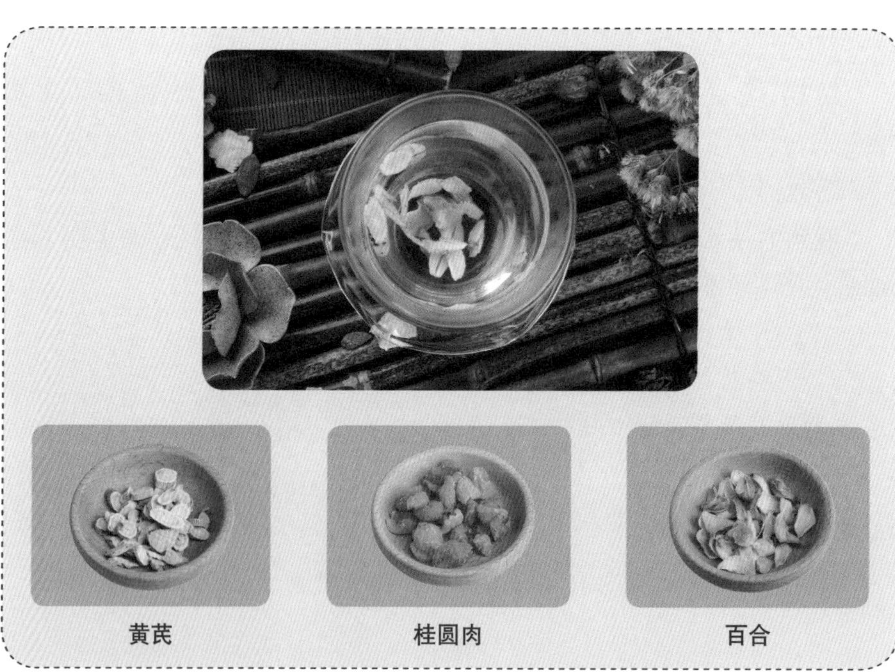

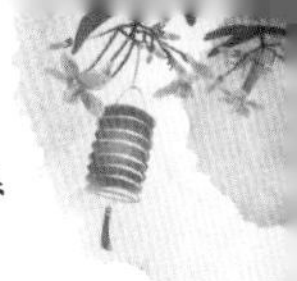

组成：黄芪5～10g，桂圆肉5～10g，百合3～5g。

功效：补益心肺。

服用方法：代茶饮。以上材料清水冲洗后放入杯中，加沸水闷盖10～15分钟。

2. 心理调理

保持精神愉快，情志安定，避免受外界的不良刺激，不过于悲伤或欢喜。心在志为喜，肺在志为悲，大喜大悲容易导致心气肺气的耗散，加重心肺气虚。

保持居处环境安静，严禁喧哗，并且保持房间空气新鲜，干净舒适，每日定时开窗换气，有利于心情舒畅，利于休息。

3. 运动调理

适当增加运动，选散步、慢跑、太极拳和八段锦比较适合，有助于改善症状，但应避免剧烈体育活动。劳则耗气，不可过于劳作和大汗。

七、肺脾气虚亚健康状态

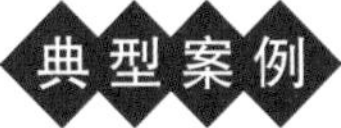

刘女士，53岁，由于工作原因，经常思虑，精神压力大，饮食亦不规律。近半年来经常容易感到累，平时口中没味，不爱吃饭，饭后腹胀，说话声音低，接不上气，甚至不想说话，不喜欢人多热闹，有时失眠。面色淡白，活动量稍大就会出汗，气喘，没有精神，很容易感到疲惫。大便有时腹泻，有时便秘。去医院检查，各项指标均正常。

马万千主任指导：刘女士属于脾肺气虚亚健康状态。中年女性，受到来自家庭、工作、子女等方面的压力，导致逐渐出现乏力，少气懒言，口淡无味，不思饮食，食后腹胀，自汗，神疲，声音低怯，失眠等肺脾气虚亚健康状态表现。

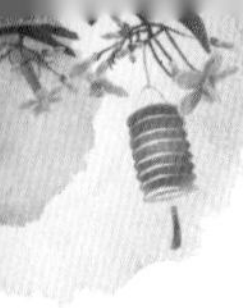

什么是肺脾气虚亚健康状态？

肺脾气虚亚健康状态是指肺脾两脏之气虚损，脾运输及消化食物和水液、生成血液、维持血液在脉中流动功能减弱，以及肺主呼吸、调节水液运行能力减弱，出现咳嗽咳痰、痰白清稀、食欲减退、腹胀、大便溏薄或便秘、气短、乏力、肢体浮肿等表现。理化检查没有阳性。

哪些因素可以导致人体出现肺脾气虚亚健康状态？

(1)早产儿或从小就体弱，抵抗力差。

(2)晚上睡觉没盖好被子，肚子着凉。

(3)长期大量汗出及呕吐，气随汗泄，导致肺脾气虚。

(4)长期讲话过多，耗伤肺气。

(5)饮食不节制，大吃大喝，三餐时间、餐量不固定，滑腻、生冷、辛辣、烧烤之类吃得过多。

(6)过度忧思，情绪长期处于悲伤中；时常哭泣，耗气伤精。

(7)经常熬夜、吸烟。

马万千主任认为脾的强弱决定了人成长发育的好坏，脾对食物的消化吸收利用是其中的关键。所以中医有“脾为气血生化之源”一说，同时脾主统血。中医认为肺主呼吸，帮助心脏推动血液运行，对气的运行和全身水液正常输布起着主导作用。五行中，脾属土，肺属金，二者母子相及，协调人体气机并起到调节人体津液输布运化的作用。如果出现以上因素之一或兼而有之，导致肺脾功能失于调理，耗伤肺脾两脏之气，损伤内脏，出现肺脾气虚亚健康状态。

肺脾气虚亚健康状态有哪些常见的不适症状？

1. **腹部胀满，进食后更加明显**　中医认为，脾主运化，运化水谷就是将胃中碾磨的食物加工，变成营养物质并将其运送到身体各个部位，滋养全身。当脾气虚时，脾对食物的消化吸收功能偏弱，转运食物精华到周身的能力也减弱，容易出现腹胀。

2. **精神不振，气力不足，说话声音低微，甚至懒得说话**　脾主运化，为气血生化之源。当脾气虚弱无法运化营养物质时，周身皆得不到滋养，人

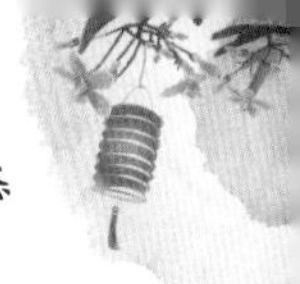

就会精神不振。当肺气虚，肺功能偏弱，气的运行减慢，肺气不足就会觉得没力气，说话声音低，甚至懒得说话。

3. 口中没有滋味，口内黏腻，严重的甚至不想吃饭　脾功能偏弱，消化吸收食物能力减弱，饮食物精华部分不能输送到口，同时因肺脾运化功能减弱，津液得不到输布，口中津液凝聚停留，导致口中感觉不到味道，口内有黏腻感，严重的甚至不想吃饭。

4. 胸闷，气短，稍有劳作则气喘吁吁，呼吸气促　肺脾气虚时，肺功能减弱，呼吸能力差，同时因脾生化气血功能减弱，气血供应减少，呼吸进一步减弱，胸腔内有效气体减少，出现胸闷、气短的表现，劳作时需要更多气的消耗，因此稍劳作则气喘吁吁。

5. 痰多清稀，咳嗽　肺脾气虚，功能减弱，水液输布障碍，津液布散不畅，凝聚为痰。中医认为肺为储痰之器，痰液会停聚在肺，痰液扰乱肺的清肃，肺气上逆就会导致咳嗽。同时，肺脾之气亏虚时，机体防卫能力减弱，稍受外邪干扰即易引发咳嗽。

6. 容易出汗，动则加重，易感冒　脾功能减弱，气血生成不足，肌肤失去气血荣养，腠理疏松，容易出汗；同时，肺气虚使得肺生成卫气保护人体的功能下降，也导致腠理闭合不紧，因此肺脾气虚，身体会更容易出汗，稍活动耗气后肺脾功能进一步耗伤，出汗加重。当人体腠理不密，人体抗病能力变得低下，容易感染外邪，表现为易于感冒。

7. 浮肿　肺气不足，通调水道功能下降，水液得不到输布，同时，脾气不足，输布水谷精微能力减弱，水液容易停留，就会出现肢体浮肿。

8. 面色萎黄或苍白　脾气虚功能减弱，整体代谢速度减慢，同时肺气不足，气不能推动血液上荣于面部，面部得不到气血润养，脸色会变萎黄或苍白。

肺脾气虚亚健康状态可能会引起哪些常见疾病？

1. 咳嗽　咳嗽，遇冷加重。肺脏喜清，正常时卫气保护机体，脾气固护机体，当肺脾之气亏虚时，机体防卫能力减弱，稍受外邪干扰即易引发咳嗽。肺脾气虚，水液输布障碍，凝聚为痰，痰液会停聚在肺，痰液扰乱肺的清肃，肺气上逆就会导致咳嗽。

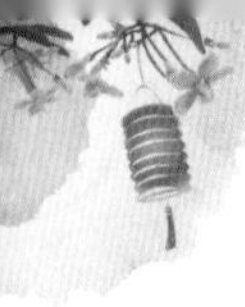

2. 哮喘　肺脾气虚表现为间断咳嗽、咳痰或喘息，持续时间长，难以自行缓解；每到冬季或遇过敏原症状加重。

3. 感冒　临床表现为咳嗽、打喷嚏、流鼻涕、身体僵硬。肺气亏虚，不能宣发卫气，脾气亏虚，肌表固卫失常，人体抵御外邪能力减弱，易致感冒。

4. 水肿　身肿，腰以下为甚，按之凹陷不易恢复。肺气的宣发肃降运动推动和调节全身水液的输布和排泄，肺气虚时体内液体输布和排泄障碍，同时脾虚水停，泛溢肌肤，引起水肿。

5. 痿证　全身肌肉无力，甚至萎缩。肺气亏虚津液不能输布，脾气虚受纳、运化、输布精微的功能失常，气血津液生化之源不足，无以濡养五脏，以致筋骨肌肉失养，经气运行不利，脉道失畅，导致痿证。

6. 便秘、泄泻　大便性状异常：或大便干，数日一便；或大便不成形，一日数便。肺与大肠相表里，肺气不足时大肠传导功能减弱，导致大便性状异常。同时脾气不足消化水谷精微能力减弱，水谷不化，大肠传导糟粕受到影响，从而影响排便。

中医调理

1. 饮食调理

忌或少食耗气、苦寒生冷食物，如槟榔、萝卜、苦瓜、空心菜、杏仁、西瓜、黄瓜、梨、藕等。

合理饮食，适宜食用甘温益气、健脾益肺食物，如鸡肉、鸡蛋、粳米、小米、黄米、薏米、鲫鱼、鹌鹑、牛肉、鳝鱼等。

马万千主任认为，肺脾气虚亚健康状态可以用黄芪、白术、桂圆、红枣、人参、党参、山药、芡实等中药来进行膳食调理。

◎名医膳

黄芪茯苓杏仁鸭肉汤

组成：炙黄芪5～10g，茯苓5～10g，杏仁4～6g，山药5～10g，鸭肉200g。

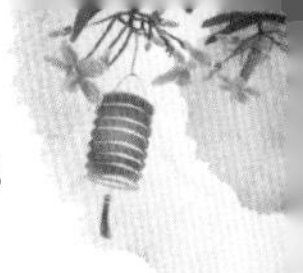

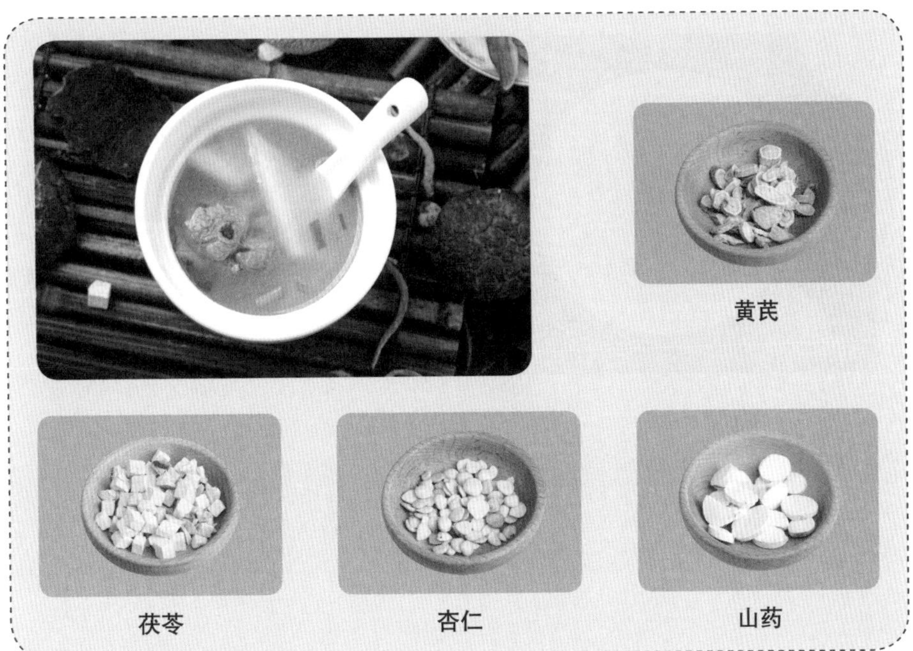

功效:补益肺脾。

服用方法:鸭肉洗净、切块,煮沸去血沫及浮油后捞出,与其余各味同煮1小时为汤,可加适量调料。

党参百合山药粥

组成:党参5～10g,百合5～10g,山药5～10g,大枣4枚,粳米50g,冰糖适量。

功效:补益肺脾。

服用方法:粳米浸泡10分钟,与其余各味同煮1小时,熬粥温热服食。

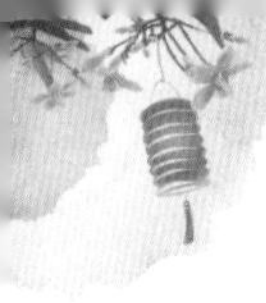
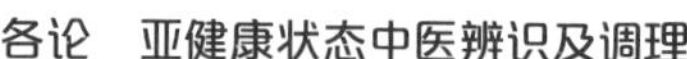

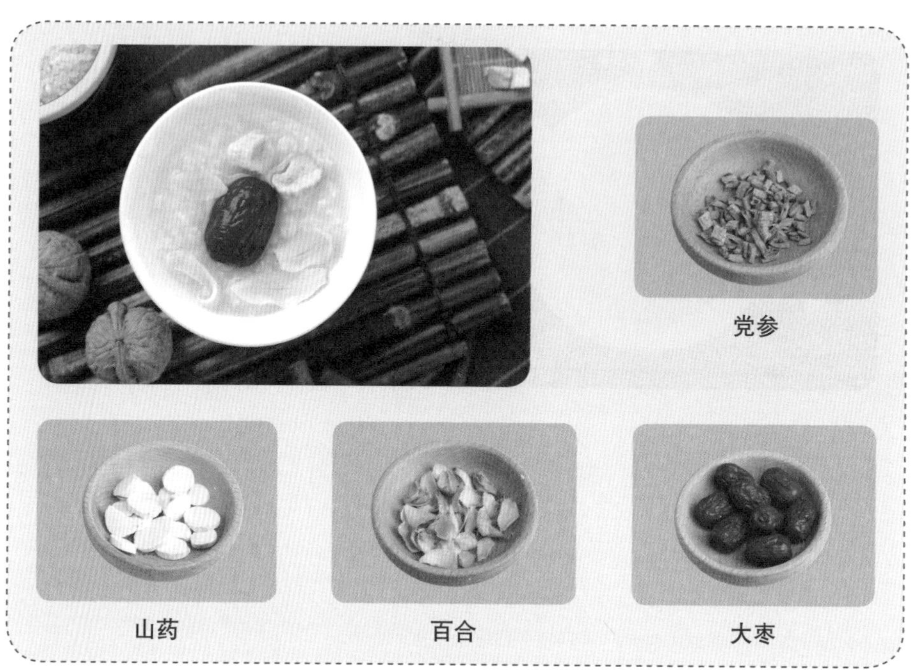

二黄陈皮桑叶茶

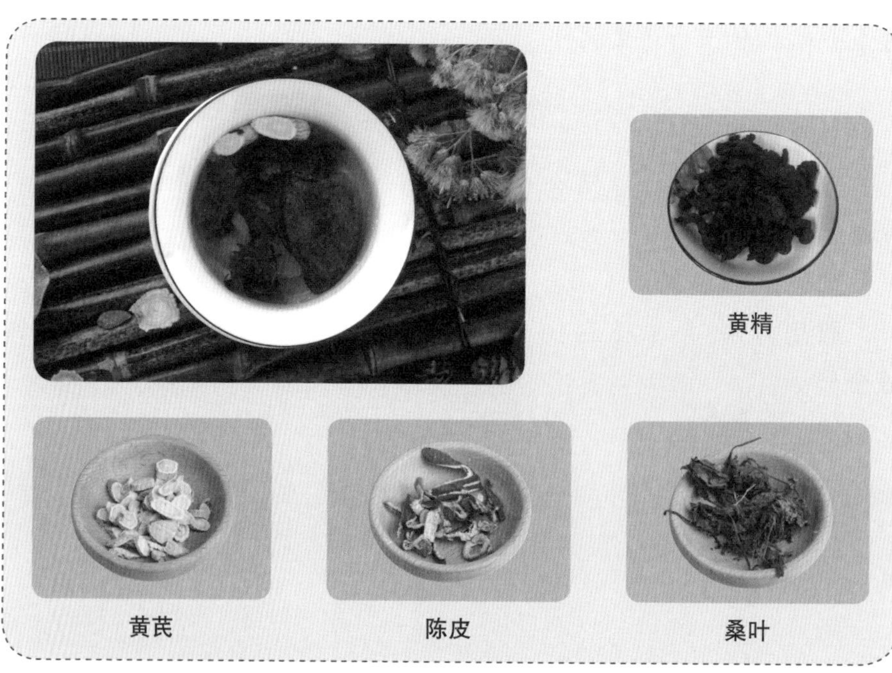

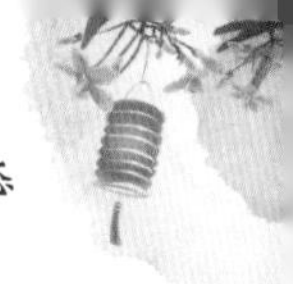

组成：黄精 5～10g，黄芪 5～10g，陈皮 5～8g，桑叶 3～5g，冰糖适量。

功效：补益肺脾。

服用方法：代茶饮。以上材料清水冲洗后放入杯中，加沸水闷盖 10～15 分钟。

2. 心理调理

要注重精神心理方面的调理，克服急躁、易怒、惊恐、焦虑等不良情绪。肺在志为悲，正常悲伤是一种情绪的表达，过度悲伤影响肺脏健康，应保持轻松愉快的心情。脾与思虑相关，《黄帝内经》中有"脾在志为思"的记载，思则气结，脾气不能正常运转，水谷精微输布受影响，所以应避免思虑过度，以乐观、平和的心态面对工作与生活，这样有助于获得更美好的生活感受，保持心情舒畅以及良好的作息规律，促进康复。

3. 运动调理

劳则耗气，肺脾气虚亚健康状态人群应避免剧烈体育活动，遵循循序渐进的原则进行体育锻炼，适当增加运动，如散步、慢跑、太极拳和八段锦等，有助于改善症状。坚持每日少量练习太极拳、八段锦、五禽戏等对身体改善会有明显作用。应注意不可做运动量过大活动，否则会引起更明显的身体不适。

八、心肾气虚亚健康状态

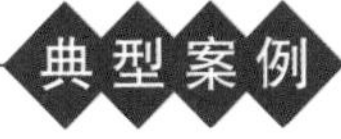

李先生，57 岁，由于经常工作至很晚，忽略锻炼身体，饮食亦不规律。近两月来经常出现心慌心悸，胸闷气短，容易感到累，剧烈运动、劳累及遇到紧急的事后会加重，有时失眠，面色淡白，时有自汗，腰膝酸软，耳鸣，小便频数而清，早泄，精力减退，不能工作。去医院检查，各项指标均正常。

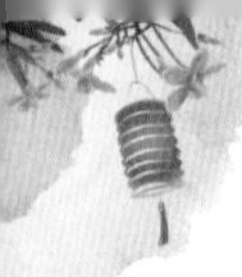

马万千主任指导：李先生的症状属于心肾气虚亚健康状态的表现。由于经常工作至很晚，生活不规律，出现了气短，心慌心悸，胸闷，动则喘息，自汗，腰膝酸软，耳鸣，小便频数而清，早泄，精力减退等心肾气虚的亚健康状态。

什么是心肾气虚亚健康状态？

心肾气虚亚健康状态是指心肾之气不足，出现心脉鼓动无力，肾封藏固摄失职，出现心悸，乏力，气短，自汗，耳鸣，腰膝酸软，小便频数等表现的身体状态。理化检查没有阳性体征。

哪些因素可以导致人体出现心肾气虚亚健康状态？

(1)先天因素，来自父母或家族遗传因素。

(2)早产儿或体弱多病。

(3)大量的长期的汗出及呕吐。

(4)饮食不节制，大吃大喝，三餐时间不固定，过食油腻，辛辣，炙煿，饮食生冷等。

(5)经常思考问题或学习过度，体力、脑力过劳都耗气伤精。

(6)生活工作压力大，忧思重重，放不下事情。

(7)熬夜。

(8)年老体衰，脏腑生成气和血的功能自然衰弱了。

(9)房事过度，耗精伤气。

马万千主任认为，心脏的正常搏动主要依赖于心气。心气充沛，才能维持正常的心力、心率和心律，血液才能在脉内正常的运行，周流不息，营养全身。心气充沛是人体正常运行的基本前提条件之一，人体面色、言语、肢体活动等均是生命活动的外在表现及反应，也就是通常所说的“精神气”。

《素问·六节藏象论》说：“肾者主蛰，封藏之本，精之处也。”肾气在体内充分发挥闭藏作用，不使精气流失。如果出现以上因素之一或兼而有之，导致心肾失于调理，损伤心肾之气，就会出现心肾气虚亚健康状态。

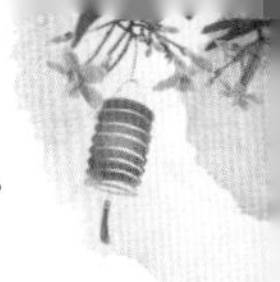

心肾气虚亚健康状态有哪些常见的不适症状?

1. 心慌,气短 心气虚弱,鼓动心血运行减弱,心脏跳动失常,表现为心慌,气短,活动后心慌更加明显。

2. 自汗,倦怠乏力 汗为心之液,心气虚弱,功能活动衰减,不能收摄汗液而外泄,故汗出。

3. 耳鸣,腰膝酸软 肾气亏虚,久之肾精不足,出现腰膝酸软,脑神、耳窍失养,久之耳鸣。

4. 精力不足,工作效率低,记忆力下降,不耐疲劳 熬夜加班,不规律饮食,体力、脑力过劳,工作压力大,以致心肾之气不足,肾精亏损,不能荣于脑,导致记忆力下降,精力不足,工作效率减低。

5. 容颜早衰 心肾气虚,血液运行无力,气血化生不足,不能向上荣养面部,表现为面色淡白,肌肉松弛,容颜早衰。

心肾气虚亚健康状态可能会引起哪些常见疾病?

1. 心悸 心气虚,鼓动无力所致。

2. 自汗症 心肾气虚,卫外不固,不能收摄汗液所致。

3. 尿频病 肾气亏虚,膀胱失约,固摄下元之功减弱所致。

4. 耳鸣症 肾气亏虚,肾精不足,精少则髓亏所致耳鸣,腰膝酸软。

5. 男子早泄、滑精症,女子带下症 男子肾气不足,精关不固,精易外泄导致早泄、滑精;女子肾气不足,带脉失固,导致腰膝酸软、带下清稀量多。

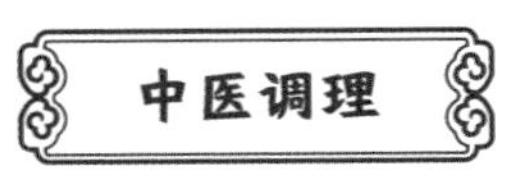

1. 饮食调理

忌食或少食耗气、苦寒生冷食物,如槟榔、萝卜、苦瓜、空心菜、杏仁、西瓜、黄瓜、梨、藕等。

合理饮食:适宜食用甘温益气、养心肾作用的食物,如鸡肉、鸡蛋、粳米、小米、黄米、大麦、鲫鱼、鹌鹑、鹅肉、牛肉、羊肉、鳝鱼、韭菜、核桃、芝麻、海参等食物。

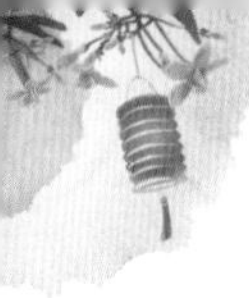

马万千主任认为，心肾气虚亚健康状态人群可以用山药、桂圆、红枣、莲子、人参、党参、枸杞子、核桃仁、芡实等中药来进行膳食调理。

◎名医膳

党参黄精枣仁鸭肉汤

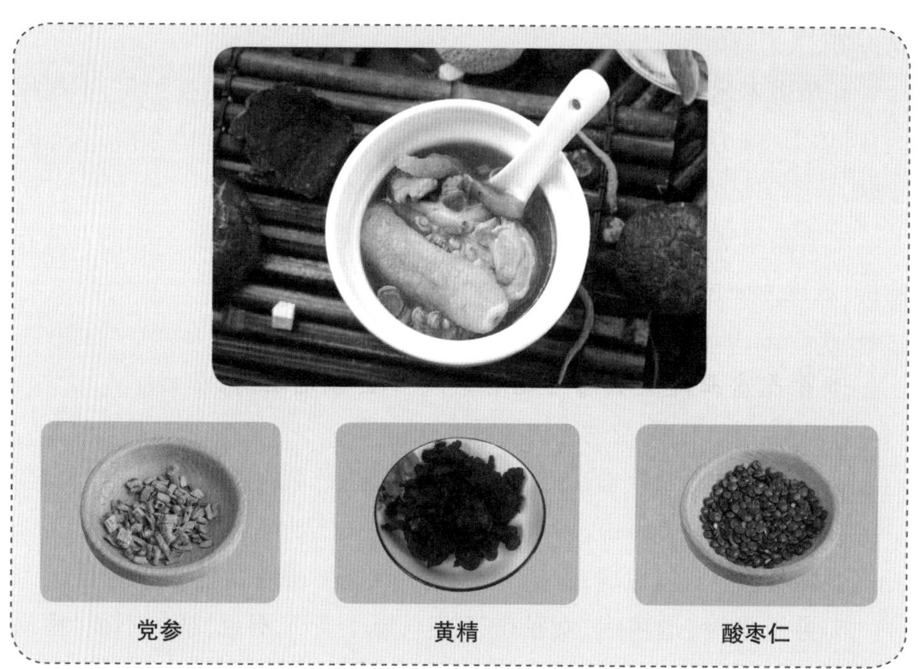

组成：党参5～10g，黄精5～10g，酸枣仁5～10g，核桃仁5～10g，竹荪1～3g，鸭肉200g。

功效：补益心肾。

服用方法：将鸭肉洗净切块，与党参、黄精、酸枣仁一同入锅，加水煮2小时，可加香菇、竹荪或黑木耳等配料，加适量食盐以调味。

莲子山药枣仁粥

组成：酸枣仁5～10g，莲子5～10g，山药5～10g，大枣5枚，粳米50g，冰糖适量。

功效：补益心肾。

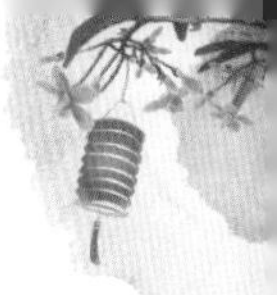

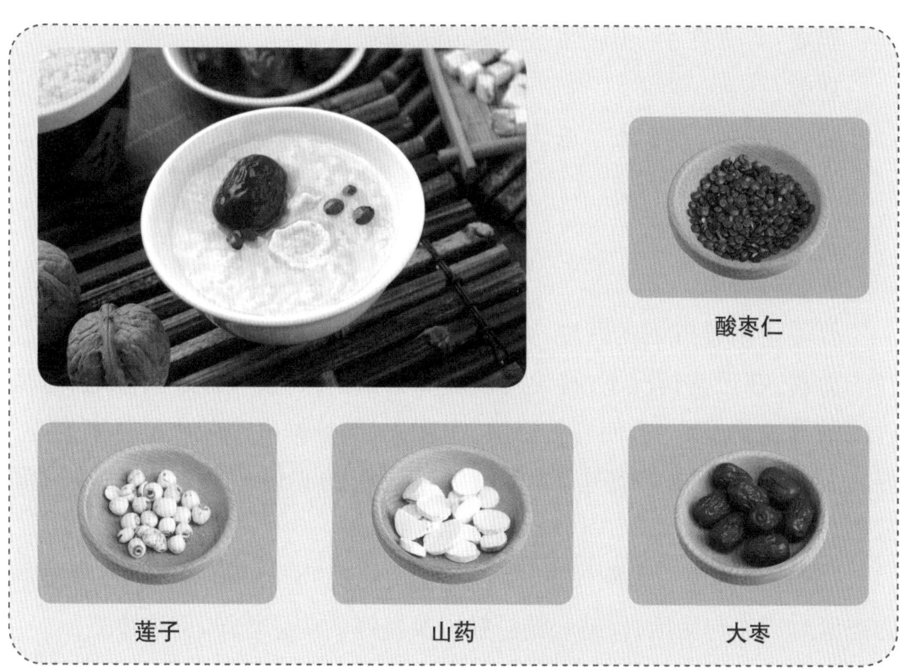

服用方法：先将酸枣仁煎汤，去渣取汁，再将莲子、山药、大枣、粳米倒入，共煮熬粥。

黄芪百合饮

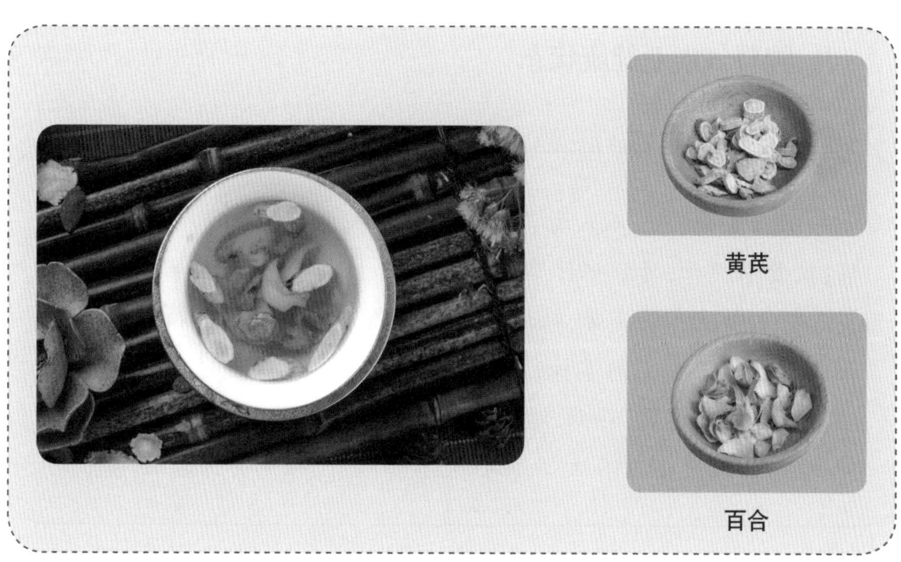

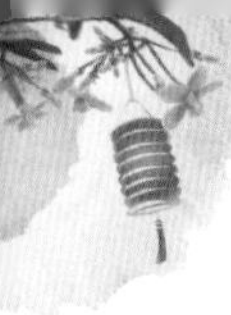

组成：炙黄芪 5～10g，百合 5～10g，蜂蜜适量。

功效：补益心肾。

服用方法：代茶饮。以上材料清水冲洗后放入杯中，加沸水闷盖 10～15 分钟。

2. 心理调理

要注重精神方面的调理，克服急躁、易怒、惊恐、焦虑等不良情绪。心在志为喜，在正常情况下，喜悦可以缓和紧张情绪，使气血运行畅通，但是过度的喜悦伤及心气，使心气涣散，出现失神、怔忡等症状。过喜则伤心，异常的情志对五脏有伤害，应保持轻松愉快的心情。不宜熬夜，或过度劳累。

“肾在志为恐”，恐则气下，所以应避免受惊吓及恐惧，以乐观、平静的心态面对工作与生活，保持心情舒畅以及良好的作息规律，促进康复。

3. 运动调理

劳则耗气，避免剧烈体育活动。应循序渐进地进行体育锻炼，适当增加运动，如散步、慢跑、太极拳和八段锦，有助于改善症状。八段锦的“两手攀足固肾腰”“攥拳怒目增力气”可加做 1～3 遍。应注意不可过于劳作和大汗，以免更伤正气。

九、脾肾气虚亚健康状态

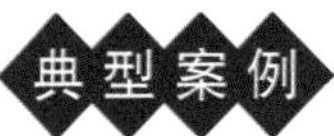

王女士，49 岁，人人称美的职场女强人。由于工作原因，多有应酬，饮食不规律，喜好肥甘厚味。工作压力大，强度高，常常加班至凌晨。起初出现容易疲劳，精神萎靡，情绪低落，总是唉声叹气，这些症状并未引起王女士的重视，总以为自己年轻能熬得过去。近一个月经常出现气短乏力，耳鸣，时有头晕，腰酸，大便溏泻，小便频数，月经量少，工作上更是力不从心，记性大不如从前，经常丢三落四，差点对

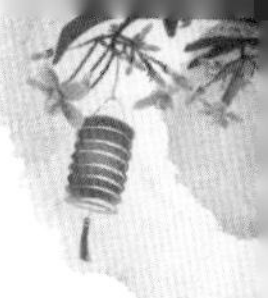

公司造成损失。王女士精神压力很大，总觉得自己得了大病，去医院检查，各项指标却都正常。

马万千主任指导：王女士由于工作原因，饮食不节，加之经常熬夜，损及脾胃，耗伤肾精，导致脾气亏虚，生化失源，气血亏虚，表现出气短乏力、头晕耳鸣、精神萎靡、月经量少等症状。同时肾精耗伤，脑髓失养，表现出腰膝酸软、小便频数、失眠健忘等脾肾气虚的亚健康状态。

什么是脾肾气虚亚健康状态？

脾肾气虚亚健康状态是指由于脾肾气虚，脾肾二脏功能减退所引起腹胀、腰酸、小便频数或尿后余沥不尽等表现的亚健康状态。理化检查无阳性结果。

哪些因素可以导致人体出现脾肾气虚亚健康状态？

(1)早产儿，来自于父母或家族遗传因素。

(2)饮食不节制，大吃大喝。

(3)经常思考问题或学习过度，体力、脑力过劳。

(4)生活工作压力大，忧思重重，放不下事情或常受到惊吓。

(5)经常熬夜。

(6)年老体弱。

(7)房事过度，耗精伤气。

马万千主任认为脾为“仓廪之官”，为气血化生之源，被称作后天之本，具有把水谷转化为精微，将精微物质吸收转输至全身的生理功能。《黄帝内经》云：“饮入于胃，游溢精气，上输于脾，脾气散精……水精四布，五经并行，合于四时五藏阴阳，揆度以为常也。”脾胃功能正常，水谷精微能够濡养全身脏腑，机体营养充足，功能正常，人就会食欲好，面色润泽，机体健壮。肾主藏精，主管人体生长、发育与生殖，为人体“先天之本”；肾主水，调节人体水液平衡；肾主纳气，具有摄纳肺所吸入清气的作用。脾肾两脏相互依

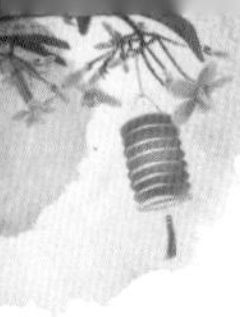

赖，才能保证运化水谷精微和水液代谢功能的正常进行。如果出现以上因素之一或者兼而有之，导致脾肾二脏功能失于调理，耗伤脾肾二脏之气，就会出现脾肾气虚亚健康状态。

脾肾气虚亚健康状态有哪些常见的不适症状？

1. **腹部胀满，进食后更加明显**　脾的主要功能是“运化水谷”，即将食物中的精微物质运化到全身滋养全身。中医认为肾为先天之本，脾为后天之本，先后天相互滋养。当脾肾气虚时，先天不能养后天，脾气虚弱较明显，脾的运化功能失职，进食后，食物精微停滞，得不到运化，聚集一处，导致腹部胀满，进食后更加明显。

2. **口中没有滋味或口内黏腻，不想吃饭**　脾气虚弱，运化失职，水谷中精华不能蒸腾入口，水湿运化失常，阻碍精气输布，导致口中没有滋味，口内黏腻。

3. **面色萎黄或发白**　脾气亏虚，食物精微得不到输布，气血生化没有来源。气血生成不足，不能荣养肌体，就会导致肢体、肌肉失去滋养，气血不能向上濡养面部脉络，表现面色发黄或白。

4. **精神不振，易疲劳**　中医认为，肾气虚，肾精不足、脾气亏虚，饮食物不能运化，进而气血生成不足。失去气血的荣养，脏腑的各项功能减弱，出现精神不振，易疲劳。

5. **腰膝酸软，乏力**　中医认为，肾为先天之本，有主骨生髓的作用；脾为后天之本，有主肌肉四肢的作用。而腰为肾之府，当脾肾气虚，不能滋养肌肉、肾府就会出现腰酸腿软、乏力的症状。

6. **小便次数多或尿不尽，晚上尿多**　肾气亏虚，不能固摄水液，膀胱失去肾气的约束，脾气亏虚不能运化水液导致水液代谢失常，表现为小便次数多或者尿不尽，晚上尿多。

脾肾气虚亚健康状态可能会引起哪些疾病？

1. **泄泻**　大便时软时黏滞，迁延反复，多数晨起5点左右必须起床排便。由脾虚运化水液能力下降，肾气蒸腾气化水液能力减弱，水湿下注肠道所致。

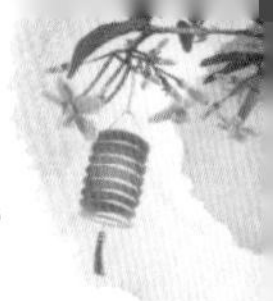

2. 水肿　全身水肿，腰以下为甚，按之凹陷不易恢复，此由脾虚水停，肾虚不能蒸腾气化水液，水液泛溢肌肤所致。

3. 闭经，不孕不育　女子表现为月经不来，不易受孕。由于脾虚生化血液能力不足，无血下达冲任胞宫而致经闭，胞宫失于先后天滋养，功能弱不能有子。男子表现为少精、弱精甚至无精，子嗣艰难，此因肾气不足不能主司生殖，脾肾之气亏虚先后天均失养导致。

4. 痿证　肢体痿弱不用。因脾胃受纳、运化、输布精微的功能失常，气血津液生化之源不足，无以濡养五脏，同时肾气亏虚骨骼失养导致。

5. 耳鸣　耳中如有蝉鸣。因耳为肾之外窍，肾气亏虚，肾精不足，不能上荣其外窍，耳窍失养导致。

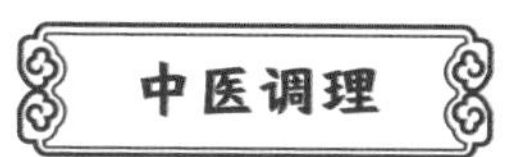

中医调理

1. 饮食调理

忌食或少食苦寒生冷食物及肥甘厚味，如苦瓜、杏仁、螃蟹、西瓜、梨、柿子、藕，各种冰冻饮料，各种油腻或甜腻的食物，如肥肉、奶油蛋糕等。

合理饮食：适宜食用甘温健脾补肾作用的食物，如红薯、土豆、香菇、小米、黄米、炒薏苡仁、栗子、红枣、牛肉、羊肉、鳝鱼、核桃等。

马万千主任认为，脾肾气虚亚健康状态可以用大枣、黄芪、核桃仁、山药、党参、淫羊藿、芡实等中药来进行膳食调理。

◎名医膳

党参山药茯苓核桃乌鸡汤

组成：党参 5～10g，山药 5～10g，茯苓 5～10g，核桃仁 5～10g，乌骨鸡 200g。

功效：益气健脾补肾。

服用方法：乌鸡肉洗净、切块，煮沸去血沫及浮油后捞出，与其余各味同煮 1 小时为汤，可加适量调料。

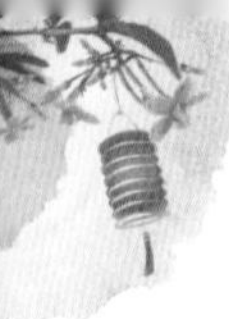

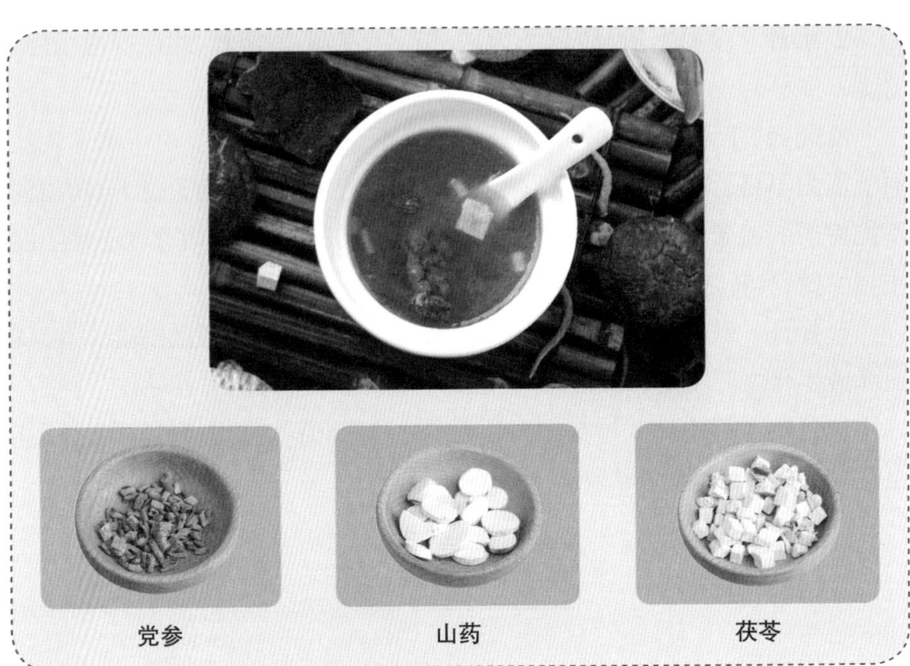

核桃茯苓黑芝麻粥

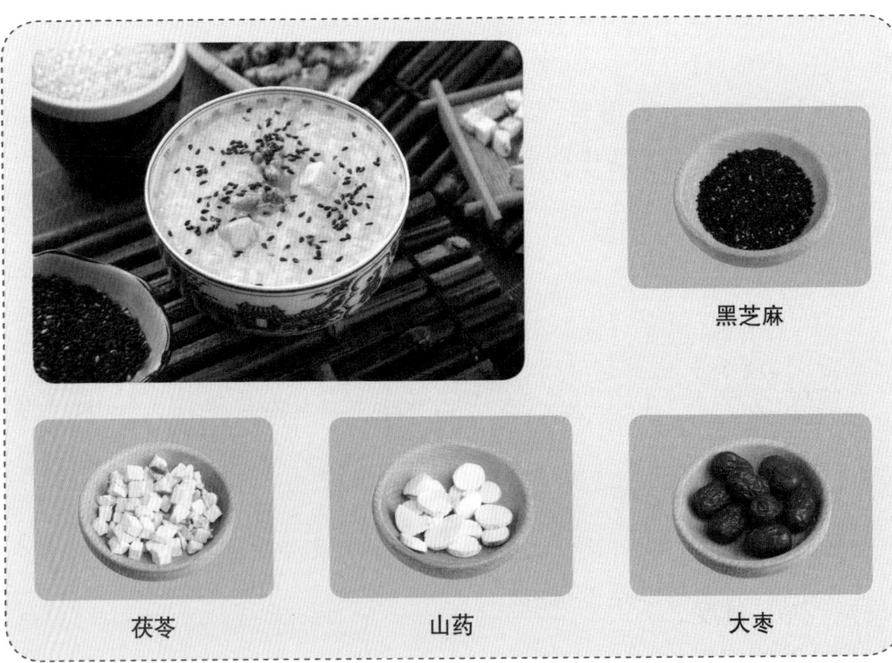

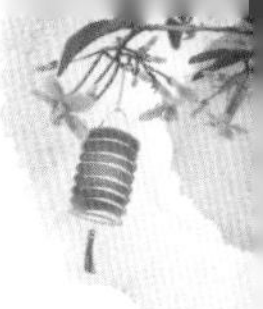

组成:核桃仁 5～10g,黑芝麻 5～10g,茯苓 5～10g,山药 5～10g,大枣 5 枚,粳米 50g。

功效:补肾健脾益气。

服用方法:粳米浸泡 10 分钟,与茯苓、山药、大枣同煮 1 小时熬粥,待温度适宜放入黑芝麻、核桃仁,即可服食。

淫羊藿陈皮甜叶菊饮

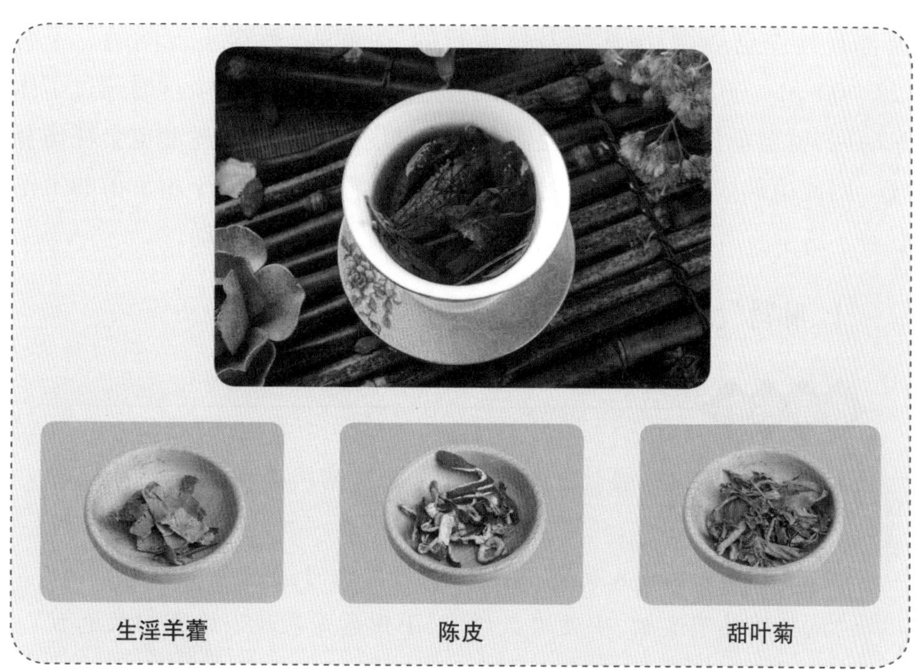

组成:生淫羊藿 3～5g,陈皮 5～10g,甜叶菊 3～5g,冰糖适量。

功效:补肾健脾理气。

服用方法:代茶饮。以上材料清水冲洗后放入杯中,加沸水闷盖 10～15 分钟。

2. 心理调理

脾在志为思,在正常情况下,思考可以让人心灵沉静,处处为人着想。“思则气结”,过度思虑或所思不遂会影响气机,使脾气郁结,所以应避免思虑过度,及时舒缓、释放心理压力,对自己设定的目标或对他人的期待持平

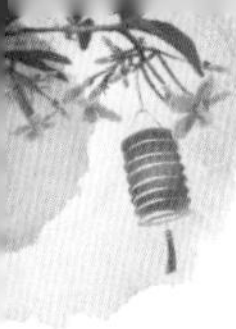

常心，不要过分看重。

肾在志为恐。恐是人们对事物恐惧、害怕的一种精神状态。“恐则气下”，人在惊恐的状态中，上焦气机闭塞不畅，气迫于下焦，会出现白带增多、遗尿等失于固摄的表现。在工作、生活中应避免受惊吓，保持平静乐观的心态。

3. 起居、运动调理

随着生活多元化，人们熬夜的现象越来越普遍。中医认为各个脏腑都有其作息规律，破坏了身体运行的“时间表”就会出现问题。子时（23：00—1：00）是胆经运行的时间，也是心肾相交的时刻，这时错过了休息时间，就会耗伤肾阴，继而耗伤肾气。过度劳累或房事过度也会耗伤肾气。因此应养成良好的作息习惯，避免熬夜，不要长期处于超负荷的工作状态。房事有所节制，适当进行运动，如散步、太极拳等运动。

十、肺肾气虚亚健康状态

典型案例

王女士，60岁，自述平时怕风，即使在密闭房间也感觉有风吹过，穿的衣服并不少，稍有不慎，就鼻塞流涕、咳嗽，服用感冒药后好一些，可是隔三岔五又反复。经马主任仔细询问，王女士还有易出汗、乏力、腰膝关节酸软、小便次数增多、小便急等表现。平素不敢剧烈运动，尤其是做健身操、跳舞时即感到尿急，王女士很是苦恼。

马万千主任指导：王女士的症状属于肺肾气虚亚健康状态表现。《灵枢·本神》说“肺气虚则鼻塞不利，少气”。王女士年老体虚，耗伤肺气，卫外不固，不能抵御外邪，久则由肺及肾，肾气不足，失其纳气固摄之职，形成肺肾气虚的亚健康状态，表现为畏风、多汗、腰膝酸软、尿频尿急等。

什么是肺肾气虚亚健康状态？

肺肾气虚亚健康状态是指肺肾之气亏虚，肺肾二脏功能减退，出现畏

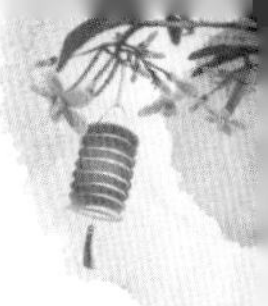

风、身体虚弱、咳嗽无力、腰膝关节酸软、小便次数增多、小便急或小便后尿不尽等表现。理化检查没有阳性体征。

哪些因素可以导致人体出现肺肾气虚亚健康状态？

（1）早产儿。

（2）来自父母或家族遗传因素。

（3）大量长期汗出及呕吐，气随汗泄，导致肺肾气虚。

（4）久病咳嗽、咳喘耗伤肺肾气。

（5）经常熬夜。

（6）随年龄增长，脏腑生成气和血的功能自然衰弱了。

（7）急病初愈，脏气虚弱，肺肾气不足。

（8）房事过度，耗精伤气。

马万千主任认为肺主气体交换，保持呼吸，同时可以辅助心脏运行血液，通调水道，输布津液。而肾为“先天之本”，主藏精，主管人体生长、发育与生殖；辅助肺受纳人体之气，帮助人体代谢水液。如果出现以上因素或兼而有之，导致肺与肾的功能失于调理，耗伤肺肾之气，损伤肺肾两脏，就会出现肺肾气虚亚健康状态。

肺肾气虚亚健康状态有哪些常见的不适症状？

1. 咳嗽，气短而喘，咳痰清稀　肺气亏虚，呼吸功能减弱，气体宣降功能失常，清气不升，浊气不降，气机宣降失常，导致咳嗽。此时咳嗽大多因气力不足而咳声低微。同时，因肺气不足呼吸不深，肾气不足不能摄纳呼吸之气，导致吸入清气不能留于人体，迅速逸出体外，导致呼吸短促，伴喘息；肺气虚则津液布散失常，津液聚而为痰，干扰了肺的清肃功能，加重咳嗽。

2. 小便频数或尿后余沥不尽，夜尿多　中医认为，肾主司二便，肾气亏虚，不能统摄和约束膀胱，导致膀胱失去控制，出现小便频数或尿后余沥不尽，夜尿多的现象。

3. 腰膝酸软，耳鸣　中医认为肾主骨，腰为肾之外府。肾气亏虚，腰府首当其冲失于荣养，骨骼失养，导致腰膝酸软。肾开窍于耳，肾气虚不能滋养其外窍导致耳鸣。

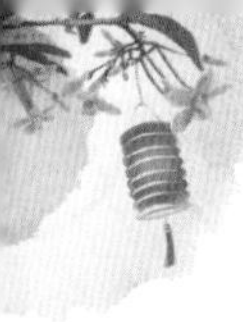

4. 男子滑精，女子带下清稀量多　中医认为肾藏人体元精元阳，肾精充沛与否决定生殖情况，肾气亏虚，失于封藏，精关不固，带脉失约，故见男子滑精，女子带下清稀量多。

5. 气短或有自汗，神疲乏力　肺肾气虚，卫外不固，脏腑功能活动减弱，故见气短。气机不能固护机体，津液失于固摄从孔窍溢出故见自汗，气不足不能充养机体脏腑则神疲乏力。

肺肾气虚亚健康状态可能会引起哪些常见疾病？

1. 呼吸系统疾病　咳嗽、咳痰、喘憋或呼吸困难、呼吸急促、喉中有声。肺是人气体交换的场所，通过肺的呼吸，进行体内外清浊之气的交换。肾主摄纳人体一身之气。肺肾气虚，呼吸和摄纳功能均减弱，极易引起呼吸系统疾病。

2. 便秘　大便干或不干，数日一行排出费力。大肠主要负责传导功能，中医认为肺与大肠相表里，因此肺气虚大肠传导功能减弱，影响排便，表现为便秘。同时，肾司二便，肾气虚大便排出困难，加重便秘。

3. 水肿　周身浮肿或仅上睑水肿或仅下肢足踝处肿按之凹陷。肺为水之上源，肺主行水，若肺失宣肃，则水道失调；肾为主水之脏，若肾的气化失司，亦可导致水液代谢紊乱，出现水肿。

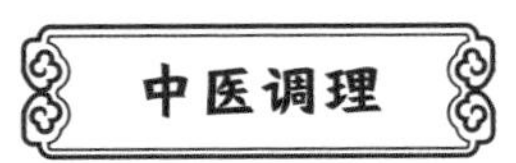

中医调理

1. 饮食调理

忌食过度辛辣刺激、过咸及苦寒之品，如苦瓜、黄瓜、西瓜、蛤蜊、蚌类、辣椒等。

合理饮食，宜进食乌鸡、糯米、莲子、银耳、竹荪、平菇、黑芝麻、黑豆、板栗、韭菜等补益肺肾的食物。

马万千主任认为，肺肾气虚亚健康状态可以用黄芪、枸杞子、黑芝麻、核桃仁、淫羊藿等中药来进行膳食调理。

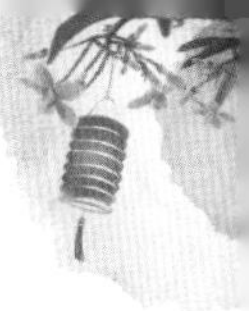

◎名医膳

黄芪杏仁山药乌鸡汤

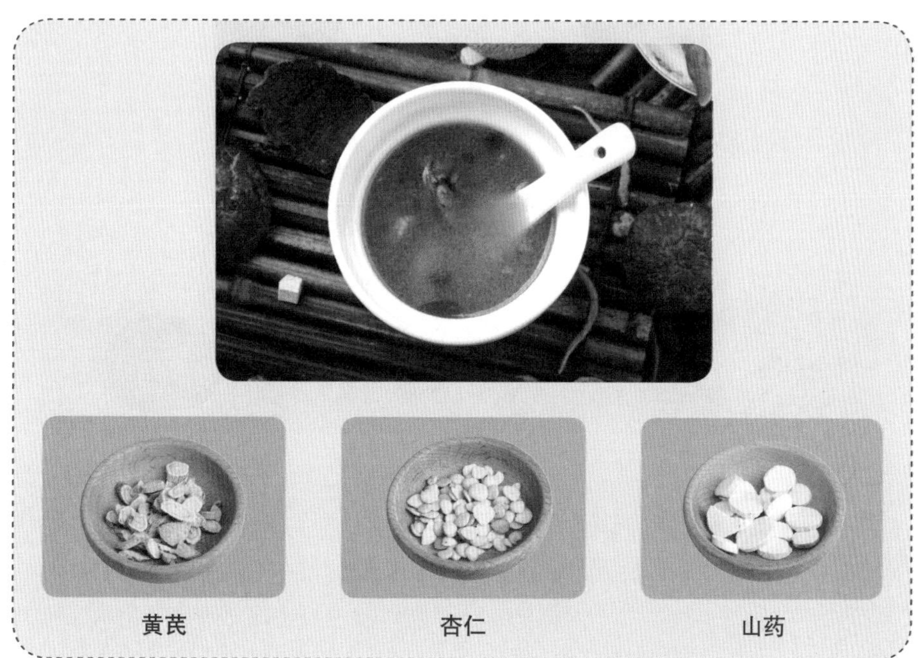

组成:黄芪 5～10g,杏仁 4～6g,山药 5～10g,核桃仁 5～10g,乌骨鸡 200g。

功效:补益肺肾。

服用方法:乌鸡肉洗净、切块,煮沸去血沫及浮油后捞出,与其余各味同煮 1 小时为汤,可加适量调料。

黄芪百合黑芝麻粥

组成:炙黄芪 5～10g,百合 5～10g,黑芝麻 5～10g,核桃仁 5～10g,粳米 50g,冰糖适量。

功效:补益肺肾。

服用方法:粳米浸泡 10 分钟,与其余各味同煮 1 小时,熬粥待温度适宜即可服食。

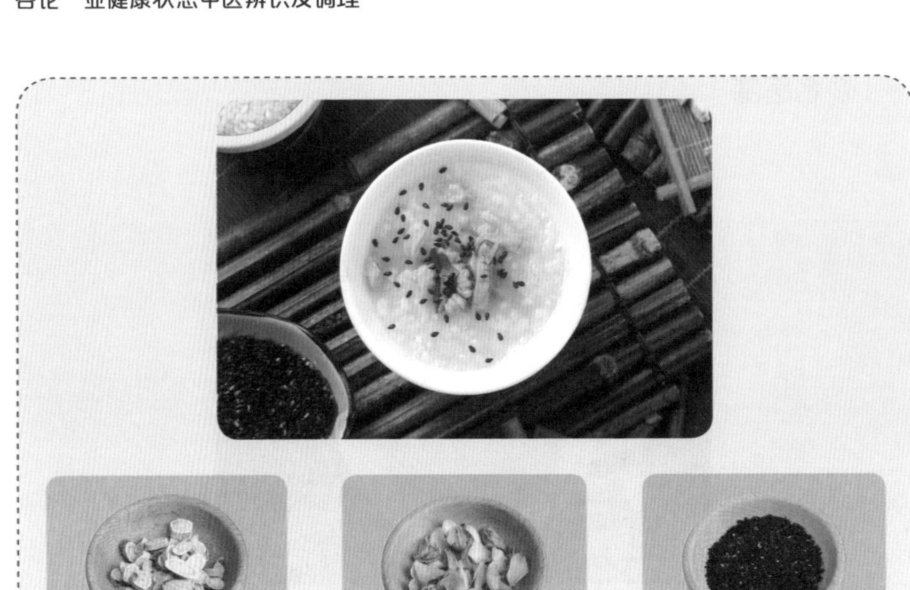

黄芪

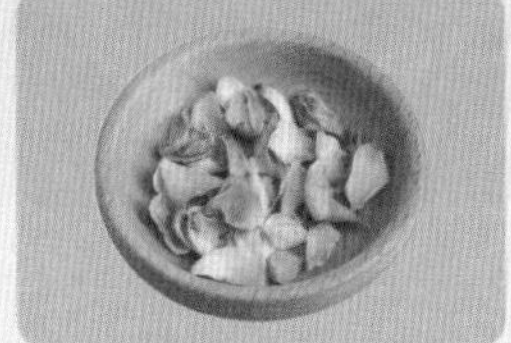

百合

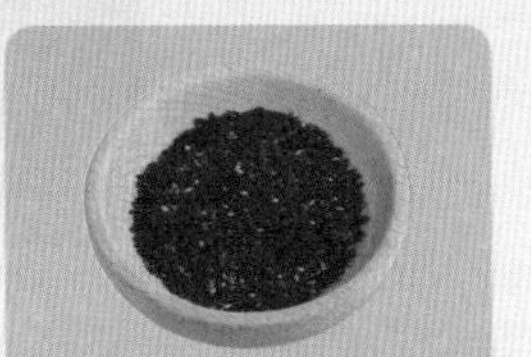

黑芝麻

淫羊藿百合枸杞饮

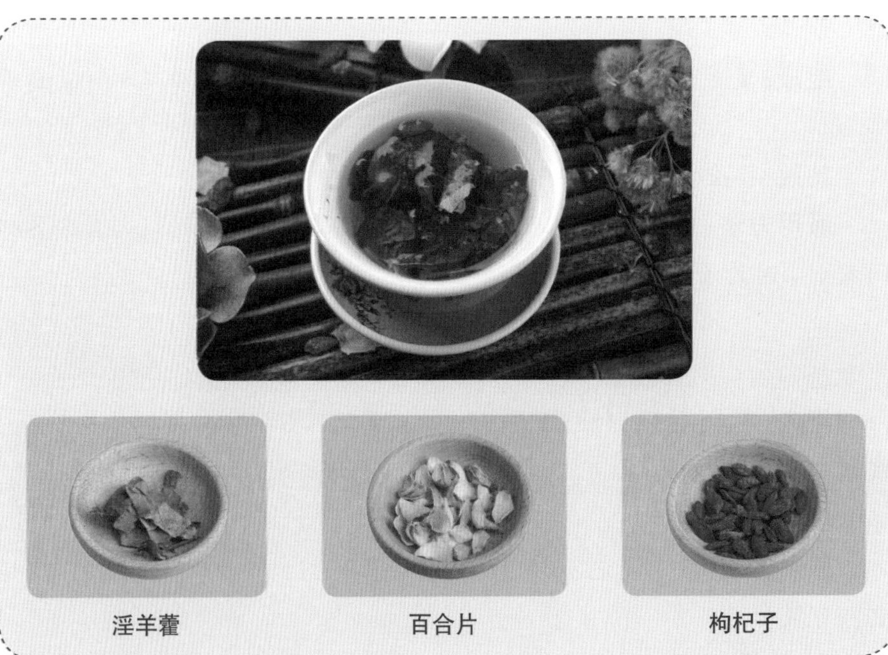

淫羊藿　　百合片　　枸杞子

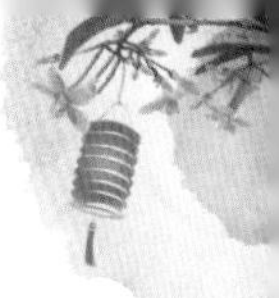

组成：生淫羊藿 3～4g，百合 6～10g，枸杞子 5～10g，冰糖适量。

功效：补益肺肾。

服用方法：代茶饮。以上材料清水冲洗后放入杯中，加沸水闷盖 10～15 分钟。

2. 心理调理

心胸宽广、心态平和是我们健康长寿的秘诀。七情过激均可引起五脏功能失调，气机紊乱则会导致疾病的发生。肺在志为悲，过度忧伤会导致肺气消耗，影响肺的宣发肃降功能，更伤肺气。肾在志为恐，过度恐惧可以耗伤肾之气血，使上焦之气闭塞不畅，气迫于下焦，导致肾气不固，所以惊恐伤肾。《素问·举痛论》说“悲则气消，恐则气下”，我们应顺应四时变化，调摄精神，通过音乐、美术、摄影、花卉、旅游等适合自己的方式陶冶情操，保持愉快心情。

3. 运动调理

肺肾气虚亚健康状态的人不适合大量剧烈运动，宜进行太极拳、八段锦、散步等缓和运动强身健体。八段锦的“左右开弓似射雕”“两手攀足固肾腰”可每次加做 1～3 遍，使肺肾之气舒畅。

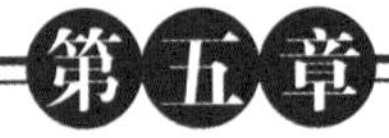

第五章 阴虚亚健康状态

一、心阴虚亚健康状态

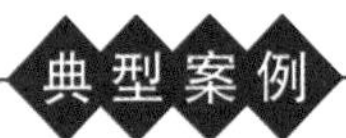

典型案例

方女士,49岁,是一名家庭主妇,虽然生活上物质条件较为优越,但爱人工作繁忙,家里家外靠方女士一人操持。近来方女士经常熬夜照顾生病的婆婆,整夜无法入睡,逐渐感到心慌、烦躁,原来可以抽空小憩,现在却怎么也睡不着,即使稍稍入睡也会做很多梦,醒了之后又想不起来梦到什么,经常感觉自己手脚心很烫,嗓子干,想喝水,稍微有点动静就会吓一跳。方女士想到自己父亲就是因为冠心病去世的,怕自己也得了相同的病,急忙跑去检查,却没发现什么问题。

马万千主任指导:年过四十的方女士近来经常熬夜,比较劳累,导致出现心慌、烦躁、失眠多梦、手足心热、咽干、易惊等心阴虚亚健康状态的表现。

什么是心阴虚亚健康状态?

心阴虚亚健康状态是指心阴亏虚,心神失养出现心慌、心烦、失眠多梦、口燥咽干、手足心热、易惊等表现的身体状态。理化检查没有阳性体征。

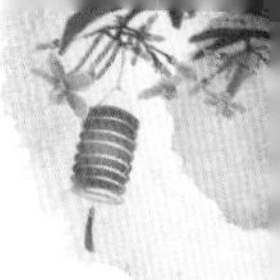

哪些因素可以导致人体出现心阴虚亚健康状态呢?

(1)平时想得太多,总觉得心里面有事情。

(2)周围环境温度高或者干燥。

(3)父母遗传而来。

(4)睡眠不足,夜里不睡觉,白天睡不醒。

(5)吃滚烫的食物或辛燥的食物。

(6)年老体弱。

(7)平时总闷闷不乐,总觉得不开心。

(8)工作压力大,家庭琐事繁多,感觉十分劳累。

(9)受到过度惊吓之后,难以平复。

马万千主任认为心具有"主血脉,主神明"的作用。如果出现以上因素之一或兼而有之,导致心的功能失于调理,耗伤心阴,损伤心脏,出现心阴虚亚健康状态。

心阴虚亚健康状态可以有哪些常见的不适症状?

1. **心慌心悸**　心为君主之官,"主血脉",将血液推送至全身。心阴虚,阴液亏少,血液凝涩,运动能力减弱,营养物质不能随血液送至全身,不能濡养心神,跳动异常,则出现心中慌乱。

2. **心烦、失眠多梦**　心阴液亏虚,阴虚产生虚火,虚火扰乱心神,因此心神不安,则见心烦不宁,心神不安定的人,很难有高质量的睡眠,故出现失眠多梦。

3. **口燥咽干,手足心热**　心阴虚,阴液不足,口唇及咽部失去阴液的滋润,则见口燥咽干;阴虚生虚火,虚火内扰,则见手足心热。

4. **形体消瘦,盗汗**　心阴虚,阴液不足,机体失去滋养,则见形体消瘦;阴虚生内热,故出现盗汗。

心阴虚亚健康状态可能会引起哪些常见疾病?

1. **失眠**　阴液亏虚,虚火上扰心神,心神失养,则易出现失眠。

2. **心律不齐**　阴液亏少,不能濡养心神,心失濡养,跳动异常,则出现心律不齐。

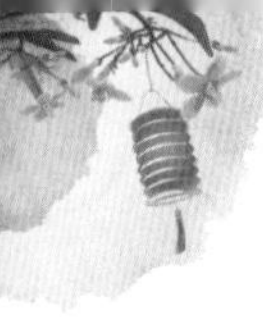

3. 盗汗　阴虚生内热，夜间表现最为明显，固守统摄之力夜间最弱，导致夜间汗出明显。

4. 惊悸　心阴不足，阴虚生虚火，虚火内扰，易受惊吓。

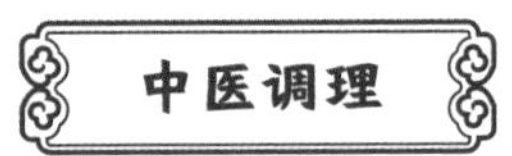

中医调理

1. 饮食调理

忌食辛辣厚味、滋腻、生冷等食物。如葱、姜、蒜、韭、薤、椒等辛味之品则应少吃。

合理、清淡饮食，宜食牛奶、梨、干贝、鸭肉、芝麻、糯米、蜂蜜、甘蔗、鱼类等食物。

马万千主任认为，心阴虚亚健康状态可用西洋参、百合、酸枣仁、莲子、柏子仁等中药进行膳食调理。

◎名医膳

西洋参莲子麦冬汤

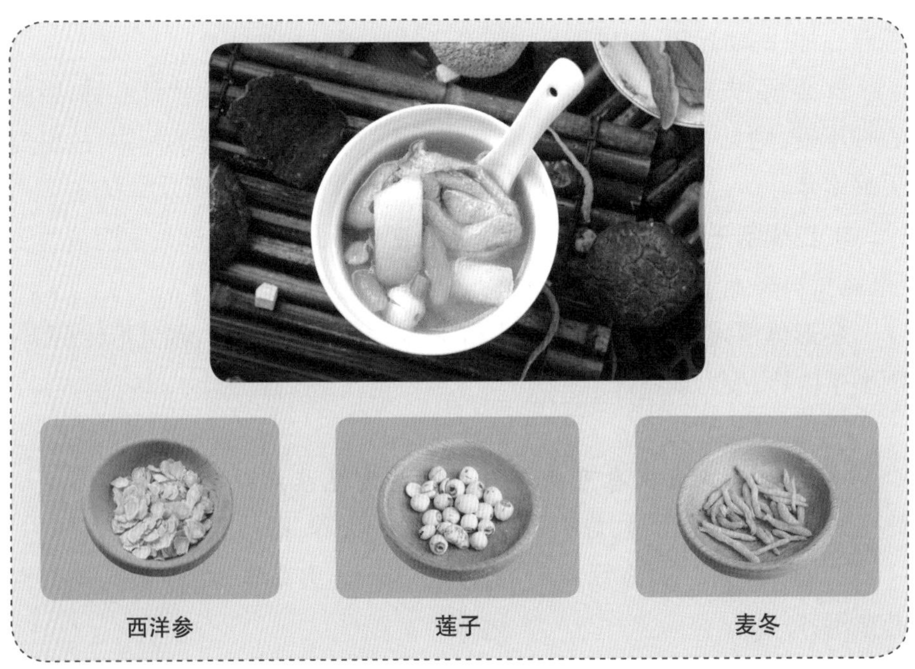

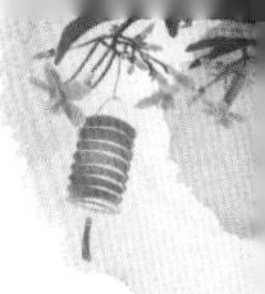

组成：西洋参 3～5g，莲子 5～10g，麦冬 5～10g，鸡肉 200g。

功效：益气滋心阴安神。

服用方法：鸡肉煮沸去血沫及浮油后捞出，与其余各味同煮 1 小时为汤，可加适量调料。

红参百合莲子粥

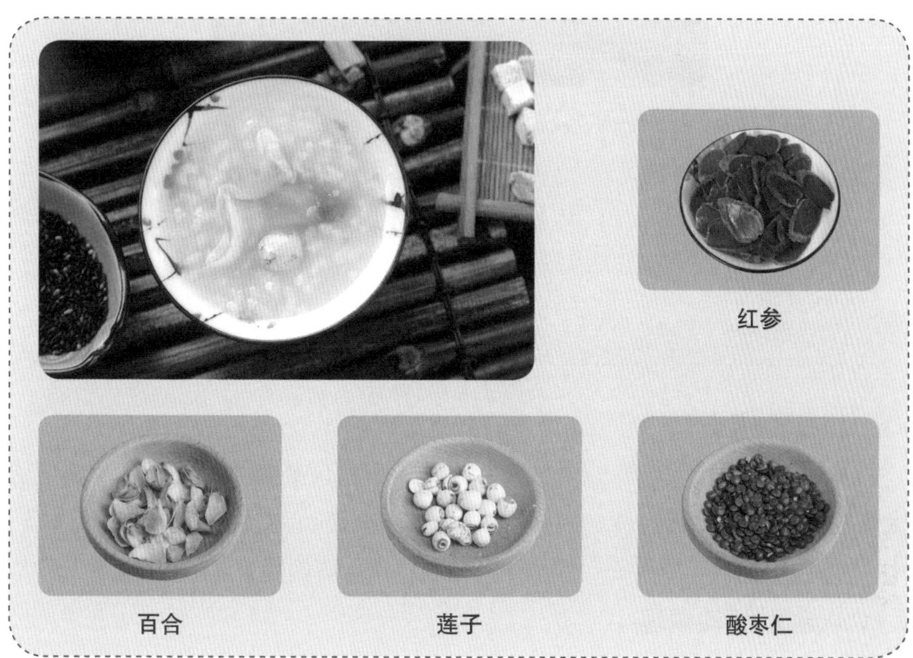

组成：红参 5～10g，百合 5～10g，莲子 5～10g，酸枣仁 20～30g，粳米 50g。

功效：益气养心安神。

服用方法：粳米浸泡 10 分钟，与其余各味同煮 1 小时，熬粥温热服食。

西洋参合欢花麦冬饮

组成：西洋参 3～5g，合欢花 1～3g，麦冬 5～10g，蜂蜜适量。

功效：益气滋阴安神。

服用方法：代茶饮。以上材料清水冲洗后放入杯中，加沸水闷盖 10～15 分钟。

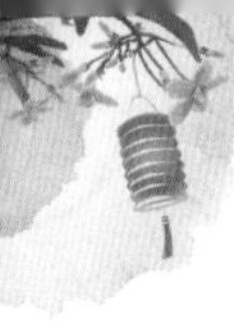

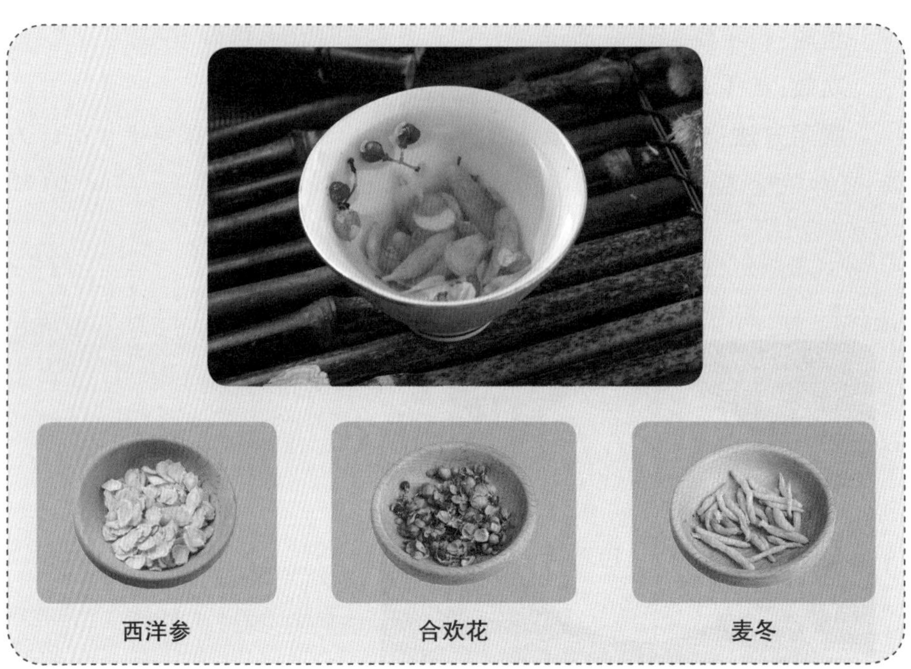

西洋参　　合欢花　　麦冬

2. **心理调理**

心阴虚亚健康状态人群要保持心情舒畅，不要抑郁忧伤，或情绪波动太大，要对生活充满信心。多与朋友、亲人进行谈心交流，遵循《黄帝内经》中“恬淡虚无”“精神内守”之养神大法，保持心情愉悦。

3. **起居、运动调理**

心阴虚亚健康状态人群宜选择安静的环境居住，少到喧闹嘈杂的地方居处，不要熬夜劳心。中医认为“劳则气耗”，因此要避免过度劳累，损伤心气，日久则耗气伤阴，加重心阴虚状态。

心阴虚亚健康状态人群宜适量运动，少做剧烈运动或参加竞争性的体育运动，可以适量进行太极拳、八段锦、散步等缓和强身运动。

二、肝阴虚亚健康状态

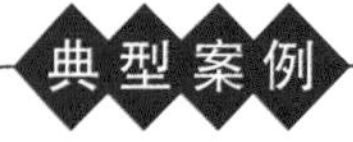

莫先生，45 岁，是一名网络公司高层管理者，经常加班熬夜，晚上熬夜工作时喜欢吸烟提神。两个月前赶了一个大项目，经常跟员

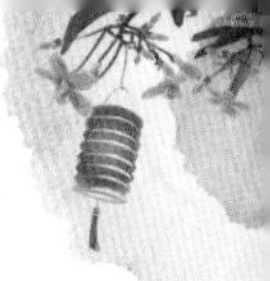

工发脾气，完成项目后突然感觉看电脑屏幕看不清楚，眼睛干，去查视力没有变化。时常头晕，耳朵旁边像蹲了只蝉，不停地叫，手脚心热乎乎，经常汗出，经常在第二天早上发现一身衣服都湿透了。肋骨两侧发热，有时胀疼。莫先生以为自己得了什么病急忙去医院化验，可是检查一圈却没发现什么问题。

马万千主任指导：年过四十的莫先生工作压力大，经常熬夜，经常生气，耗伤阴液，导致出现视物模糊、视力减退、眼睛干涩、头晕、耳鸣、手足心热、盗汗、两肋热痛等症状，属于肝阴虚亚健康状态。

什么是肝阴虚亚健康状态？

肝阴虚亚健康状态是指由肝阴亏损，肝失濡养，虚热内扰导致出现头晕、耳鸣、眼睛干涩、视力减退、两肋热痛、手足心热、盗汗等表现的身体状态，理化检查没有阳性体征。

哪些因素可以导致人体出现肝阴虚亚健康状态呢？

(1)经常心情不好，总感觉事事不顺心，容易恼怒，生气。

(2)经常处于干燥、炎热环境下。

(3)经常熬夜或加班，压力大。

(4)家族遗传。

(5)过服温燥劫阴之品，耗伤阴液。

马万千主任认为肝主疏通、调畅全身气机，贮藏血液，“主疏泄，主藏血”。如果出现以上因素之一或兼而有之，导致肝的功能失于调理，耗伤肝阴，损伤肝脏，出现肝阴虚亚健康状态。

肝阴虚亚健康状态有哪些常见的不适症状？

1. 头晕、眼睛干涩　肝主“疏通、调畅气机”，即具有调畅全身气机，使之通而不滞、散而不郁的作用，并能疏泄胆汁，调节人体精神情志。因情志不畅，气机郁滞，郁久化热，耗伤肝阴，导致肝脏阴液不足，头部和眼睛失去

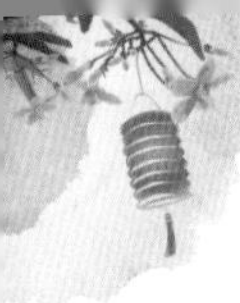

肝阴的濡养，出现头晕眼花、双眼干涩、视力减退等症状。

2. 胁肋隐隐灼痛 肝阴不足，肝经失去滋养，阴虚生成内热，虚热扰动肝经，肝经循行经过胁肋部，表现为胁肋部隐隐灼热感疼痛。

3. 口干咽燥，手足心热，潮热盗汗 肝阴亏虚，阴虚不能制约阳气，形成阴虚内热，虚热内扰，则出现潮热、手足心发热；阴虚内热，熏蒸津液，促进津液向外排泄，进而出现夜间睡觉汗出、醒时自止；阴液不足，不能向上运行，口咽部失去津液滋润，则出现口干咽燥。

肝阴虚亚健康状态可能会引起哪些常见疾病？

1. 近视眼、花眼 肝脏阴液不足，眼睛失去肝阴的濡养，出现双眼干涩、视力减退。

2. 头晕 肝脏阴液不足，头部失去肝阴的濡养，出现头晕。

3. 盗汗 阴虚内热，迫津外泄，则见盗汗。

4. 口苦 肝阴不足，胆汁疏泄受影响，胆汁上溢，导致口苦。

5. 手足心热 阴虚不能制阳，虚热内扰，故见手足心热。

6. 胁痛 肝阴不足，肝经循行经过胁肋部，失去滋养，表现为胁痛。

中医调理

1. 饮食调理

少食辛辣及热性食物，如辣椒、花椒、小茴香、牛肉、羊肉等。

合理饮食，可适当吃一些滋阴润燥之品，如鸭肉、猪肉、牛奶、甲鱼、龟肉、干贝、海参、蛤蜊、蚌肉等。

马万千主任认为，肝阴虚亚健康状态人群可用枸杞子、菊花、桑椹、西洋参等中药进行膳食调理。

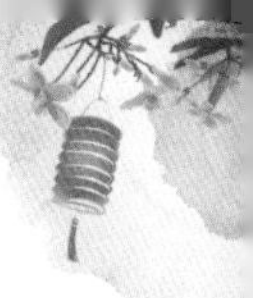

◎名医膳

西洋参枸杞当归甲鱼汤

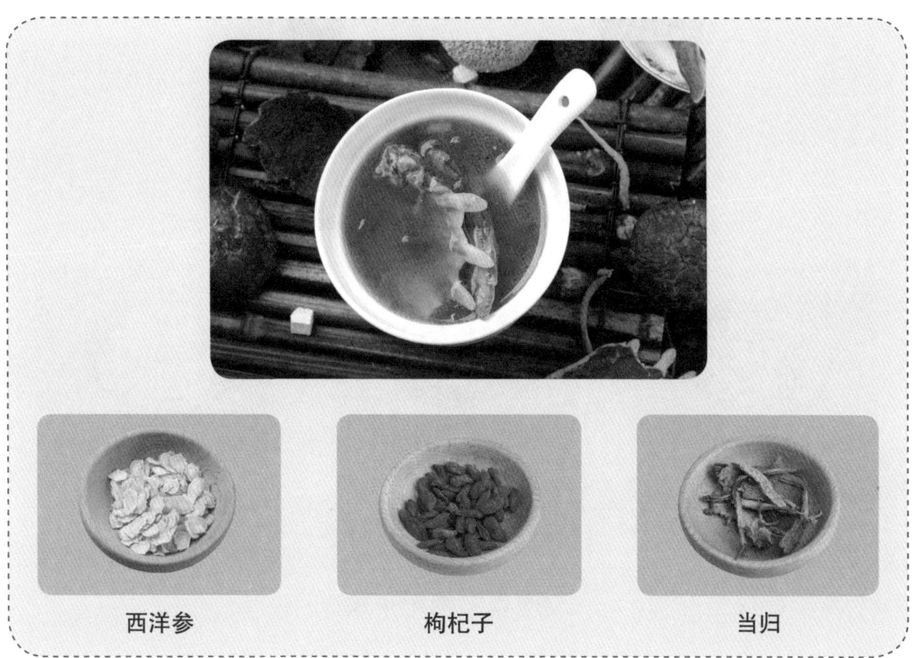

组成:西洋参 5～10g,枸杞子 3～6g,当归 3～5g,甲鱼 1 只。

功效:滋补肝阴。

服用方法:甲鱼煮沸去血沫及浮油后捞出,与其余各味同煮 1 小时为汤,可加适量调料。

太子参当归山药粥

组成:太子参 5～10g,当归 3～5g,山药 10～15g,桑椹 5～10g,粳米 50g。

功效:益气养血滋肝。

服用方法:粳米浸泡 10 分钟,与其余各味同煮 1 小时,熬粥温热服食。

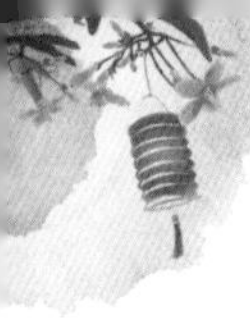
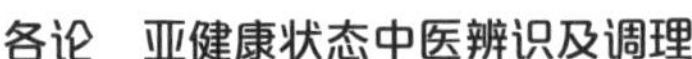

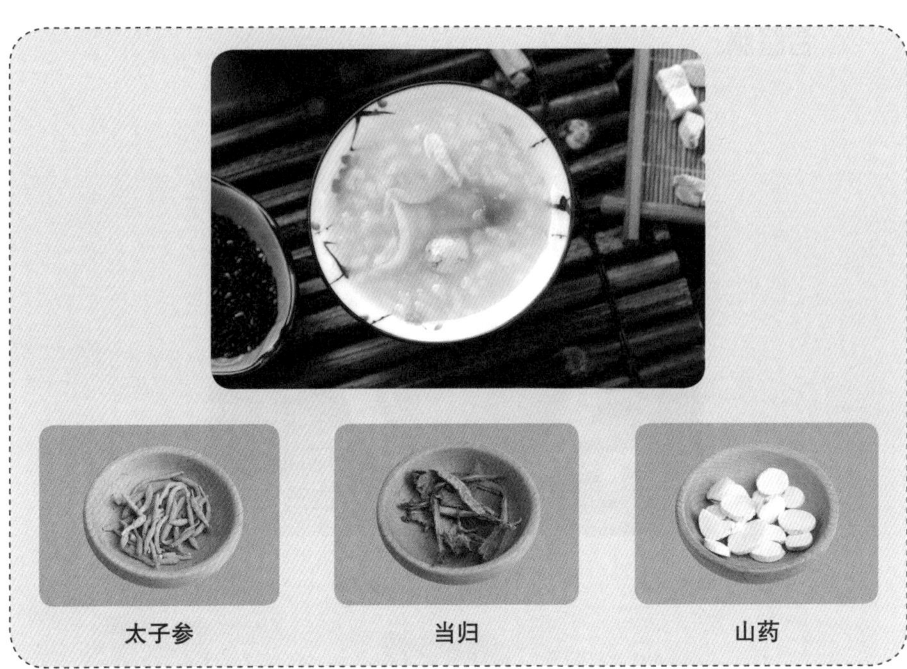

玫瑰麦冬枸杞子饮

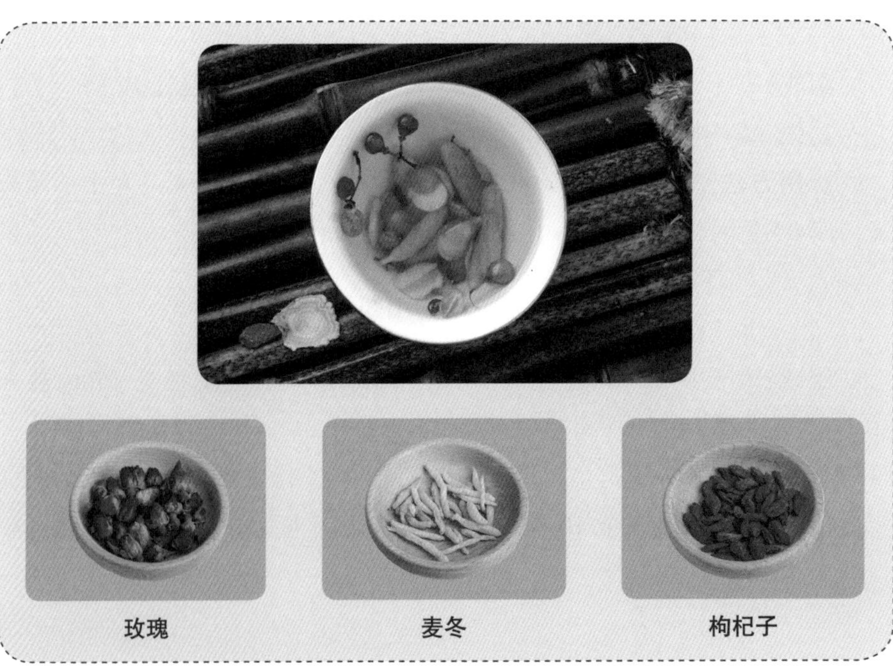

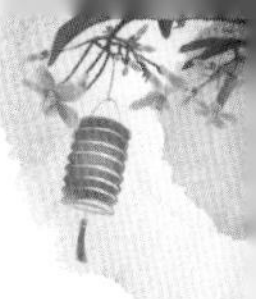

组成：玫瑰花 3～5g，麦冬 3～5g，枸杞子 3～5g，蜂蜜适量。

功效：疏肝滋阴。

服用方法：代茶饮，以上材料清水冲洗后放入杯中，加沸水闷盖10～15分钟。

2. 心理调理

中医认为，肝主疏泄，如肝气不疏，肝气郁结化火，灼津伤阴，会出现肝阴虚亚健康状态。因此，要保持心情舒畅，精神愉快，多想些身边美好的事情，少想一些烦心的事，多做一些怡情养性的事，如练习书法、唱歌、看书等。丰富业余生活，提高生活质量，避免暴怒、生气、起急等不良情绪发生。

3. 起居、运动调理

宜早睡早起，尤其不要熬夜。《黄帝内经》曰"阳气尽则卧，阴气尽则寐"，说明人们阴气盛时则应该入睡，阳气旺时则应该醒来。子时是晚11时至凌晨1时，此时阴气最盛，阳气衰弱。因此，最好在晚上11时之前入睡，也是人体经气"合阴"的时候，有利于养阴。

肝阴虚亚健康状态者要避免激烈运动，适量进行太极拳、八段锦、散步等缓和强身运动，增强体质，避免竞争性体育运动。

三、肺阴虚亚健康状态

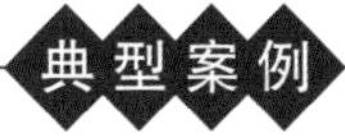

赵先生，33岁，是一名建筑工程师，经常熬夜，时常要去尘土飞扬的工地，但赵先生从来不注意戴口罩，平时还喜欢抽烟。近来工作劳累日夜颠倒，吸烟更甚，基本每日一包。工作结束后赵先生发现自己经常咳嗽，咳痰虽然不多但很黏，有的时候还有血丝，嗓子喝多少水都感觉像要冒烟一样，晚上睡觉汗出厉害，手脚心热，体重也减轻不少。赵先生很怕自己得了什么大病，急忙去医院检查，却没有发现明显异常。

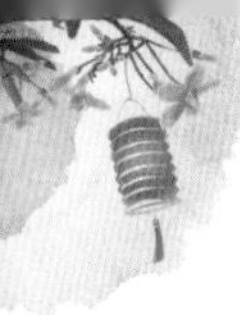

马万千主任指导：经常熬夜、吸烟的赵先生常处于空气污染的环境中。熬夜耗伤阴液，吸烟伤害肺阴，导致出现咳嗽、咳痰、痰少而黏、痰中带血丝、咽干、五心烦热、盗汗、消瘦等肺阴虚亚健康状态的表现。

什么是肺阴虚亚健康状态？

肺阴虚亚健康状态是指肺阴亏虚，肺脏失于濡养而出现干咳，咳痰少而黏，偶有痰中带血，声音嘶哑，以及消瘦、五心烦热、盗汗、两颧潮红等表现。理化检查没有阳性体征。

哪些因素可以导致人体出现肺阴虚亚健康状态？

（1）汗出太过。

（2）呼吸道刺激导致长期咳嗽，久咳伤阴。

（3）经常生活在干燥、炎热的环境中，损伤肺阴。

（4）悲伤过度，经常哭泣，导致肺阴耗损。

（5）长期处于空气污染环境。

（6）年老体弱。

马万千主任认为肺为“五脏六腑之华盖”，上连气道、喉咙，开窍于鼻。肺为娇脏，喜润恶燥。燥邪易伤肺如果出现以上因素之一或兼而有之，导致肺的功能失于调理，损伤肺脏，肺阴虚损，则会出现肺阴虚亚健康状态。

肺阴虚亚健康状态有哪些常见的不适症状？

1. **干咳**　中医认为肺主一身之气，主呼吸，控制呼吸之气在人体内的运行。肺为娇脏，喜润恶燥，易受燥邪干扰。邪气扰动，肺气肃降不利，遂出现咳嗽。阴虚津液亏少，多见干咳。

2. **痰少而黏、痰中带血，声音嘶哑**　肺阴不足，虚火内生，灼液成痰，胶固难出，故痰少而黏。阴液不足，不能滋润咽喉则口燥咽干，肺络受灼，络伤血溢则痰中带血丝；肺通于喉，肺阴亏虚，喉失滋润，则声音嘶哑。

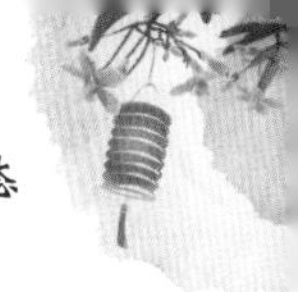

3. **消瘦** 肺主通调水道。人体一身津液均需肺通调方能布散。肺阴不足，外不能濡养肌肉，内不能通调水道，散布津液。肌肉失于濡养，销铄津液导致形体消瘦。

4. **五心烦热，盗汗，颧红** 肺阴亏虚，虚热内生，热灼肌肤导致五心烦热；热扰营阴，夜间阳藏于阴，阴液不足虚阳上浮于肌，热迫津液外出发生盗汗；虚热上炎面部则颧红。

肺阴虚亚健康状态可能会引起哪些常见疾病？

1. **咳嗽** 咳嗽，咳声低，晨起加重，因肺阴不足，虚火内生，灼液成痰，痰扰肺脏清肃导致。

2. **盗汗** 夜间睡眠时汗出，因虚热内炽，热扰营阴导致。

1. 饮食调理

忌辛辣刺激食物，如辣椒、胡椒等；忌滋腻碍胃食物，如油炸、火烤类食物，肥肉、糯米等。

合理饮食，宜食用粳米、蜂蜜、雪梨、荸荠、甘蔗、无花果、冰糖、猪肺等滋养肺阴食物。

马万千主任认为，肺阴虚亚健康状态宜采用麦冬、天冬、百合、莲藕、川贝母等清肺、润肺的中药进行膳食调理。

◎名医膳

西洋参贝母麦冬鸭肉汤

组成：西洋参 5～10g，浙贝母 3～5g，麦冬 3～6g，鸭肉 200g。

功效：益气养血柔肝。

服用方法：鸭肉煮沸去血沫及浮油后捞出，与其余各味同煮 1 小时为汤，可加适量调料。

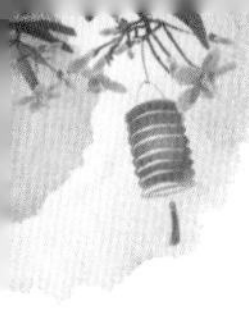

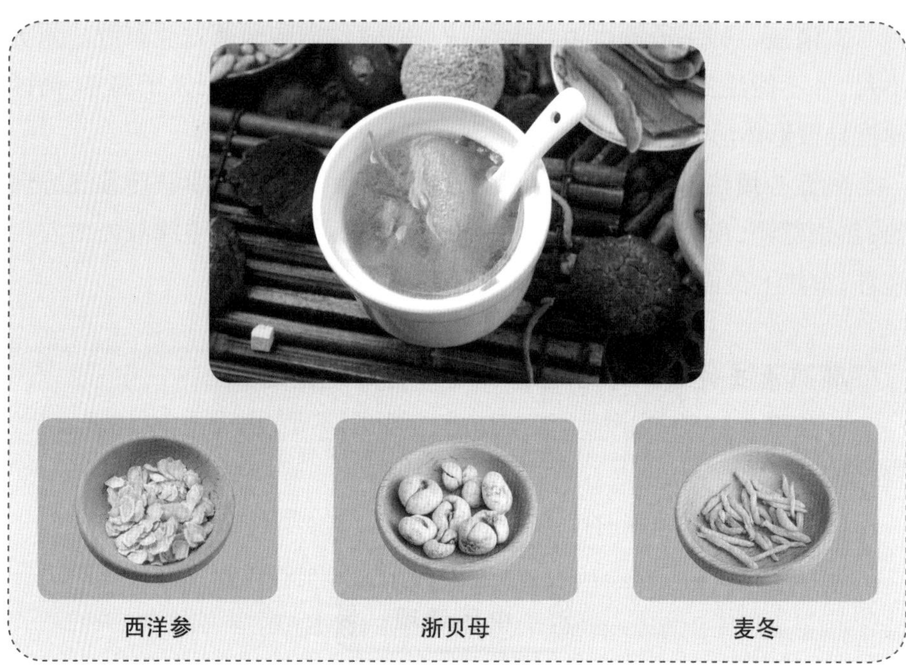

太子参百合山藕粥

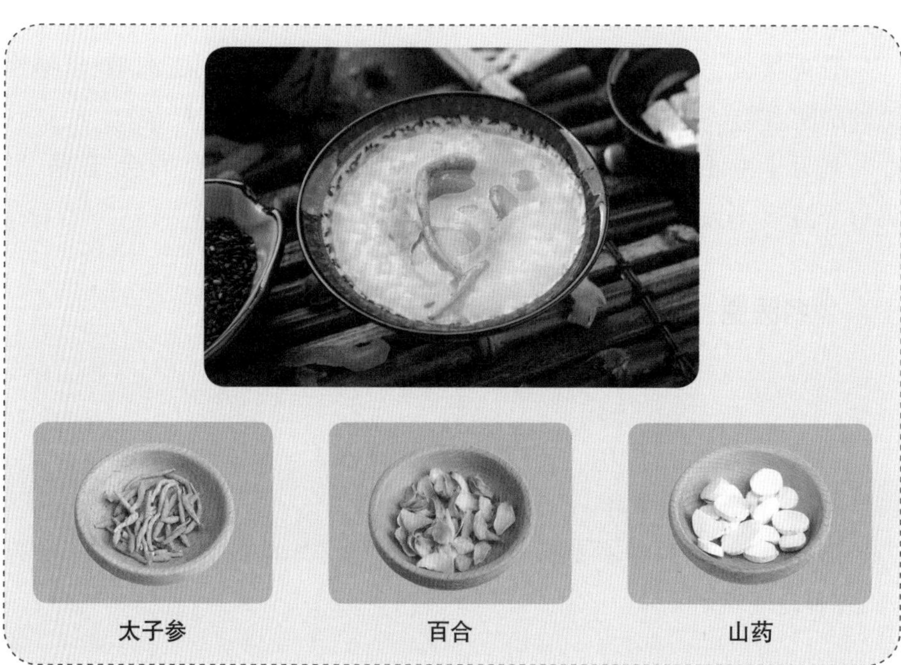

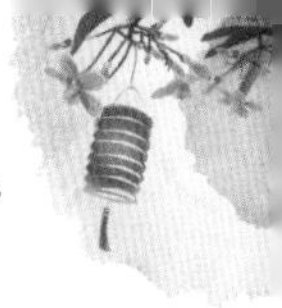

组成：太子参5～10g，百合3～5g，莲藕10～30g，山药5～10g，粳米50g。

功效：益气滋阴润肺。

服用方法：粳米浸泡10分钟，与其余各味同煮1小时，熬粥温热服食。

沙参川贝芦根饮

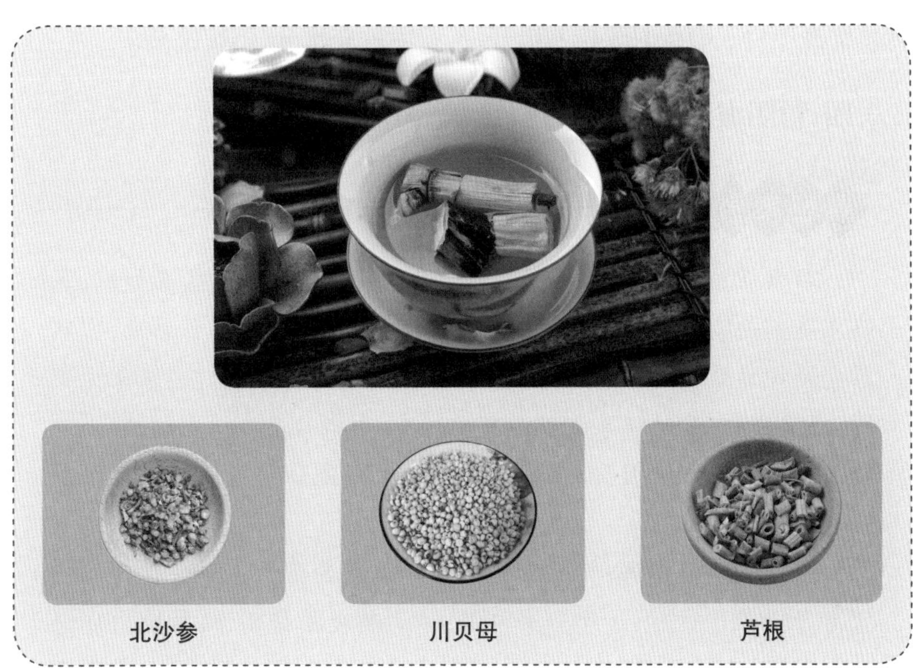

组成：北沙参5～10g，川贝母3～5g，芦根5～10g，蜂蜜适量。

功效：滋阴润肺生津。

服用方法：代茶饮。以上材料清水冲洗后放入杯中，加沸水闷盖10～15分钟。

2. 心理调理

中医认为“肺在志为悲”。过度悲伤会耗伤肺气，进一步耗伤肺阴，所以肺阴虚亚健康状态人群要遵循《黄帝内经》中“恬惔虚无”“精神内守”之养神大法。生活中应少一些忧愁和悲伤，多一份快乐。平素在工作中，少

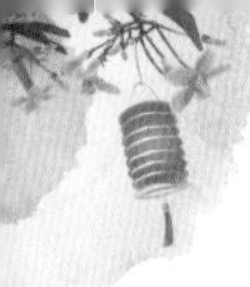

与人争，以减少激怒，要少参加争胜负的文娱活动，这样有助于维护身心健康。

3. 起居、运动调理

戒烟酒，防止热毒伤阴。居住环境宜安静，睡前不要饮茶、玩游戏。避免熬夜、剧烈运动和高温酷暑下工作。宜节制房事。肺阴虚亚健康人群只适合做中小强度、间断性的身体练习，可选择太极拳、太极剑等动静结合的传统健身项目。锻炼时要控制出汗量，及时补充水分，不宜洗桑拿。

四、肾阴虚亚健康状态

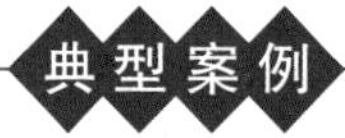

吕女士，39岁，近两周因工作原因精神紧张，连续熬夜加班，每日几乎都是凌晨二三点睡觉，进食少量宵夜。近两天工作结束，突然感觉精神萎靡，食欲下降，增加睡眠也没有缓解，脱发严重，记忆力下降，经常头晕，有时候耳朵里还有蝉叫声，手脚心及心口发热，晚上一觉醒来一身是汗。月经量减少，于某三级医院妇科查女性激素水平未见明显异常。

马万千主任指导：精神紧张且连续熬夜的吕女士近一段时间的生活习惯异于往日，过度劳累伤肾，加之熬夜损伤阴津，导致出现记忆力下降、头晕耳鸣、五心烦热、盗汗、月经量少等表现，属于肾阴虚亚健康状态。

什么是肾阴虚亚健康状态？

肾阴虚亚健康状态是指肾阴亏虚，肾脏失于调养出现腰酸腰痛、头晕、耳鸣、失眠多梦，男性遗精、阳强易举，女性经少、闭经、崩漏，消瘦、潮热盗汗，五心烦热等，理化检查没有阳性体征。

哪些因素可以导致人体出现肾阴虚亚健康状态？

(1) 久病伤肾，肾脏阴液耗损。

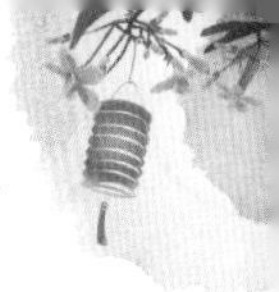

(2)父母先天遗传因素。

(3)先天禀赋不足,肾脏阴液不足。

(4)房事过度,耗精伤阴。

(5)过服温燥劫阴之品,耗伤阴液。

(6)急性热病愈后,阴液未恢复。

(7)经常熬夜,耗伤肾阴。

(8)过于惊恐伤肾失于调理。

马万千主任认为,肾为“封藏之本”,储存人体一身元阴元阳,是人的“先天之本”。肾阴虚多损及人体真阴,影响生殖系统。如果出现以上因素之一或兼而有之,导致肾的功能失于调理,耗伤肾阴,就会出现肾阴虚亚健康状态。

肾阴虚亚健康状态有哪些常见的不适症状?

1. 腰膝酸痛　腰为肾之外府,膝为筋之府。肾主骨生髓,肾阴不足则骨髓不充,故腰膝酸软无力甚至疼痛。

2. 头晕、耳鸣　中医认为脑为髓海,肾阴不足,不能生髓充脑,髓海不足,脑府空虚导致头晕。中医认为肾开窍于耳,肾阴不足,精不上承,或虚热上扰清窍,导致耳窍空虚或被扰,就会出现耳鸣。

3. 失眠、多梦　人的睡眠需阴阳协调,肾水上济心火,肾阴亏虚,肾水不能上济心火,心火偏亢,心神不宁导致入睡困难,阳不入阴,导致失眠;阴虚阳亢,阳热扰神导致梦多。

4. 阳强易举、遗精　肾中藏人体元阴元阳,包括生殖之精。肾阴亏虚阴虚火旺,则相火妄动,扰动精室,导致阳物易勃起;肾阴虚,阴虚阳亢,君火不宁,扰动精室,导致精液自遗。

5. 经少、经闭、崩漏　女性生殖系统的阴血要靠肾阴的滋养,肾阴亏虚,经血来源不足,导致经血量减少,甚至月经不来,形成闭经;或阴虚阳亢,虚热迫血妄行,导致经血在不该流的时候流出,引发崩漏。

6. 消瘦　肾主管人体一身元阴元阳,肾阴亏虚,人体一身阴精失于濡养,导致一身阴液相对不足。中医认为阳化气,阴成形,形体失于阴液滋养,导致消瘦。

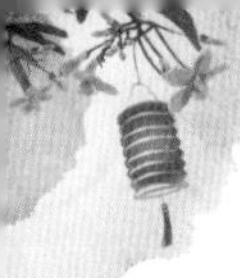

7. 盗汗，五心烦热　肾阴亏虚，虚热内生，虚热逼汗液外出，夜间阳入于阴，阴虚阳亢，虚阳上浮，津液外出加重，故夜间出汗明显；虚热灼肌肤，手足心及心口处感觉最明显，因此五心烦热。

肾阴虚亚健康状态可能会引起哪些常见疾病？

1. 耳鸣　耳中如有蝉鸣叫，因肾中精气不足，耳失所养导致。

2. 失眠　入睡困难，睡眠易醒，醒后难再入睡，因水火失济，心火偏亢，心神不宁所致。

3. 遗精　睡醒后发现睡梦中射精，为肾阴不足，君火不宁，扰动精室所致。

4. 经少、经闭　月经量少或不来，为肾阴亏虚经血来源不足所致。

5. 崩漏　月经淋漓不尽，为阴虚阳亢，虚热迫血妄行所致。

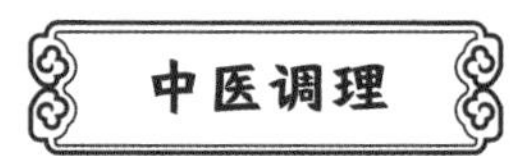

中医调理

1. 饮食调理

忌辛辣刺激、滋腻食物，如用油炸、火烤方式烹饪的难以消化的食品，过腻不好消化的肥肉，川椒、麻椒等辛辣刺激的佐料，糯米等不易消化的粮食等。

合理饮食，宜食用乌骨鸡、莲子、银耳、蜂蜜、冰糖等滋养肾阴的食物。

马万千主任认为，肾阴虚亚健康状态人群宜用滋阴补肾的玄参、熟地、桑椹、黄精、枸杞子、山药等中药进行膳食调理。

◎名医膳

黄精熟地枸杞甲鱼汤

组成：黄精 5～10g，熟地 3～6g，枸杞子 3～5g，甲鱼 1 只。

功效：益气滋肾。

服用方法：甲鱼煮沸去血沫及浮油后捞出，与其余各味同煮 1 小时为汤，可加适量调料。

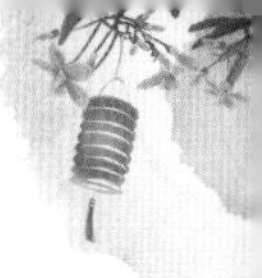

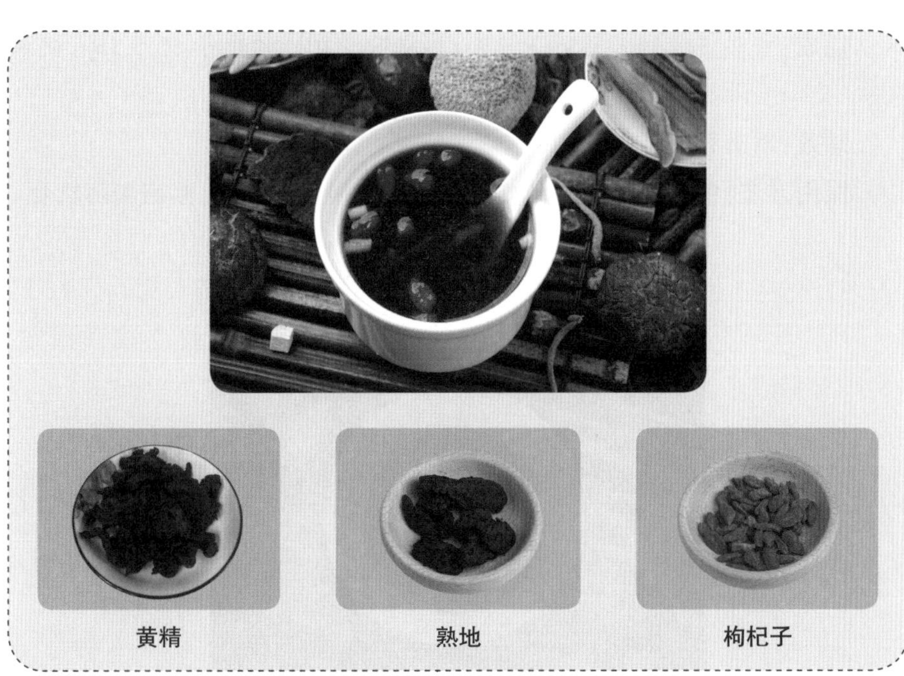

玄参熟地桑椹粥

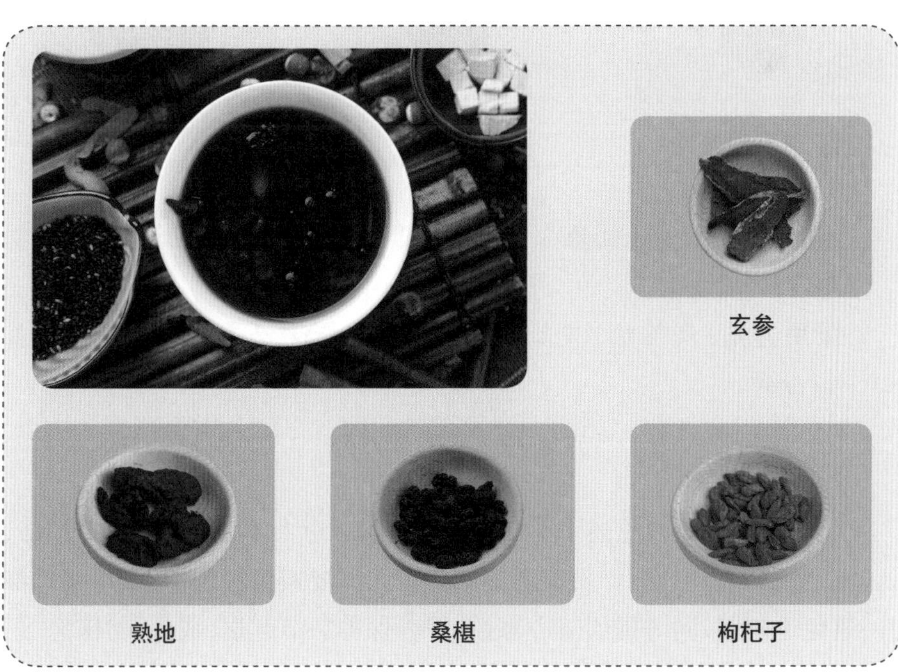

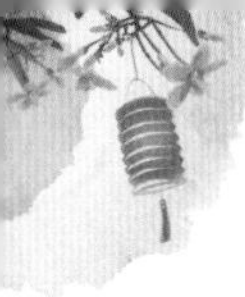

组成:玄参5～10g,熟地3～5g,桑椹5～10g,枸杞子10～15g,粳米50g。

功效:滋阴补肾。

服用方法:粳米浸泡10分钟,与其余各味同煮1小时,熬粥温热服食。

玄参生地枸杞子饮

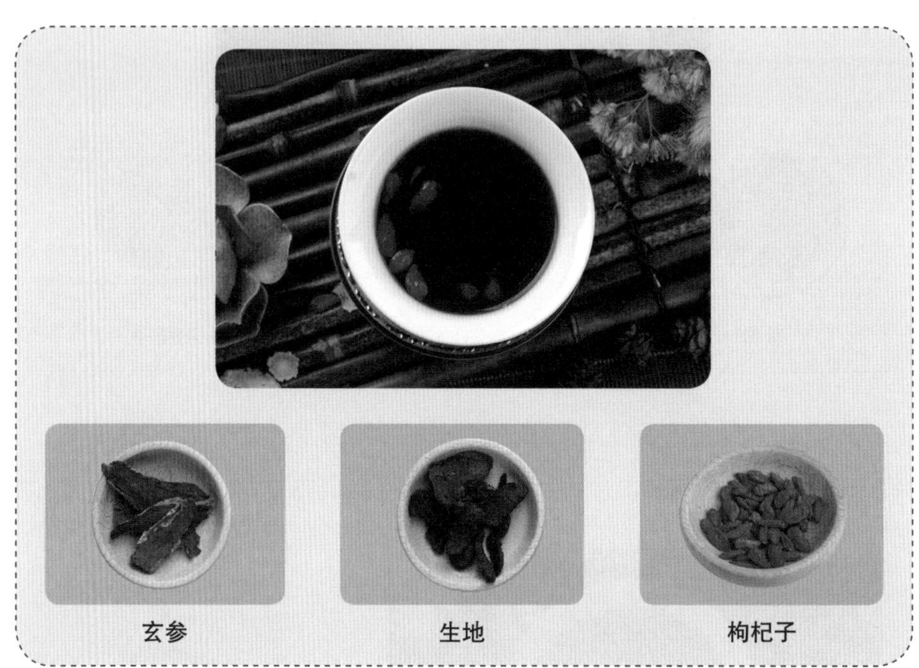

组成:玄参3～5g,生地5～10g,枸杞子5～10g,蜂蜜适量。

功效:滋阴补肾。

服用方法:代茶饮,以上材料清水冲洗后放入杯中,加沸水闷盖10～15分钟。

2. 心理调理

《黄帝内经》反复论述了不良精神心理状态对人体脏器所造成的损伤,认为“恐伤肾”。因此,肾阴虚亚健康状态人群要避免惊恐情绪,不看恐怖片,避免走夜路,同时提倡清心寡欲,静养保养。节起居,戒色,勿恼怒,息

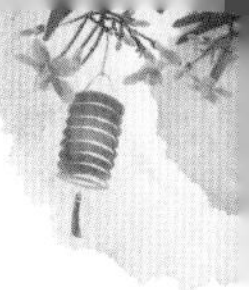

妄想。

3. 运动调理

肾阴虚亚健康状态人群首先要保证充足的睡眠，拒绝不规律作息，以优质睡眠养肾阴。经常进行腰部活动，以健运命门。平时可以采取散步、慢跑、瑜伽、太极拳等缓和运动方式，坚持进行，持之以恒，以取得效果。

五、胃阴虚亚健康状态

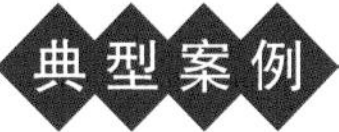

小李，35 岁，程序员，经常加班熬夜，日常饮食不规律。每逢加班同事们一起吃饭，又总是麻辣或油腻的快餐外卖，熬夜时又总是用咖啡、吸烟、喝酒来提神。近 3 个月来小李常常感觉口燥咽干，每次饮酒后胃脘部总是有隐隐灼痛感，吃饭后肚子胀胀的，稍稍吃多一点就会频频打嗝嗳气，口中的异味即使刷牙也不能解决。曾于医院检查胃镜没有任何异常，但这些症状困扰他很久，小李很想知道自己怎么了。

马万千主任指导：经常熬夜加班生活习惯不佳的小李长期不注意健康饮食，熬夜时还总吃辛辣、油腻食品，导致出现胃脘部隐隐灼痛，胀满不舒，口燥咽干及呃逆，口中异味等症状，属于胃阴虚亚健康状态。

什么是胃阴虚亚健康状态？

胃阴虚亚健康状态是指因阴液亏虚，胃失濡润、和降而表现出胃脘部隐隐灼痛、胀满不舒、饥不欲食、口燥咽干及呃逆等不适，理化检查没有阳性体征。

哪些因素可以导致人体出现胃阴虚亚健康状态？

（1）长期饮食不规律，进餐时间不固定，量也不固定，暴饮暴食。

（2）喜欢偏辣的食物，无辣不欢。

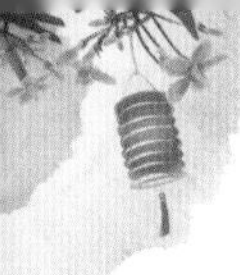

(3)总吃特别热、特别烫的东西。

(4)工作太忙,自己渴了都不知道,很少喝水。

(5)遇到一点事情就心情不好,总有烦心事。

(6)总感觉压力大,吃不下饭。

(7)经常喝酒,酒后吐得一塌糊涂,有时酒后还会拉肚子。

(8)经常熬夜。

马万千主任认为,胃主要功能是接受和容纳饮食物,并对饮食物进行初步消化,即胃主受纳腐熟水谷,为“水谷之海”。如果出现以上因素之一或兼而有之,导致胃的功能失于调理,耗伤胃阴,出现胃阴虚亚健康状态。

胃阴虚亚健康状态有哪些常见的不适症状?

1. **胃脘部隐隐灼痛,胀满不舒**　胃主受纳腐熟水谷,为“水谷之海”。胃气以降为顺,喜润恶燥。过食辛辣、燥烈食物或过吐过泻等情况均可损伤胃阴。胃中阴液不足,虚热内生,胃气的通降功能受阻,胃气上逆,则表现出胃脘部灼热隐痛,感觉胀满,不舒服。

2. **有饥饿感而不欲饮食**　胃中阴液不足,生成虚热,消耗水谷精微,所以出现饥饿感,然而胃阴不足,胃失去滋润,接受和容纳饮食物的功能减退,则表现为不想吃饭。

3. **口燥咽干,或见干呕,呃逆**　胃中阴液不足,阴津不能向上运行,滋润口唇及咽部,口唇及咽部失去滋养则出现干燥,或者胃气上逆,出现干呕,或者声音急而短促地打嗝。

胃阴虚亚健康状态可能会引起哪些常见疾病?

1. **胃溃疡**　胃的阴液不足,生成虚热,胃气的通降功能受阻,胃气上逆,则表现出胃脘部灼热隐痛,返酸等不适症状。

2. **消化不良**　胃阴不足,胃失去滋润,接受和容纳饮食物的功能减退,则消化不良。

3. **呃逆**　胃气上逆,出现干呕,或者声音急而短促的打嗝。

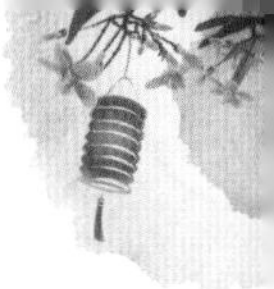

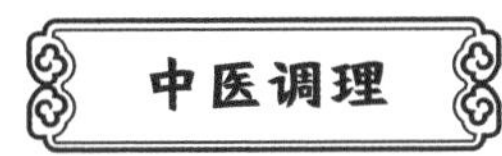

中医调理

1. 饮食调理

忌食辛辣、燥烈，易助热耗阴之品，如荔枝、辣椒、肉桂、干姜、花椒、胡椒、韭菜、茴香、芥菜、薤白、狗肉、羊肉等。

合理饮食，宜食用有润养胃津作用的食物，如小麦、牛奶、银耳、燕窝、枇杷、梨、苹果、乌梅、豆腐等。

马万千主任认为，胃阴虚亚健康状态者可以用麦冬、天冬、石斛、太子参、天花粉等中药进行膳食调理。

◎名医膳

黄精石斛麦冬甲鱼汤

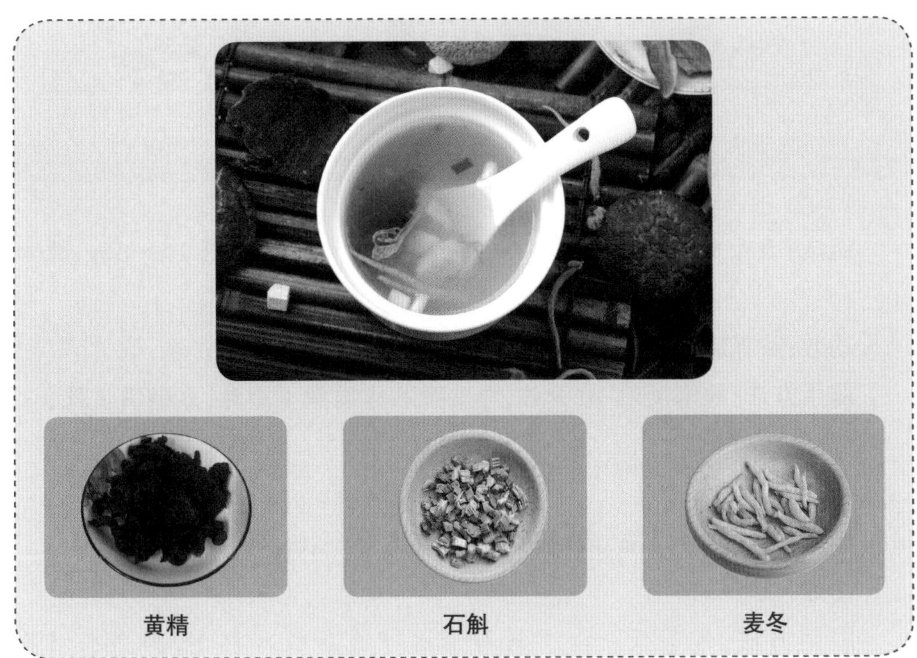

组成：黄精 5～10g，石斛 5～10g，麦冬 5～10g，甲鱼 1 只。

功效：滋阴益胃。

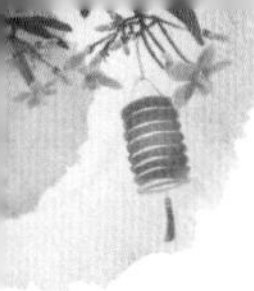

服用方法:甲鱼煮沸去血沫及浮油后捞出,与其余各味同煮1小时为汤,可加适量调料。

太子参麦冬石斛粥

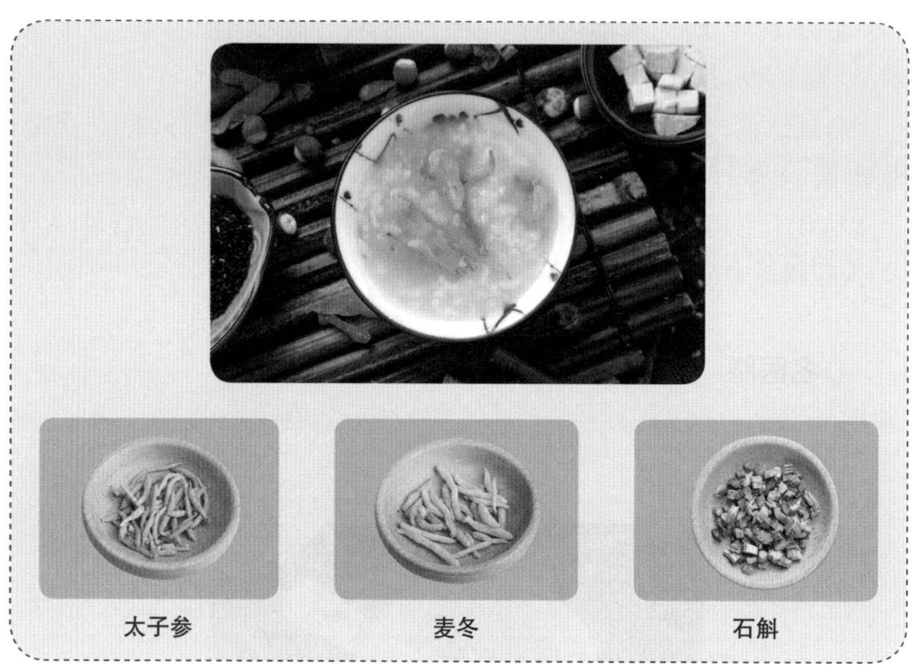

太子参　　麦冬　　石斛

组成:太子参5～10g,麦冬3～5g,石斛5～10g,山药10～15g,粳米50g。

功效:益胃滋阴。

服用方法:粳米浸泡10分钟,与其余各味同煮1小时,熬粥温热服食。

西洋参石斛麦冬茶

组成:西洋参3～5g,石斛5～10g,麦冬5～10g,蜂蜜适量。

功效:益胃滋阴。

服用方法:代茶饮。以上材料清水冲洗后放入杯中,加沸水闷盖10～15分钟。

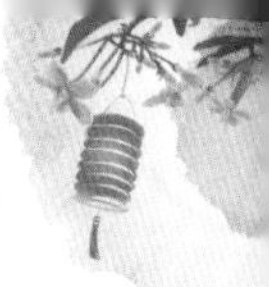

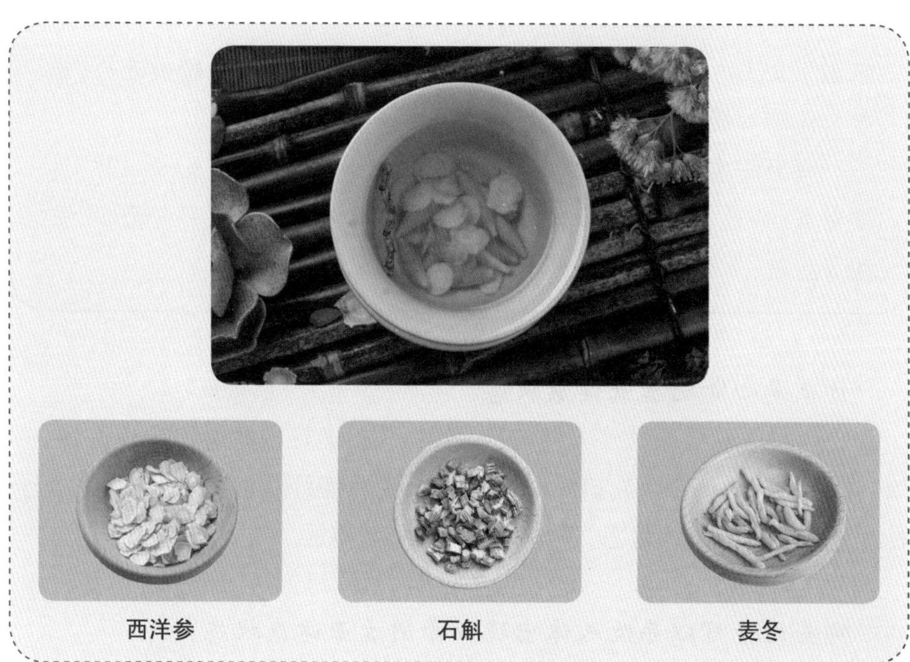

西洋参　　　　石斛　　　　麦冬

2. **心理调理**

保持心情舒畅，避免思虑过多、精神紧张，以积极乐观的心态面对工作和生活。

3. **运动调理**

适量运动，老年人可进行太极拳、八段锦、散步等缓和运动；中青年人可适当增加运动强度，以运动后第二天身体舒适为度，避免一次性运动过量。

六、心肾阴虚亚健康状态

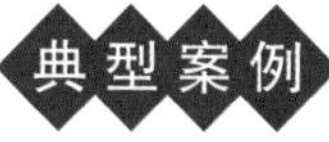

王女士，52 岁，在年初进行了某个手术后一直工作繁忙，不得好好休养，入秋后睡眠质量很差。躺在床上反复翻身就是睡不着，时间久易心烦，手心发热，口干口渴，即使冬天仍喜凉饮。近半年月经越来越少，日期也是比之前更晚；晚上睡眠差，早上起不来，常常是黑着

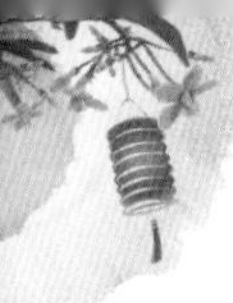

眼圈上班，白天常常犯困，即使是工作空闲时也常感到腰酸乏力，忙起来阵阵心慌头晕，到医院检查，没有发现异常。

马万千主任指导：手术后未调理身体的王女士一直忙于工作，过度劳累，导致出现入睡困难、心烦、口燥咽干、心慌头晕、月经量少、腰酸等症状，属于心肾阴虚亚健康状态。

什么是心肾阴虚亚健康状态？

心肾阴虚亚健康状态是指心肾阴津亏损，虚热内扰继而出现心慌、心烦、失眠多梦、头晕耳鸣、口燥咽干、腰酸、潮热盗汗、健忘、男子遗精、女子月经量少等不适身体状态，理化检查没有阳性体征。

哪些因素可以导致人体出现心肾阴虚亚健康状态？

（1）平时想得太多，总在思考，总觉得心里面有事情。

（2）周围环境温度高或者干燥。

（3）经常熬夜，睡眠不足，夜里不睡觉，白天睡不醒。

（4）经常吃过多热性或者辛辣的食物。

（5）工作压力过大，精神受损，烦躁异常，平时总闷闷不乐，总觉得不开心。

（6）工作过多，家庭琐事繁多，感觉十分劳累。

（7）受到过度惊吓之后，难以平复。

（8）后天营养不良，食物摄入不足。

（9）房事过于频繁，体力不支。

马万千主任认为，心主血，心气能够推动和调节血液在脉中运行，周流全身，发挥营养和滋润作用。心主宰人体精神、意识、思维等神经活动。肾的主要功能是贮藏人体先天之精和后天之精。先天之精又称生殖之精，禀受于父母，与人的生育繁殖有关，所以说肾是人体的“先天之本”。后天之精又称脏腑之精，由脏腑化生水谷精微而成，主人体生长发育；肾还有调节人体水液代谢平衡的作用；肾具有摄纳肺所吸入的自然界清气，保持吸气的深度，防止呼吸表浅的作用，保证体内外气体的正常交换。

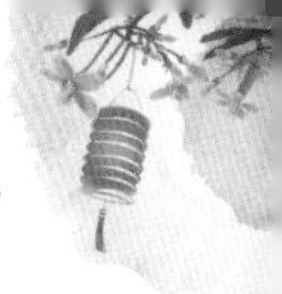

心肾阴虚多是因为忧伤思虑过多，耗伤心肾的阴液；或是先天禀赋不足，房事不节等导致肾阴亏虚，阴虚不能制约阳气，虚阳亢盛，上行扰动心神所致，形成以心慌、心烦、失眠、腰酸及阴虚症状等为主要表现的心肾阴虚亚健康状态。

心肾阴虚亚健康状态有哪些常见的不适症状？

1. **心慌，心烦，失眠多梦**　忧思劳倦过多，耗伤心肾阴液，肾水不足，不能上济心火濡养心神，心失濡养，跳动异常，则出现心中慌乱；心的阴液亏虚，阴虚产生虚火，虚火扰乱心神，心神不安，则见心烦、失眠多梦。

2. **男子遗精，女子月经量少**　肾阴亏虚，生成虚热，扰动精室，精液封藏失职，则见男子遗精；肾阴亏虚，女子月经来源不足，冲脉和任脉失去充养，则出现月经量少。

3. **头晕耳鸣，口燥咽干，潮热盗汗**　肾阴亏虚，肾精不能向上濡养脑部，出现头晕、耳鸣、健忘；心肾阴液亏虚，阴虚生内热，虚热耗伤津液，口咽部失去滋润，出现口燥咽干；虚热内扰，蒸迫津液外泄，出现午后燥热、夜间睡时汗出、醒时汗出自止。

4. **腰膝酸软而痛**　肾主骨，骨靠肾精滋养。腰为肾之府，肾阴亏虚，阴精不能滋养腰膝，腰膝失养，则见腰膝部酸软疼痛。

5. **夜间失眠多梦，日间精神萎靡，心悸健忘**　心主神，忧思劳神太过，暗耗阴血，使心肾两亏，阴虚血少，心失所养，故心悸失眠、神疲健忘；阴虚日久，虚火内扰，则手足心热、虚烦多梦。

心肾阴虚亚健康状态可能会引起哪些常见疾病？

1. **遗精**　肾阴亏损，虚热内生，相火扰动，精关不固，导致遗精。

2. **月经量少，或闭经**　肾阴亏虚，女子月经来源不足，冲任不充，故经量减少或闭经。

3. **耳鸣**　阴虚精亏髓减，清窍失充，则头晕耳鸣。

4. **失眠**　肾阴亏虚，虚火上扰心神，则心烦失眠。

5. **心律不齐**　阴液亏少，不能濡养心神，心失濡养，跳动异常，则出现心律不齐。

6. 盗汗 阴虚夜间表现最为明显,固守统摄之力夜间最弱,导致夜间汗出明显。

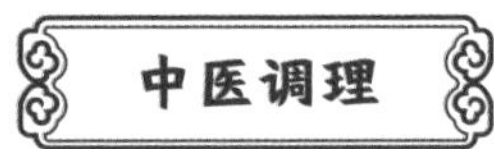

1. 饮食调理

忌肥甘厚味、辛辣燥烈之品,如荔枝、辣椒、肉桂、干姜、花椒、韭菜、茴香、薤白、狗肉、羊肉等。

合理饮食,宜食如糯米、鳖、海参、牛奶、牡蛎、海蜇、鸭肉、猪皮、豆腐、甘蔗、银耳、鱼类等甘寒性凉之品以滋阴的食物。

马万千主任认为,心肾阴虚亚健康状态者可以麦冬、百合、莲子、桑椹、粳米等中药进行膳食调理。

◎名医膳

黄精熟地百合鸭肉汤

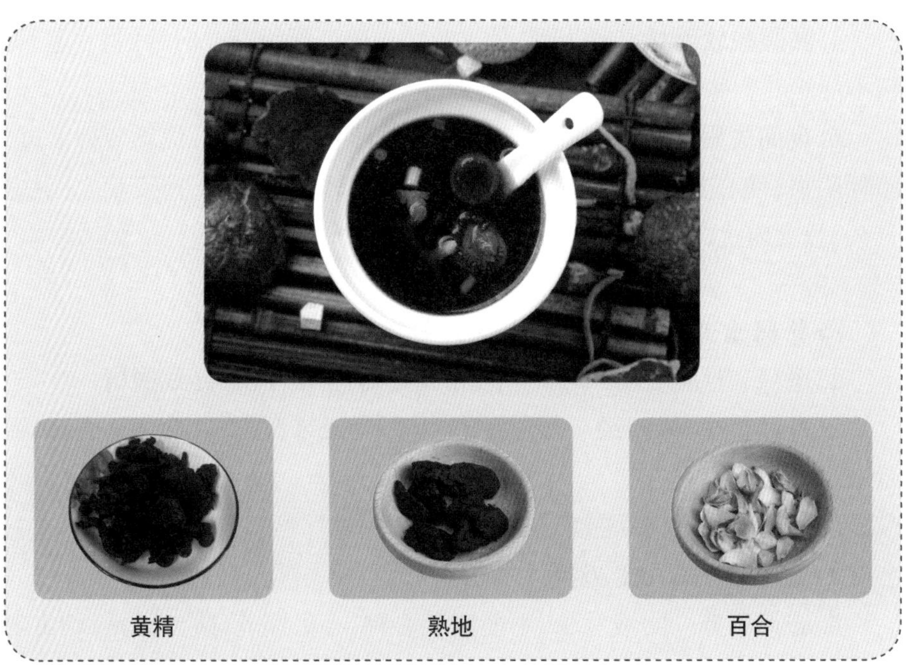

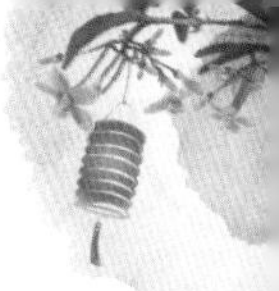

组成：黄精5～10g，熟地3～6g，百合3～5g，鸭肉200g。

功效：滋补心肾。

服用方法：鸭肉煮沸去血沫及浮油后捞出，与其余各味同煮1小时为汤，可加适量调料。

玄参熟地莲子桑椹粥

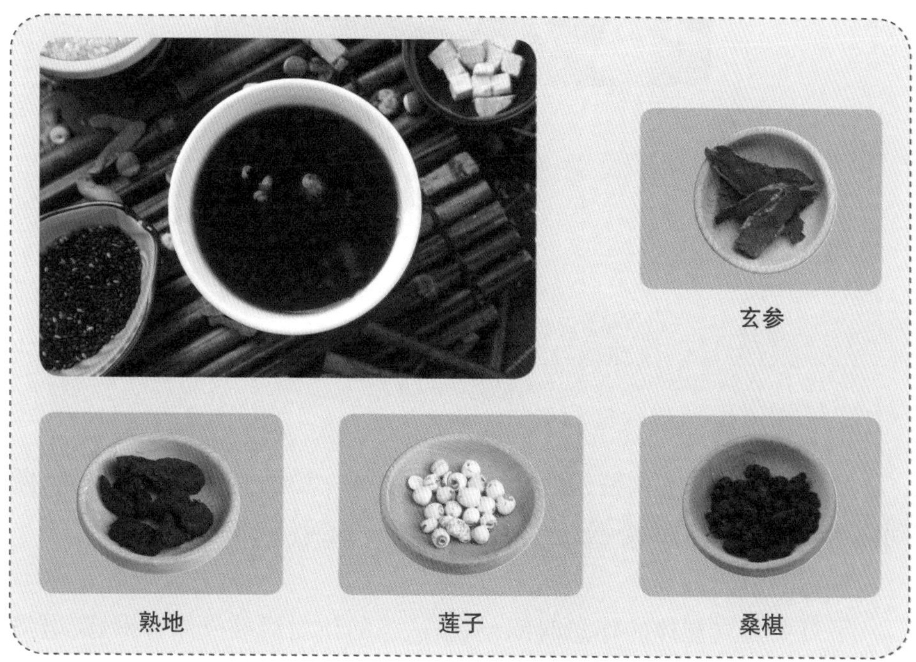

组成：玄参5～10g，熟地3～5g，莲子10～15g，桑椹5～10g，粳米50g。

功效：滋补心肾。

服用方法：粳米浸泡10分钟，与其余各味同煮1小时，熬粥温热服食。

玄参竹叶麦冬饮

组成：玄参3～5g，淡竹叶3～5g，麦冬5～10g，蜂蜜适量。

功效：滋补心肾。

服用方法：代茶饮。以上材料清水冲洗后放入杯中，加沸水闷盖10～15分钟。

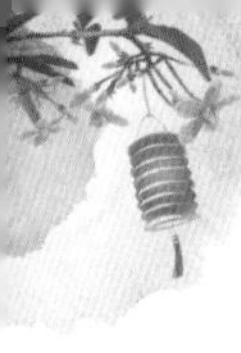

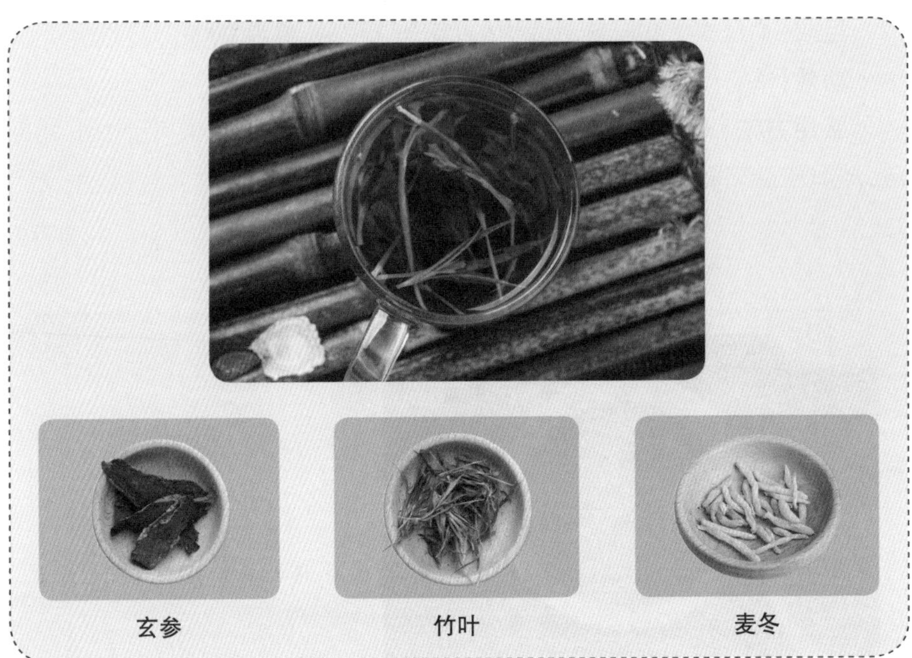

玄参　　竹叶　　麦冬

2. 心理调理

要积极进行心理调整，克服过度紧张、兴奋、焦虑、抑郁等不良情绪，做到喜怒有节，保持精神舒畅，这样才能避免进入心肾阴虚亚健康状态。

3. 运动调理

平日要建立规律的作息时间，从事适当的体力活动或体育锻炼，增强体质，持之以恒，促进身心健康。可根据身体状况酌情进行慢走、八段锦、太极拳等健身运动。

七、肺肾阴虚亚健康状态

典型案例

高先生，46岁，公司负责人。近期在泰国，他在烈日下连续工作，经常熬夜，睡眠不足，工作期间不得不进食很多辛辣海鲜，回国后总感觉嗓子干，发不出音，干咳，偶尔咳出少量白色黏痰，晚上睡觉衣服都湿透了，梦多睡不踏实，白天工作的时候总是觉得烦躁，手脚心热。

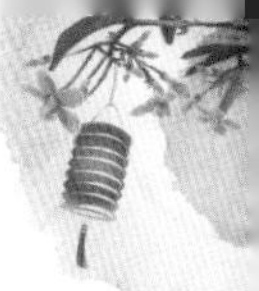

最近早上起来还发现一些尴尬的情况，床单上有精液的痕迹。考虑到最近体重下降，怎么补充营养也恢复不到原来的体重，高先生担心自己的身体，去医院检查，没发现什么问题。同时，也去进行心理咨询，咨询师觉得他一切正常。

马万千主任指导：在国外工作一段时间的高先生长期处于紧张焦虑状态，进食辛辣食物，导致出现干咳少痰、咽干喑哑、手足心热、潮热盗汗、心烦、多梦、腰酸、男子遗精、消瘦等症状，属于肺肾阴虚亚健康状态。

什么是肺肾阴虚亚健康状态？

肺肾阴虚亚健康状态是指肺肾阴津亏损，虚热内生所导致的干咳少痰、腰酸、潮热汗出等不适，理化检查却没有什么阳性结果。

哪些因素可以导致人体出现肺肾阴虚亚健康状态呢？

（1）长期处于炎热、干燥的环境，身体受到燥热的影响。

（2）经常剧烈运动，出汗量多，并且没有及时补充水液。

（3）过多地吃辛辣、热烫等刺激性食物。

（4）后天营养不良，食物摄入不足。

（5）长期熬夜，睡眠不足。

（6）房事过于频繁，体力不支。

（7）工作压力过大，精神紧张，烦躁。

（8）老年体弱。

马万千主任认为，肺肾两脏对水液的代谢调节起着重要的作用。肺主“司呼吸，朝百脉，主治节，通调水道”，肾主“藏精、主水、主骨、生髓、纳气”，为先天之本。如果肺肾功能失于调理，则调节阴津、水液的能力下降，从而处于肺肾阴虚亚健康状态。

肺肾阴虚亚健康状态可能有哪些常见的不适症状？

1. 腰酸腿软，乏力　中医认为肾主骨生髓，而腰为肾之府。当肾阴受

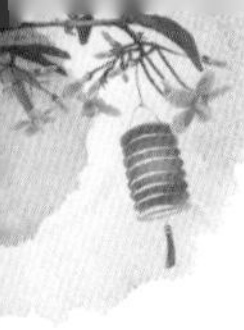

到损伤后，易出现腰酸腿软，乏力的症状。

2. **男子遗精，女子月经量少**　中医认为肾为先天之本，肾的阴阳为一身阴阳之根本。肾主生殖，司二便。在生殖功能方面，如果肾阴不足则虚火上炎，对于男子来讲则会遗精，对于女子来讲肾阴不足则精微物质化生困难，阴血不足自然月经量越来越少。

3. **记忆力下降**　《黄帝内经》中提到肾主骨生髓通于脑。大家要知道，当出现肾阴虚的时候，阴液不足则无法生髓，脑髓不足以滋养，则记忆力下降，易忘事儿。

4. **夜间失眠，白天困倦**　中医讲“阳出于阴则寤，阳入于阴则寐”，阴阳调和则睡眠自安。对于肺肾阴虚亚健康状态的朋友们来说，阴津不足，导致阴阳失衡，晚上该睡觉时阳入于阴，但阴液不足，不能接纳阳气，所以想睡睡不着。到了白天，阳气从里出来，阴液不足导致身体失去足够滋养，所以特别困倦。

5. **饮食增加反而消瘦**　肺肾阴虚亚健康状态的朋友经常成为别人眼中的瘦子，吃得不少，可是不长肉，还越来越瘦。这主要是因为阴虚之人相对阳气偏亢，“少火生气，壮火食气”。这种相对偏亢的阳气就是“壮火”，它使身体的代谢能力不正常地提高，从而使身体的自然消耗增加，加之阴液不足，肌肉肢体失去滋养，即便是不少吃，也仍然会越来越瘦。

6. **喉咙干，声音嘶哑，干咳无痰**　肺主皮毛，开窍于口鼻。肺阴不足导致口鼻无以滋养，逐渐出现口鼻咽干，甚至声音嘶哑。肺阴不足同时也会导致咳嗽，但是因为阴液不足，使痰量较少，或者黏稠，难以咯出。

7. **手脚心发热，潮热盗汗，心烦，多梦**　阴虚阳亢，水不制火，虚火内扰，故见午后或夜间发热，手足心热或骨蒸潮热；内热逼津液外泄则盗汗；虚火上炎，扰乱心神则心烦少寐、多梦。

肺肾阴虚亚健康状态可能会引起哪些疾病？

1. **咳嗽**　阴虚肺燥，清肃失职，故咳嗽痰少。

2. **咳血**　热灼肺络，络损血溢，故痰中带血甚或咳血。

3. **音哑**　肺阴不足，咽喉失润，且为虚火所蒸，以致声音嘶哑。

4. **哮喘**　肺的阴液不足，不能滋润肺络，肺肃降不利，气向上逆行，则

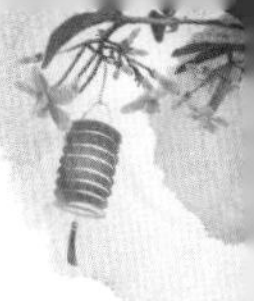

生喘促。

5. **遗精**　肺肾阴虚生热，热扰精室，肾失封藏，则遗精。

6. **月经不调**　火灼阴络受伤则见崩中，月经量少，或闭经，皆为月经不调。

7. **耳鸣**　阴虚精亏髓减，清窍失充，则头晕耳鸣。

8. **失眠**　肾阴亏虚，虚火上扰心神，则心烦失眠。

中医调理

1. 饮食调理

忌食辛辣油腻之品，如火锅、烧烤、牛肉、羊肉、姜、花椒、辣椒、韭菜等。

合理饮食，宜食鱼肉、海参、银耳、梨、莲藕、荸荠等。

马万千主任认为，肺肾阴虚亚健康状态可用玄参、西洋参、山药、百合、莲子、芡实、桑椹等中药进行膳食调理。

◎名医膳

玄参百合贝母鸭肉汤

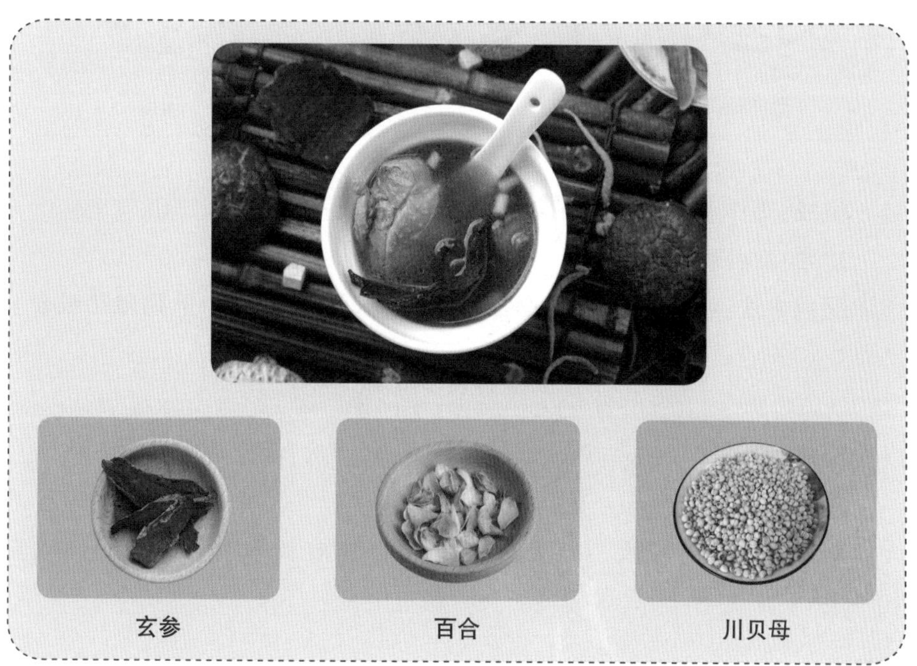

玄参　百合　川贝母

组成:玄参 5～10g,百合 3～6g,川贝母 3～5g,鸭肉 200g。

功效:滋补肺肾。

服用方法:鸭肉煮沸去血沫及浮油后捞出,与其余各味同煮 1 小时为汤,可加适量调料。

西洋参百合山药粥

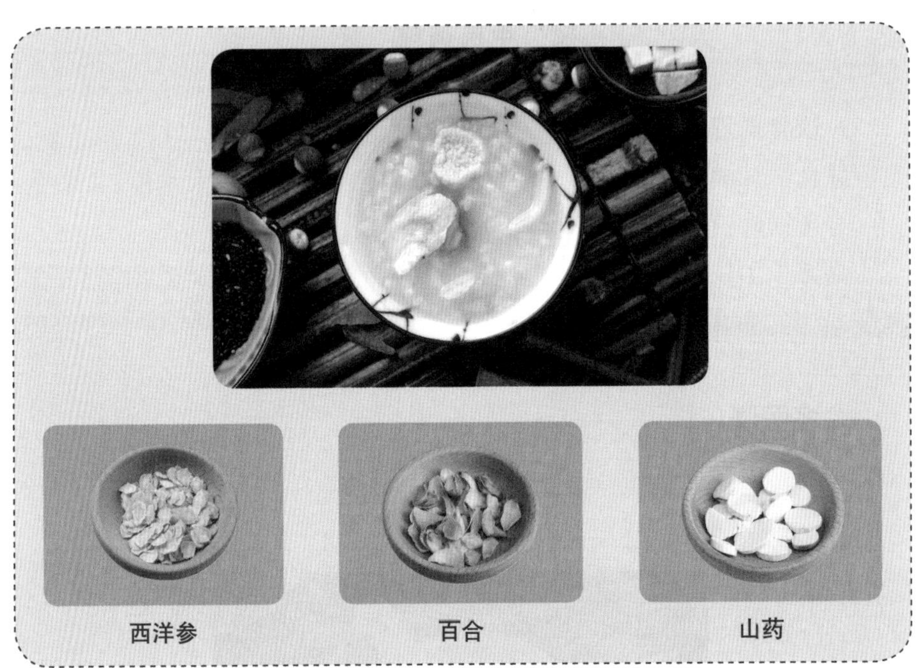

组成:西洋参 5～10g,百合 3～5g,山药 5～10g,粳米 50g。

功效:滋补肺肾。

服用方法:粳米浸泡 10 分钟,与其余各味同煮 1 小时,熬粥温热服食。

玄参百合麦冬饮

组成:玄参 5～10g,百合 3～5g,麦冬 5～10g,蜂蜜适量。

功效:滋补肺肾。

服用方法:代茶饮。以上材料清水冲洗后放入杯中,加沸水闷盖 10～15 分钟。

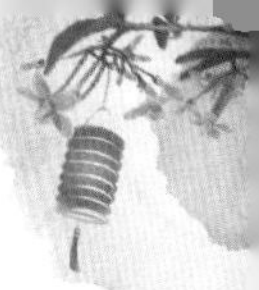

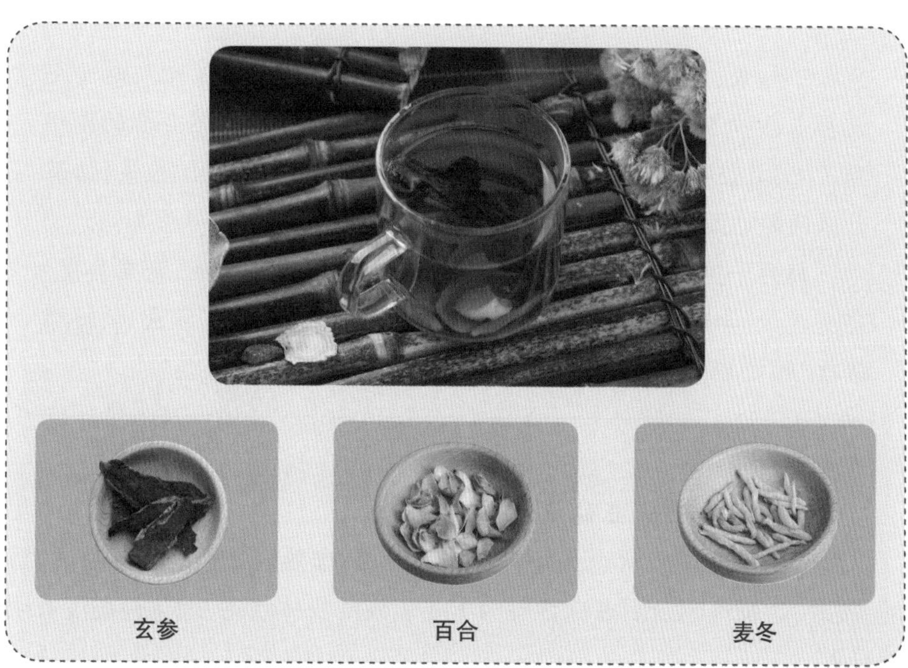

玄参　　百合　　麦冬

2. **心理调理**

《黄帝内经》中提到“肺在志为悲”“肾在志为恐”。“悲伤肺，恐伤肾”，因此要注重精神心理方面的调适，克服悲伤、惊恐等不良情绪，保持心情舒畅、愉悦。

3. **运动调理**

规律作息，适量运动，避免激烈运动，适当进行太极拳、八段锦、散步等缓和强身运动。

八、肝肾阴虚亚健康状态

典型案例

赵女士，40岁，公司负责人。近期接了一个大项目，任务重，时间紧，她带着团队连续熬夜，“熊猫眼”都熬出来了，忙得连口水都喝不上。连续忙碌了1个多月后，逐渐出现口干、眼干、失眠、盗汗、手足心发热。这个月的月经量也少了很多，还经常腰酸。最近脾气还

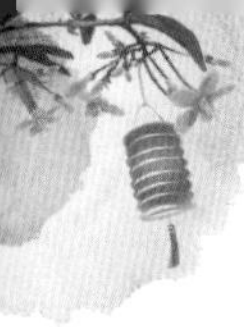

急躁了起来，总是发脾气，老公随口说一句“你更年期了吧”，赵女士就和老公吵了起来。吵架后，赵女士冷静下来想，自己不会真的更年期了吧，月经也少了，这才刚40岁呀。于是她赶紧去医院检查，结果什么问题也没有。这到底是怎么回事呢？

马万千主任指导：赵女士近来忙于工作，精神压力大，时常熬夜，伤阴耗精，导致出现了口眼干、失眠、盗汗、手足心热、月经量少、腰膝酸软、脾气暴躁等症状，属于肝肾阴虚亚健康状态。

什么是肝肾阴虚亚健康状态？

肝肾阴虚亚健康状态是指肝肾阴液亏虚，虚热内扰所表现的胁痛、目涩、腰酸、眩晕耳鸣及阴虚症状等为主要表现的身体状态，理化检查没有阳性结果。

哪些因素可以导致人体出现肝肾阴虚亚健康状态呢？

(1)经常心情不好，总遇到烦心事，总感觉事事不顺心。

(2)经常处于干燥、炎热的环境下，有时候还会出汗。

(3)经常熬夜，晚上不睡觉，甚至已经出现黑眼圈。

(4)日常饮食不规律。

(5)房事过于频繁，体力不支。

(6)经常吃过多热性或者辛辣的食物。

(7)工作压力过大，精神紧张，烦躁异常。

(8)过度工作，精力、体力消耗特别大。

马万千主任认为，肝脏可疏通、调畅全身气机，使之通而不滞、散而不郁，并能疏泄胆汁分泌与排泄，帮助脾胃消化吸收食物；调节人体的精神情志而使人心情舒畅，调节人体的生殖功能而有助于女子月经和男子排精；肝脏还有贮藏血液的作用，能够调节人体的血量。

肾的主要功能是贮藏人体的先天之精和后天之精。先天之精又称生殖之精，禀受于父母，与人的生育繁殖有关，所以说肾是人体的“先天之

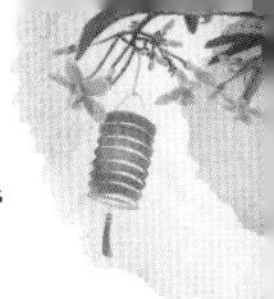

本”；后天之精又称脏腑之精，由脏腑化生水谷精微而成，主人体生长发育。肾还有调节人体水液代谢平衡的作用；肾具有摄纳肺所吸入的自然界清气，保持吸气的深度，防止呼吸表浅的作用，保证体内外气体的正常交换。如果肝肾之阴受到损失，则会形成以胁痛、目涩、腰酸、眩晕耳鸣及阴虚症状等为主要表现的肝肾阴虚亚健康状态。

肝肾阴虚亚健康状态有哪些常见的不适症状？

1. **急躁易怒**　肝主疏泄，体阴而用阳，肝阴不足则导致肝阳上亢，肝失疏泄，气郁化火则出现脾气急躁易怒。

2. **胁肋隐隐灼痛**　肝经循行经过胁肋部，肝阴不足，肝经失去滋养，阴虚生成内热，虚热扰动肝经，表现为胁肋部隐隐灼热感疼痛。

3. **腰膝酸软，耳鸣**　肝肾阴液亏虚，不能濡养腰膝，腰膝失去肾精濡养，出现腰膝酸软疼痛；阴精亏虚，不能向上濡养脑部、耳窍，出现耳鸣、健忘。

4. **男子遗精，女子月经量少**　肝肾阴液亏虚，生成虚热，扰动精室，精液封藏失职，则见男子遗精；肾阴亏虚，女子月经来源不足，冲脉和任脉失去充养，则出现月经量少。

5. **头晕目涩，失眠多梦，口燥咽干，手足心热**　肝肾阴液亏虚，阴虚不能制约阳气，阳气偏亢，肝阳上扰头部，出现头晕；阴虚不能濡润眼睛，出现眼睛干涩；阴虚生成虚热，虚火上扰心神，心神不得安宁，出现心烦、失眠多梦；阴虚火旺，火热蒸腾，出现手足心热；阴虚不能滋润口咽部，出现口燥咽干。

肝肾阴虚亚健康状态可能会出现哪些常见疾病？

1. **遗精**　肾阴亏损，虚热内生，相火扰动，精关不固，导致遗精。

2. **月经量少，或闭经**　肾阴亏虚，女子月经来源不足，冲任不充，故经量减少或闭经。

3. **耳鸣**　阴虚精亏髓减，清窍失充，则头晕耳鸣。

4. **失眠**　肾阴亏虚，虚火上扰心神，则心烦失眠。

5. **近视眼、花眼**　肝脏阴液不足，眼睛失去肝阴的濡养，出现双眼干涩，视力减退。

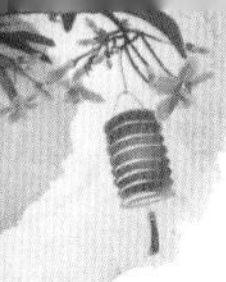

6. 头晕　肝脏阴液不足，头部失去肝阴濡养，出现头晕眼花。

7. 盗汗　阴虚内热，迫津外泄，则见盗汗。

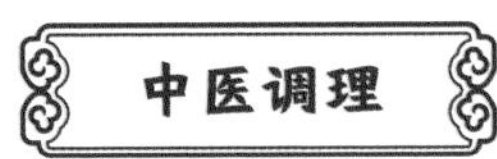

中医调理

1. 饮食调理

忌食辛辣热性之品，如牛肉、羊肉、姜、辣椒、茴香、韭菜、龙眼、荔枝等食物。

合理饮食，宜食养阴生津，滋补肝肾的食物，如猪皮、鲈鱼、河蚌、干贝、香菇、葡萄、西瓜等。

马万千主任认为，肝肾阴虚亚健康状态者可用山药、莲子、百合、枸杞子、桑椹、黑芝麻等中药进行膳食调理。

◎名医膳

西洋参枸杞熟地甲鱼汤

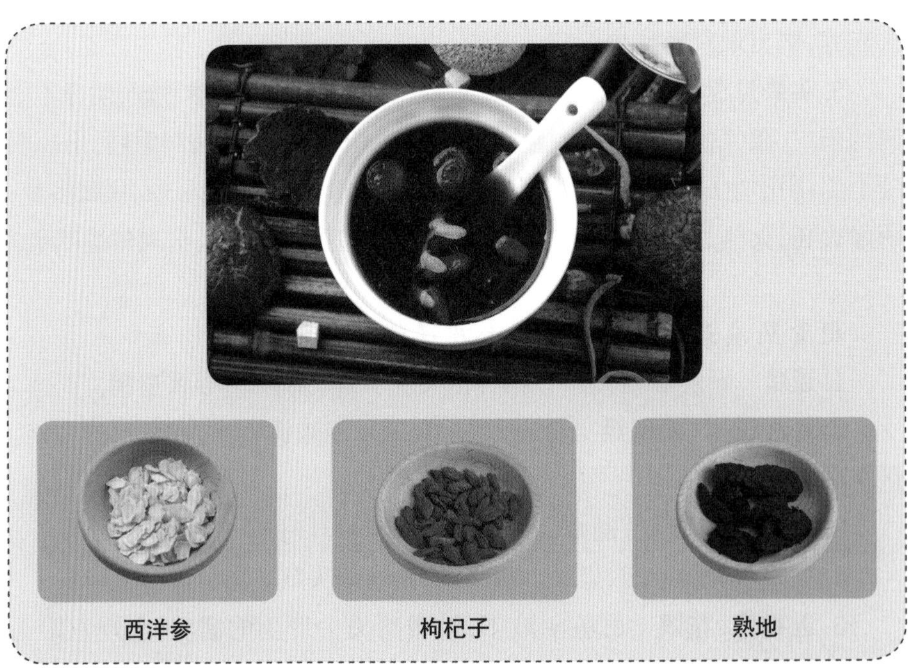

西洋参　　枸杞子　　熟地

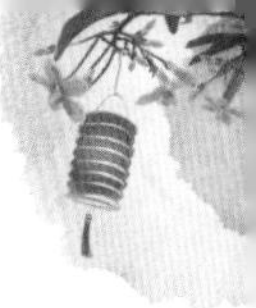

组成：西洋参5～10g，枸杞子3～6g，熟地3～5g，甲鱼1只。

功效：滋补肝肾。

服用方法：甲鱼煮沸去血沫及浮油后捞出，与其余各味同煮1小时为汤，可加适量调料。

玄参桑椹枸杞山药粥

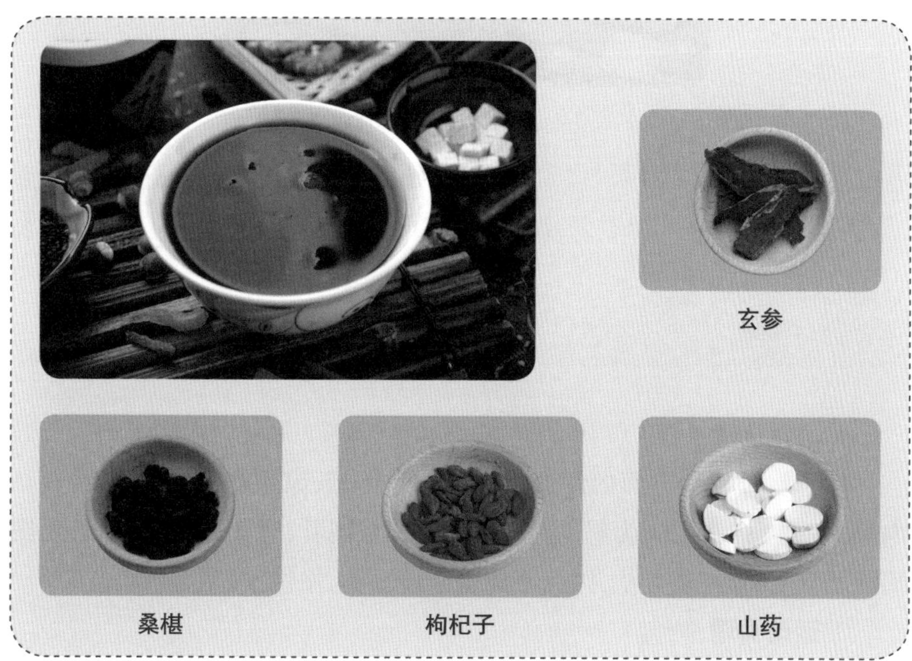

玄参　桑椹　枸杞子　山药

组成：玄参5～10g，桑椹5～10g，枸杞子3～5g，山药10～15g，粳米50g。

功效：滋补肝肾。

服用方法：粳米浸泡10分钟，与其余各味同煮1小时，熬粥温热服食。

熟地麦冬枸杞饮

组成：熟地5～10g，麦冬3～5g，枸杞子3～5g，蜂蜜适量。

功效：滋补肝肾。

服用方法：代茶饮。以上材料清水冲洗后放入杯中，加沸水闷盖10～15分钟。

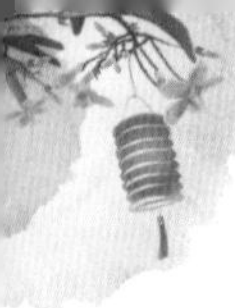

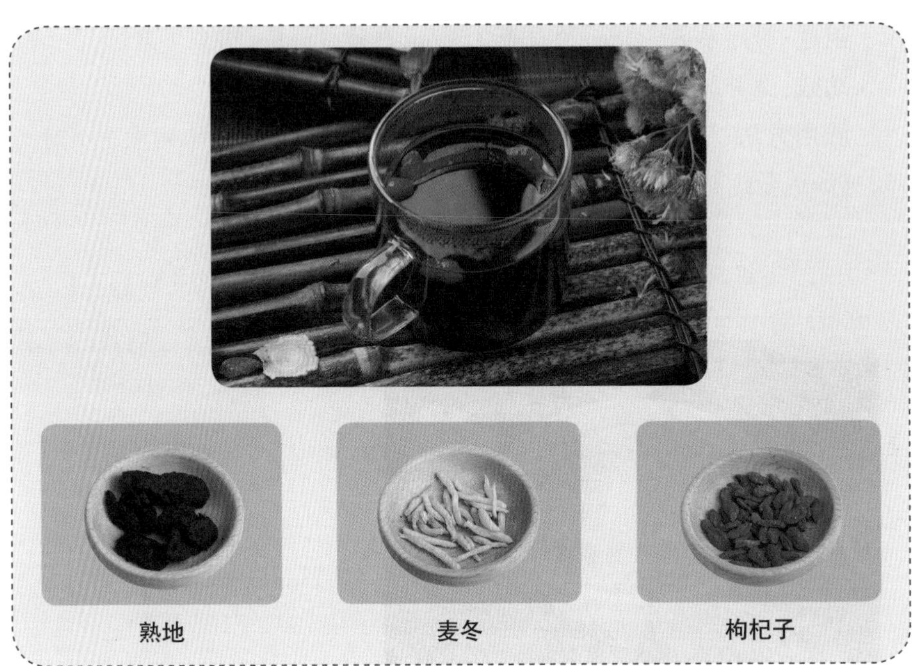

2. 心理调理

注重精神心理方面的调适，克服急躁、易怒、惊恐等不良情绪。《黄帝内经》中提到“肝在志为怒，肾在志为恐”“怒伤肝，恐伤肾”。情绪过度则损耗肝肾阴津，加重症状，因此要保持心情舒畅、愉悦。

3. 运动调理

避免剧烈的体育活动，避免大汗淋漓。汗为阴液化生，大量汗出则会伤津耗气，不利于阴津不足的体质。适量运动，进行太极拳、八段锦、散步等缓和强身运动，有利于身体恢复。

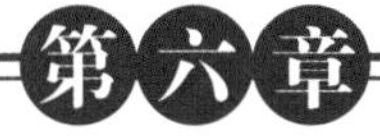

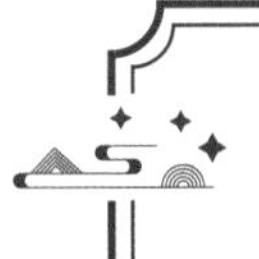

第六章 阳虚亚健康状态

一、心阳虚亚健康状态

典型案例

罗奶奶是一名退休教师，年轻时经常加班，熬夜工作，长期在平房居住。退休后在家带孩子，压力很大。近一周活动后罗奶奶时常感到胸闷、心慌、气短，出汗多，平时怕风怕冷，四肢发凉，容易疲劳，总感觉精力不济，浑身没力气，记忆力下降，丢三落四。近一年长了许多黄褐斑，小便频繁，去医院检查没有发现指标异常。罗奶奶表示不知道自己是怎么了，家人很担心她的身体状况。

马万千主任指导：罗奶奶年事已高，阳气渐亏，加之年轻时常熬夜。退休后带孩子体力消耗大、压力也大，导致心阳减亏，则出现胸闷、心慌、气短、多汗、怕风、肢冷、疲劳、健忘等症状，属于心阳虚亚健康状态。

什么是心阳虚亚健康状态？

心阳虚亚健康状态是指心阳虚弱，温运无力，虚寒内生，出现心慌、心神不宁，胸闷、气短，怕冷、肢凉，易疲劳、记忆力下降等表现的身体状态，理化检查没有阳性体征。

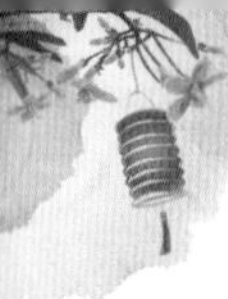

哪些因素可以导致人体出现心阳虚亚健康状态?

(1)早产或体质弱者。

(2)平时大量出汗。

(3)进食过多冰冷的食物。

(4)长期处于寒冷环境未很好地自我保护。

(5)平时过于劳累,想问题多,压力较大。

(6)经常熬夜。

(7)年老体弱。

马万千主任认为,心的主要功能之一是维持神志清晰,思维敏捷,精力充沛。心推动血液在脉道中运行不息,以营养全身,濡养脏腑、组织、官窍。如果出现以上因素之一或兼而有之,导致心功能失于调理,耗伤心阳,损伤心脏,就会出现心阳虚亚健康状态。

心阳虚亚健康状态有哪些常见的不适症状?

1. **心慌,心神不宁** 中医认为,“心主血脉”,心之阳气负责温养血脉,帮助血脉运行,心阳虚弱,温运力量减弱,鼓动血脉的能力不足,血液就不能正常在脉道中循环流动,而心作为“君主之官”自身首当其冲,等不到有效滋养,因此出现心慌、心神不宁等。

2. **胸闷、气短** 肺主气。肺气于胸中形成宗气,推动血脉运行。中医认为,心阳虚弱不振奋就会引起宗气衰少,进而导致胸阳不展,因此,即使肺的功能正常,心阳不足时呼吸之气也会受到影响,宗气不足胸阳不展导致心胸憋闷、气短,甚至说话时也感到有气无力,总觉得好像气不够用一样。

3. **怕冷、肢凉** 心阳虚弱,血脉得不到温煦,导致阴寒相对亢盛,肢体失于温养故见怕冷。心阳不足,温运血脉无力,血脉不够充盈,同时寒气凝滞,寒凝则血运不畅,就会出现肢体发凉。

4. **乏力** 人的精神全靠气血的充实濡养,心阳亏虚,气血运行不畅,不能充养精神,就会总是感觉身上没劲儿,做起事来力不从心,不能发挥工作效率。

5. **记忆力下降** 人的记忆力一方面由髓海充盈程度决定,一方面受全

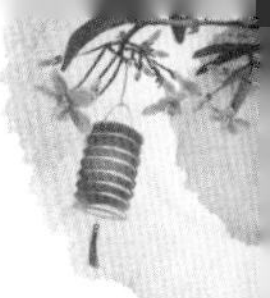

身气血的影响。心阳虚者则无力推动心血上行至脑部，引起脑动脉供血相对不足，则记忆力下降，表现为做事常常丢三落四。

心阳虚亚健康状态可能会引起哪些常见疾病？

1. **抑郁**　心情低落，不愿与人交往。因心阳虚弱，不能运行气血，导致经常少气懒言，不爱说话，久之甚至出现抑郁。

2. **冠心病**　胸闷胸痛，活动后加重，休息或自行服药后可缓解。心阳虚弱推动血液运行无力，日久血脉痹阻，导致冠心病。

3. **心律失常**　心跳时快时慢。因心阳不足血脉不温，心脏自身得不到濡养，不能正常工作导致。

4. **心肌梗死**　出现胸痛，呼吸困难，大汗淋漓，此时病情已十分危重。长期心阳不足未予重视，持续发展进一步损耗心阳，使心阳微弱，君主之官失于温煦，一身血脉得不到温养，周身气血凝滞导致血脉痹阻。

1. 饮食调理

忌食过度苦寒的食物，如冷饮、苦瓜、黄瓜、柿子、西瓜、绿豆等。

宜食牛奶、羊肉、牛肉、海参、胡桃肉、桂圆、鹌鹑、虾、韭菜、桂皮、胡萝卜、番茄、荔枝等补阳食物。

马万千主任认为，心阳虚亚健康状态者可用人参、桂圆、甘草、黄芪、干姜、柏子仁等中药进行膳食调理。

◎名医膳

人参大枣桂圆羊肉汤

组成：人参 3～6g，大枣 4 枚，桂圆 5～10g，干姜 3～6g，羊肉 200g。

功效：温阳益气。

服用方法：羊肉煮沸后捞出，与其余各味同煮 1 小时为汤，可加适量调料。

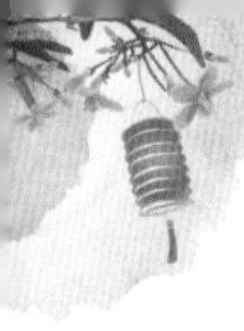

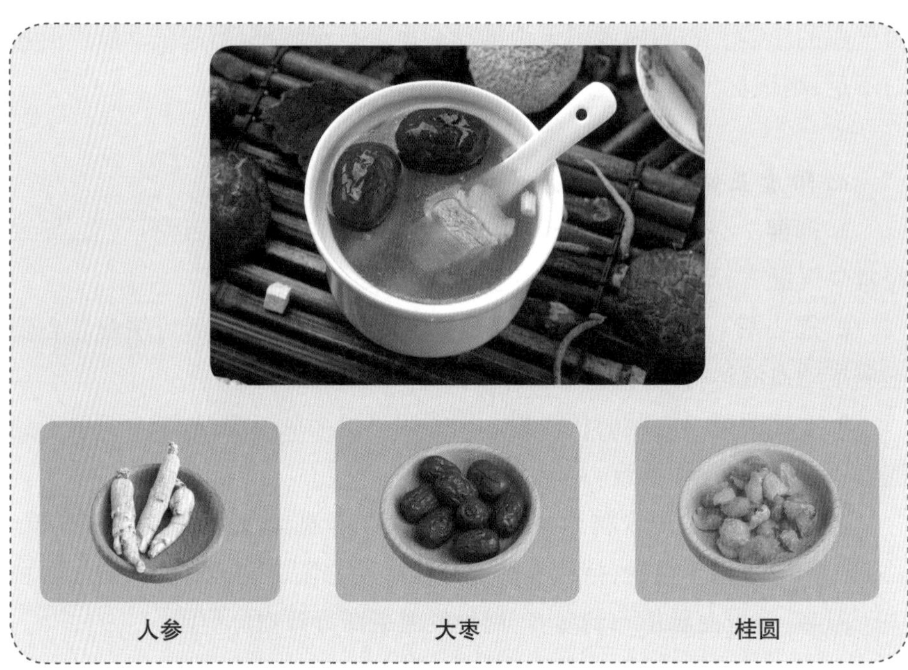

党参莲子桂圆粥

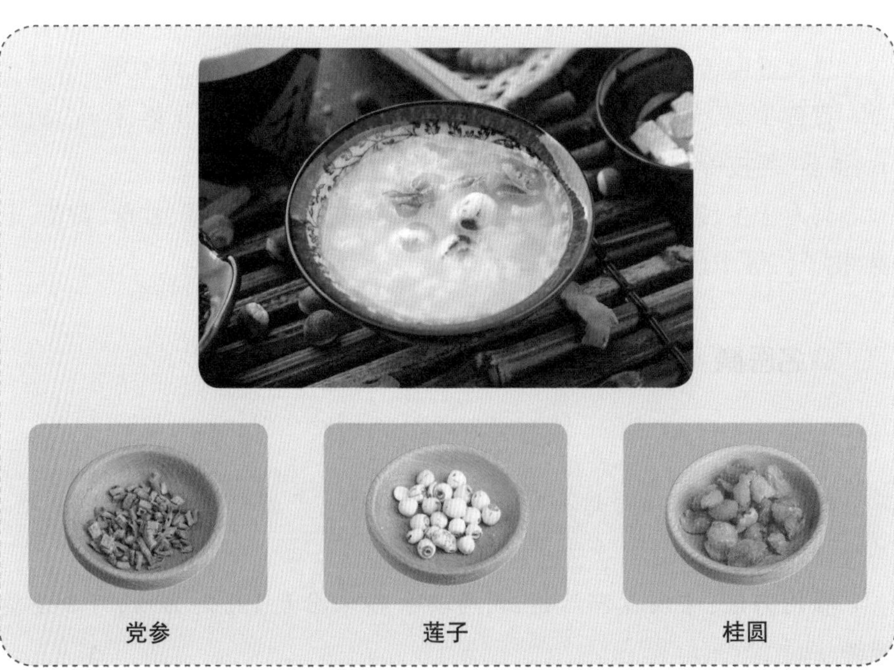

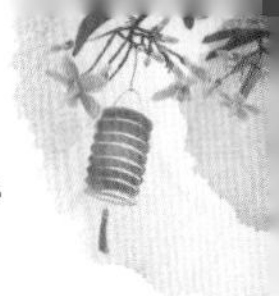

组成：党参 5～10g，莲子 5～10g，桂圆肉 5～10g，粳米 50g。

功效：温补心阳。

服用方法：粳米浸泡 10 分钟，与其余各味同煮 1 小时，熬粥温热服食。

桂圆甜叶菊柠檬饮

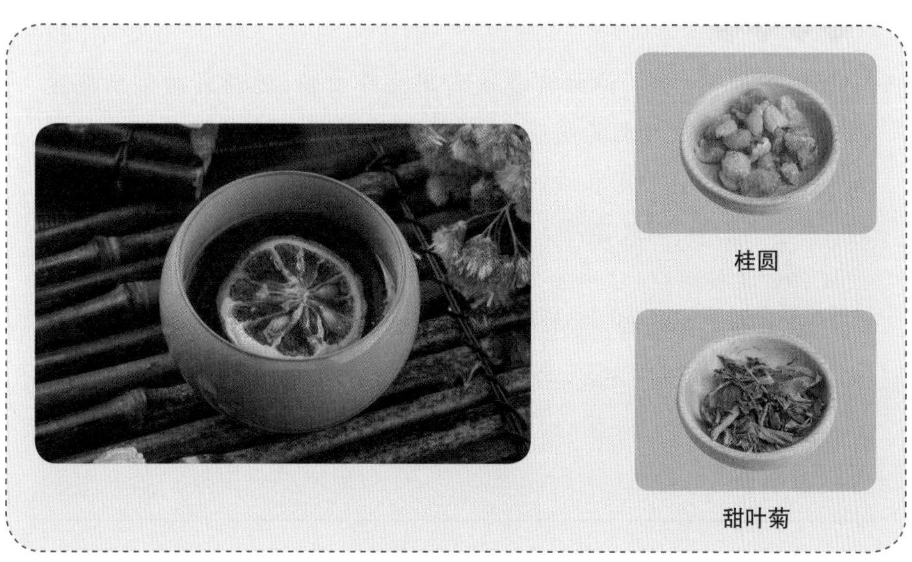

组成：桂圆肉 5～10g，甜叶菊 1～3g，柠檬 1 片。

功效：温补心阳。

服用方法：代茶饮，以上材料清水冲洗后放入杯中，加沸水闷盖 10～15 分钟。

2. 心理调理

保持心情愉悦，心态平和，不因外物而干扰自身情绪是健康的根本。心在志为喜，过于高兴也会损伤心阳。因此，生活中要有平常心，缓和情绪，不要忽喜忽悲，不要让情绪大起大落，以保护心脏。尤其是心阳本身已不足之人，更要注意调整情绪，以平和的心态面对外界事物。

3. 运动调理

心阳是一身气血温养的根本，心阳虚亚健康状态者应重视自身阳气的保护，尤其注意保暖。即使运动也不能穿着过少，避免汗出当风再次受寒。

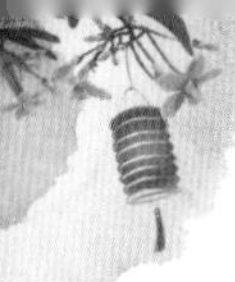

尤其当注意休息，劳逸结合。运动方面应进行缓和、强身健体的运动，如太极拳、八段锦等，且时间不宜过长，不宜过于频繁，每日一至两次即可。

二、脾阳虚亚健康状态

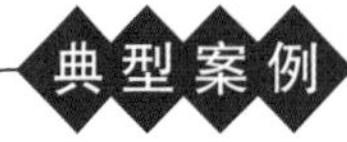

典型案例

路先生，59岁。他经常喜欢食用生冷食物，近两月时常出现腹痛，吃冷食、水果后尤其明显，以热水袋外敷腹部后稍有缓解。两周前路先生在田间干完农活回家后喝了大量凉水，腹痛加重，怕冷，腹胀，不想吃东西，四肢冰凉，大便不成形，面色苍白。但是医院检查未发现异常指标。

马万千主任指导：路先生因为平时饮食不注意，经常食用生冷物质，损伤脾阳。脾阳不足，导致出现腹痛，进食生冷食物加重、得温缓解，怕冷、腹胀、纳差、肢冷、大便不成形、面色苍白等症状，属于脾阳虚亚健康状态。

什么是脾阳虚亚健康状态？

脾阳虚亚健康状态是指脾阳虚衰，失于温运，阴寒内生，出现腹痛，喜温喜按，腹胀，进食减少，大便不成形，怕冷，四肢不暖，面部没有光泽等症状的身体状态，理化检查没有阳性体征。

哪些因素可以导致人体出现脾阳虚亚健康状态？

（1）早产或体质虚弱者。

（2）饮食没有节制，或者进食过多油腻、寒凉的食物。

（3）突然感受外界的寒冷之气侵袭未调理得当。

（4）服用过多苦寒的药物。

（5）长期处于寒冷的环境。

（6）平时过于劳累，压力较大。

（7）年老体弱阳气渐亏。

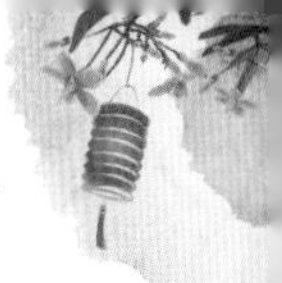

马万千主任认为，脾的主要功能是运化水谷、水液，输布精微物质，生化气血，通俗来讲，是将吃进去的食物转化为营养物质滋养全身。如果出现以上因素之一或兼而有之，损伤脾阳，导致脾得不到温煦，影响脾脏功能，就会出现脾阳虚亚健康状态。

脾阳虚亚健康状态有哪些常见的不适症状？

1. **腹痛，喜温喜按** 脾阳虚衰，寒从内生，寒凝气滞故见腹痛。由于失于温煦，寒凝冷痛，遇暖则腹痛略有缓解。

2. **腹胀遇冷加重，进食减少** 脾阳虚弱，其运化功能减弱，则见腹胀，遇冷后阳气进一步被寒邪所伤，阳气更损，腹胀加重。脾阳虚损，运化不利，消化饮食物水谷的能力不足，故而进食减少。

3. **大便不成形** 脾阳虚弱，大肠糟粕中的水液得不到蒸腾气化，大肠内水湿积聚，就会导致大肠传导异常，大便不成形。甚或脾阳虚弱，失于健运，运化功能减弱，导致大便中夹有未消化的食物。

4. **怕冷，四肢不暖** 阳气主要的功能是温养人体。脾为后天之本，食物精微物质的运化、气血的生成都需要脾阳的温煦。当脾阳虚弱时，温煦功能减弱，则出现怕冷。脾主肌肉，脾阳不能温煦肌肉则会四肢发凉。

5. **面部没有光泽** 人体面部色泽取决于气血的充盛程度。脾阳虚衰，一方面，气血生成障碍不能上荣于面部；另一方面，阳气虚弱水湿得不到运化就会导致水气上泛，故面色没有光泽。

脾阳虚亚健康状态可能会引起哪些常见疾病？

1. **腹痛** 腹部疼痛，进食生冷食物后尤其明显，稍进食温热食物或按压腹部可略有缓解。此为脾阳虚弱，寒气内生，寒凝气滞所致。

2. **腹泻** 大便不成形，严重者呈水样便，甚至夹有未消化的食物，为脾阳虚弱，运化障碍，不能蒸腾气化大肠中水液导致。

3. **水肿** 下肢尤其是足踝处肿胀，按之可凹陷，严重者一身皆肿。此为脾阳虚弱，水湿不能运化，泛滥肌肤导致。

4. **疲劳综合征** 经常觉得疲劳，提不起精神，做起事常力不从心，还找不到原因。脾阳虚，气血生成不足，不能充养精神导致。

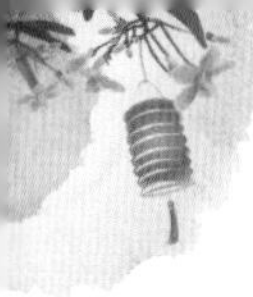

中医调理

1. 饮食调理

忌食寒凉之品，如苦瓜、黄瓜、香蕉、西瓜、绿豆、莜麦等。

适宜食用羊肉、韭菜、白扁豆、黄豆、桂圆肉、大枣、莲子、蜂蜜、核桃、枸杞子等健脾温阳的食物。

马万千主任认为，脾阳虚亚健康状态者可以用大枣、党参、黄芪、高良姜、山药、小茴香等中药进行膳食调理。

◎名医膳

黄芪茴香茯苓羊肉汤

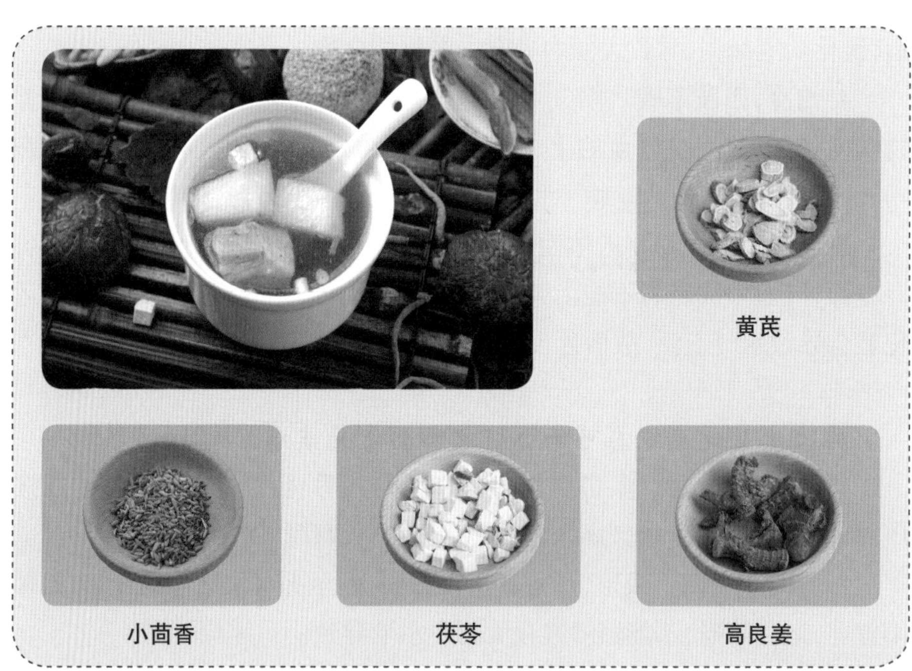

组成：黄芪 5～10g，小茴香 1～3g，茯苓 5～10g，高良姜 3～5g，羊肉 200g。

功效：温阳健脾。

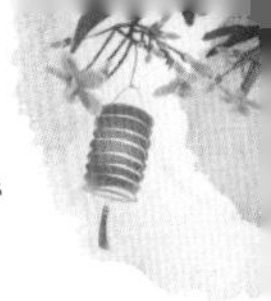

服用方法：羊肉煮沸后捞出，与其余各味同煮1小时为汤，可加适量调料。

党参茯苓豆蔻粥

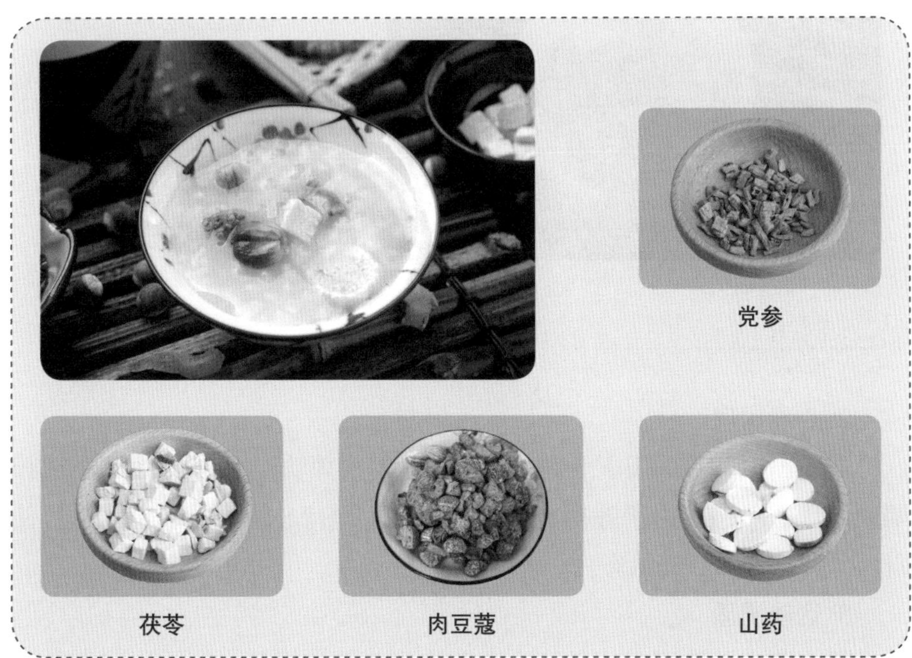
党参
茯苓
肉豆蔻
山药

组成：党参5～10g，茯苓5～10g，肉豆蔻3～6g，山药5～10g，粳米50g。

功效：温阳健脾。

服用方法：粳米浸泡10分钟，与其余各味同煮1小时，熬粥温热服食。

黄芪高良姜饮

组成：炙黄芪5～10g，高良姜3～6g，红糖适量。

功效：温阳健脾。

服用方法：代茶饮。以上材料清水冲洗后放入杯中，加沸水闷盖10～15分钟。

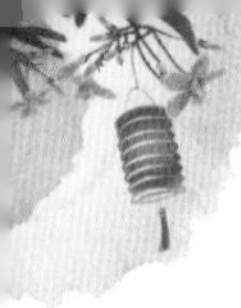

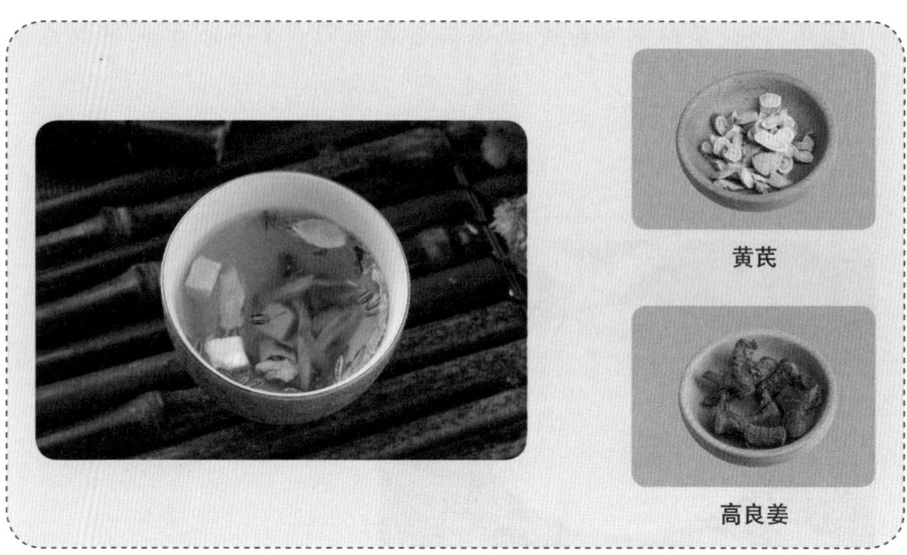

黄芪

高良姜

2. 心理调理

“思虑伤脾”。脾阳虚亚健康状态患者本身脾功能受损，过多思虑或长期处于忧思状态有碍于脾功能恢复。应注意保持心情舒畅，减少忧思，使自己保持愉悦的心理状态。

3. 运动调理

脾主肌肉。脾阳虚亚健康人群肌肉失于濡养温煦，气血运行较差，应适量运动，但不宜过量。可选择正午时散步、晒太阳，早晚进行少量太极拳等缓和运动强身健体。

三、胃阳虚亚健康状态

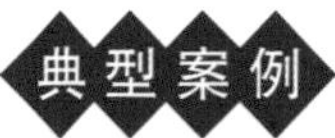

黄女士，42岁，年轻时爱吃冰冷食物。近六个月总感觉胃里又凉又痛，时好时坏，总想吃点或喝点热的才觉得舒服，或按着才能缓解疼痛，进食后不舒服的感觉略有缓解，有时会从胃里返上来清水样东西，吃得不多，却容易感到腹胀，嘴里没味道，总感觉乏力，倦怠，手脚怕冷。黄女士去医院检查胃镜，并未发现明显异常。

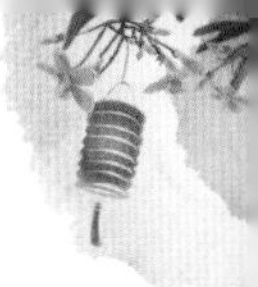

马万千主任指导：黄女士因平时爱吃冰冷食物，损伤胃阳，胃阳亏虚，因而出现胃痛，得热得按缓解、进食加重，恶心、腹胀、口淡无味、倦怠、怕冷等表现，属于胃阳虚亚健康状态。

什么是胃阳虚亚健康状态？

胃阳虚亚健康状态是指胃阳气不足，胃部得不到温煦，出现胃脘部冷痛、喜温喜按，怕冷、肢体凉、疲倦、没有力气、大便不成形甚至有不消化食物等为主要表现的身体状态，理化检查没有阳性体征。

哪些因素可以导致人体出现胃阳虚亚健康状态呢？

（1）早产或体质虚弱者。

（2）经常睡觉不盖好被子，胃脘部着凉。

（3）平时爱吃生冷食物。

（4）过度服用苦寒、泻下的药物。

（5）先天脾胃不好。

（6）急性胃肠炎、感冒痊愈后失于调护。

（7）年老体弱。

马万千主任认为，胃的主要功能是“受纳、腐熟水谷”，就是将吃进去的东西磨碎，以便脾的吸收和运输。这是使食物变成营养进入人体的第一步。如果出现以上因素之一，胃的阳气受到干扰，磨碎食物的功能减弱，就会导致胃阳虚亚健康状态。

胃阳虚亚健康状态有哪些常见的不适症状？

1. 胃脘冷痛，遇冷加重，喜温喜按　胃阳不足，虚寒内生，寒凝气机，不通则痛，故胃脘冷痛。在寒冷的环境下或进食寒凉食物后会导致气机不畅进一步加重，疼痛加重。温暖环境或按压可以助力胃气得畅，因此胃阳虚亚健康人群多喜欢进食温热食物或饮热水，或温敷胃脘部，或按压胃脘部，使胃脘部寒气稍散。

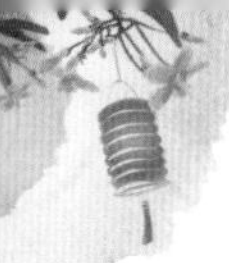

2. 怕冷、肢体发凉　胃阳不足时，周身阳气受到影响，无力温煦肢体，导致肢体发凉，周身怕冷。

3. 口中没有味道，进食量减少　胃阳不足，食物进入胃后不能及时腐熟并被脾进一步运化，就会堆积在胃中，导致胃中壅塞，食欲不振。

4. 疲倦，四肢无力　胃阳不足，食物不能被腐熟，气血化生来源不足，机体得不到营养，导致容易疲倦，四肢乏力。

5. 大便不成形，甚至有不消化食物　胃的主要功能是腐熟食物，当胃阳不足，其受纳腐熟功能减弱，甚至影响脾的功能，导致大便不成形，甚至有不消化的食物在里面。

胃阳虚亚健康状态可能会引起哪些常见疾病？

1. 胃脘痛　胃脘部疼痛，有时连及腹部，很难分清界限，稍遇冷则疼痛。此因阳虚寒凝于胃脘，寒凝经脉，不通则痛所致。

2. 呕吐　饮食稍有不慎就会呕吐。呕吐物为胃内容物，有时仅呕吐清水，此为胃阳虚弱，中阳不振，水谷熟腐运化不及所致。

3. 噎膈　长期吞咽受阻，饮食不下，面色㿠白。此为胃阳虚，饮食无以受纳和运化，浊气上逆所致。

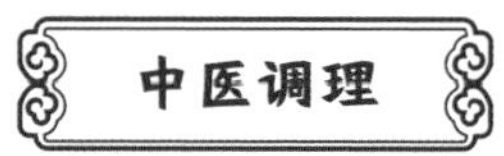

中医调理

1. 饮食调理

忌食寒凉之品，如苦瓜、梨、西瓜、绿豆、豆腐、鸭肉等。

合理饮食，适宜食用羊肉、猪肚、淡菜、韭菜、辣椒、刀豆、核桃仁、薤白、海参、海虾、粳米等温胃的食物。

马万千主任认为，胃阳虚亚健康状态者可以用高良姜、黄芪、党参、大枣、小茴香等中药进行膳食调理。

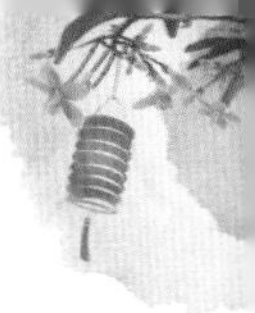

◎名医膳

党参茴香豆蔻羊肉汤

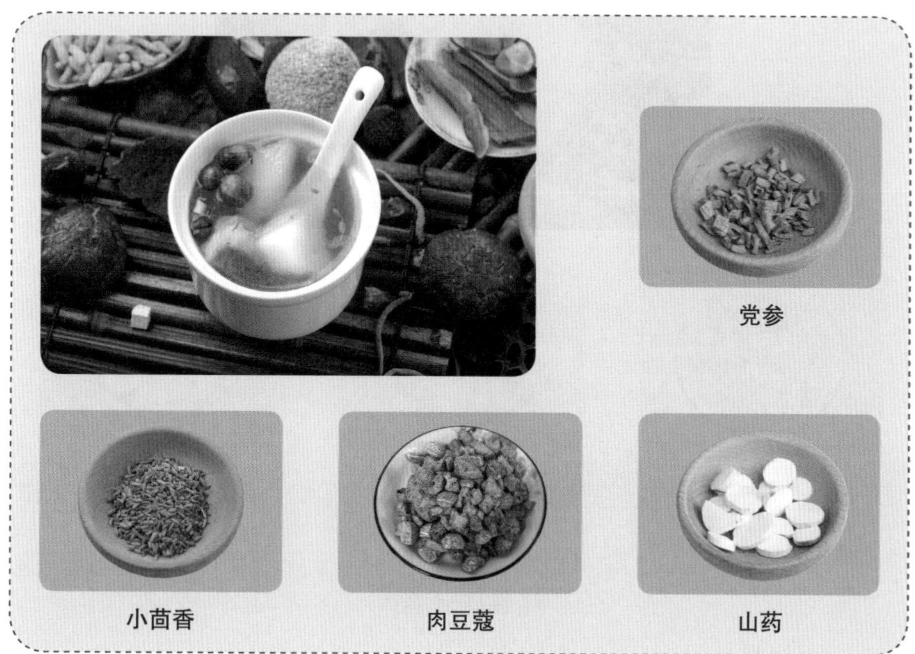

组成:党参5～10g,小茴香13g,肉豆蔻3～5g,山药5～10g,羊肉200g。

功效:益气温胃。

服用方法:羊肉煮沸后捞出,与其余各味同煮1小时为汤,可加适量调料。

豆蔻茯苓山药粥

组成:肉豆蔻3～6g,茯苓5～10g,山药5～10g,粳米50g。

功效:温胃健脾。

服用方法:粳米浸泡10分钟,与其余各味同煮1小时,熬粥温热服食。

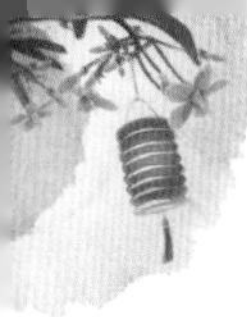

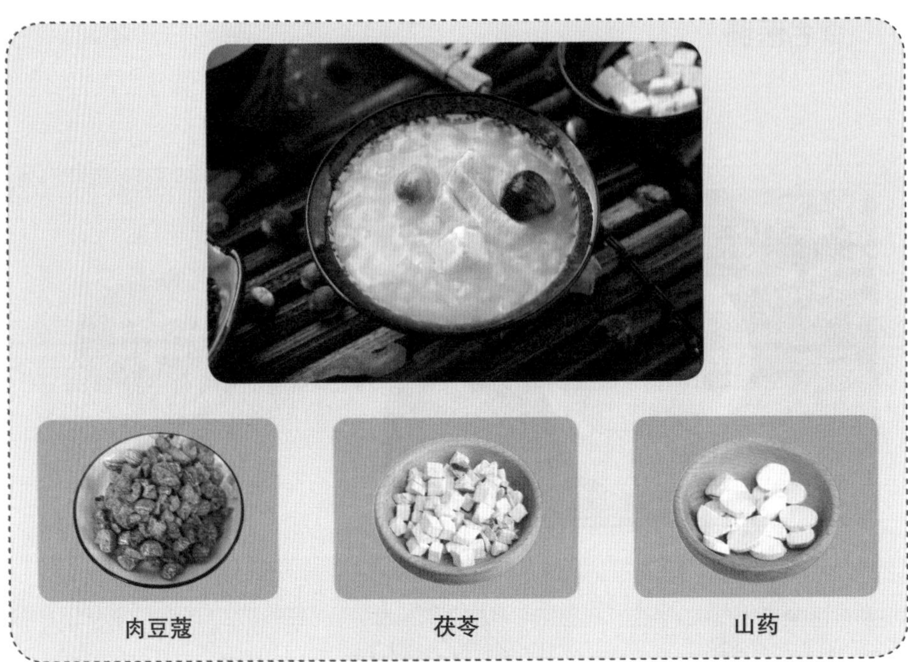

肉豆蔻　茯苓　山药

红参高良姜饮

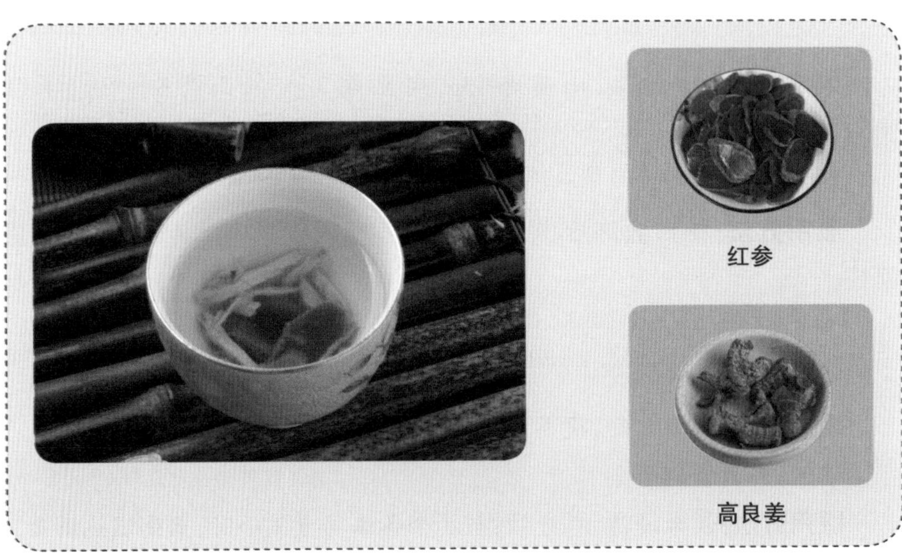

红参

高良姜

组成:红参 5～10g,高良姜 3～6g,红糖适量。

功效:温阳健脾。

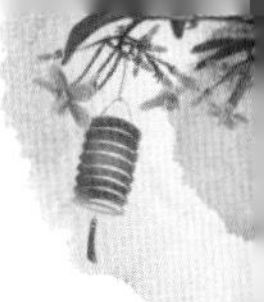

服用方法：代茶饮。以上材料清水冲洗后放入杯中，加沸水闷盖10～15分钟。

2. 心理调理

阳气不足者常表现为没有精神，看起来无精打采，显得沉默寡言，时时刻刻都不开心，影响社会交往。此时要善于调节自己的感情，注意自己的形象，尽量打起精神，可以选择愉悦、动感音乐、视频等提高活力。

3. 运动调理

养胃阳以外出锻炼为主。早上七八点锻炼最好。坚持锻炼最为紧要。刚开始每日锻炼半小时，和缓运动能让脾的阳气上升，进而鼓动胃的阳气。通常以八段锦、散步等运动为主。

四、肾阳虚亚健康状态

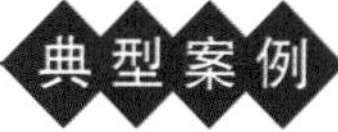

赵先生，45岁，出租车司机，由于工作原因，经常夜班至很晚，忽略锻炼身体，饮食亦不规律。近三个月来赵先生经常出现阳事不易举、对房事冷淡、小便频数而清、夜尿偏多余沥不尽、自感乏力劳累困倦、腰膝酸软、脚凉、饮食稍凉即泻、睡眠差、不易入睡、耳鸣、精力减退等。去医院检查，各项指标均正常。

马万千主任指导：赵先生由于工作原因，经常夜班，生活不规律，导致肾阳亏虚，因而出现阳事不易举、对房事冷淡、小便频数而清、夜尿偏多、乏力劳累、腰膝酸软、脚凉、稍凉即泻、睡眠差、耳鸣、精力减退等表现，属于肾阳虚亚健康状态。

什么是肾阳虚亚健康状态？

肾阳虚亚健康状态是指肾阳不足，温煦失职，气化失权，出现腰膝酸软无力、形寒肢冷、小便频数、夜尿增多等阳虚内寒为表现的身体状态，理化检查没有阳性体征。

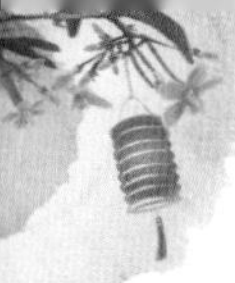

哪些因素可以导致人体出现肾阳虚亚健康状态？

（1）先天因素，素体阳虚。

（2）既往疾病治疗失当，误汗、过汗、汗出过多，阳气随之而泄，导致肾阳不足。

（3）饮食不节，油腻、辛辣、炙煿、饮食生冷，导致脾虚湿滞，阻碍脾阳气化，久之耗伤肾阳，致肾阳不足。

（4）经常思考问题或学习过度，体力、脑力过劳都耗气伤精。

（5）生活工作环境，长期处于寒冷的环境。

（6）熬夜。

（7）房事过度，耗伤阳气。

马万千主任认为，人体的阳气，尤其是肾阳，主宰着人体生命的活动。如《素问·生气通天论》中所示“阳气者，若天与日，失其所，则折寿而不彰”，比喻阳气就像宇宙中的太阳，万物赖以生存，是维持脏腑功能正常气化的能量，以此来说明阳气的重要性——主宰生命，有阳则生，无阳则死。因此，我们要注重顾护人体的阳气。“肾为封藏之本，精之处也”，肾阳主宰肾中精气的封藏与气化。“阳者，卫外而为固”，肾中阳气充足，则人体各项功能正常，反之，肾阳不足或衰弱，就会出现腰膝酸软无力、形寒肢冷、小便频数、大便溏薄等肾阳虚的亚健康状态。

肾阳虚亚健康状态有哪些常见的不适症状？

1. **肢体凉，尤以下肢为甚**　腰为肾之府，肾阳不足，温煦失职，阴寒内盛，阳气不足不能通达于四肢，形寒肢冷。

2. **腰膝酸软**　肾气亏虚，肾阳虚衰，久之肾精不足，出现腰膝酸软。

3. **小便频多，夜尿，大便稀溏不成形**　肾阳虚衰，膀胱温煦气化无力，故小便量多频繁。肾阳亏虚，脾失健运，虚寒内生，腐熟水谷之力减弱，则水谷不化，故出现下利清谷、五更泄泻。

4. **精力不足，工作效率低，记忆力下降，不耐疲劳**　“腰为肾之府，精之处”，熬夜加班，不规律的饮食，体力、脑力过劳，工作压力大，以致肾阳不足，肾精亏损，不能荣于脑，导致记忆力下降，精力不足，工作效率减低。

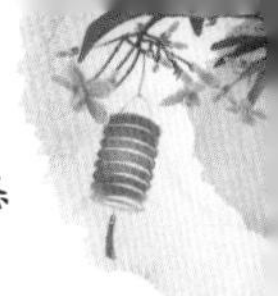

5. **男子性欲低下，女子带下清稀量多** 肾阳虚衰，命门火衰，故男子性欲低下；肾阳不足，水液代谢失常，带脉不固，故见带下清稀量多。

6. **容颜早衰** 阳虚，血液失其温养，运行无力，气血化生不足，不能向上荣养面部，表现为面色淡白、肌肉松弛、皱纹、老年斑。

7. **面色㿠白或暗黑** 阳虚不能温养气血上荣于面，面部血络失充，故面㿠白；肾阳虚衰，水湿阴寒袭于面部，故面暗黑无光泽。

肾阳虚亚健康状态可能会引起哪些常见疾病？

1. **腰腿痛** 腰膝酸软冷痛，怕凉。因腰为肾之府，肾阳虚衰，腰膝失于温养，寒邪凝滞，以致气血运行失常或不通。

2. **尿频** 小便频且量多，夜尿多。因肾司二便，与膀胱相表里，肾阳虚弱，命门火衰，使膀胱温煦气化无力，故小便量多频繁。

3. **五更泻** 大便偏稀，凌晨三点至五点出现腹泻。肾司二便，肾阳虚衰，命门火衰，脾失去肾阳的温煦，腐熟水谷之力减弱，则水谷不化，故出现下利清谷，五更泄泻。

4. **男子阳痿、早泄、滑精，女子宫寒不孕、痛经** 男子肾阳不足，故阳痿，或举而不坚；肾气不固，精关失固，精易外泄所致早泄、滑精；女子肾阳亏虚，阳虚生内寒，冲任，胞宫失煦，虚寒血滞，经脉瘀阻不通，故痛经。

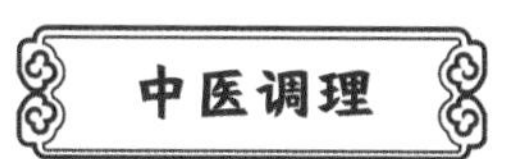

中医调理

1. 饮食调理

少食苦寒生冷等耗伤阳气的食物，如西瓜、黄瓜、萝卜、苦瓜、绿豆、空心菜、杏仁、梨、藕、金银花、菊花等。

合理饮食：适当食用甘温、补益阳气的食物，如鸡肉、鸡蛋、粳米、小米、黄米、大麦、栗子、鲫鱼、鹌鹑、鹅肉、牛肉、狗肉、羊肉、鳝鱼、韭菜、核桃、芝麻、海参、鹿肉、姜等。

马万千主任认为，肾阳虚亚健康状态者可以用黄芪、山药、大枣、益智仁、人参、党参、枸杞子、狗脊、芡实、淫羊藿等中药来进行膳食调理。

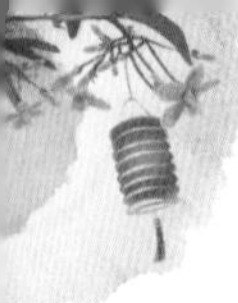

◎名医膳

党参芡实肉桂羊肉汤

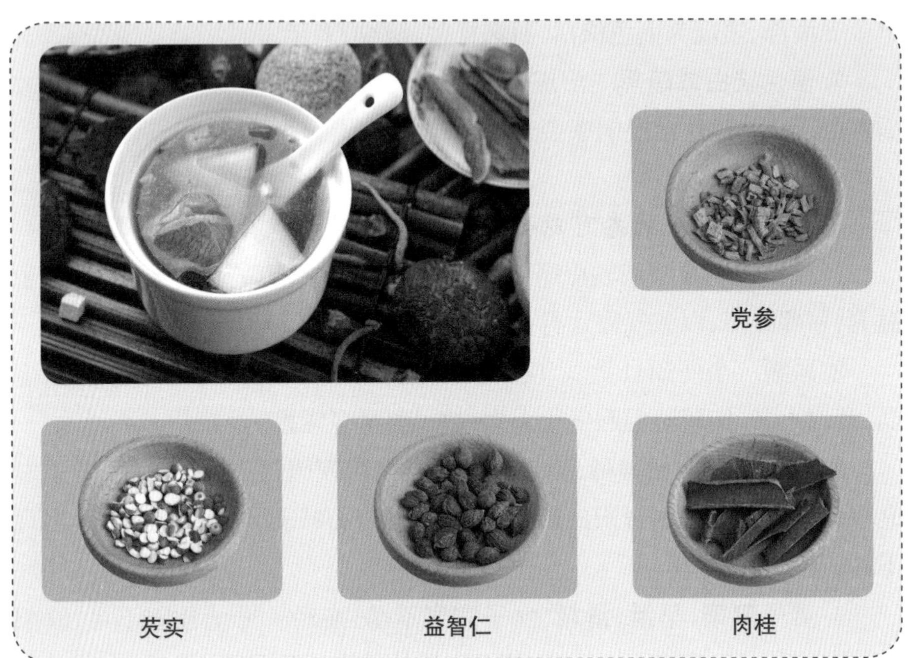

组成:党参5～10g,芡实5～10g,益智仁3～6g,肉桂3～5g,花椒3～5g,羊肉200g。

功效:益气补肾温阳。

服用方法:羊肉煮沸后捞出,与其余各味同煮1小时为汤,可加适量调料。

核桃山药芡实粥

组成:核桃仁5～10g,山药5～10g,芡实5～10g,黑豆20～50g,粳米50g。

功效:温补肾阳。

服用方法:粳米、黑豆浸泡30分钟,与其余各味同煮1小时,熬粥温热服食。

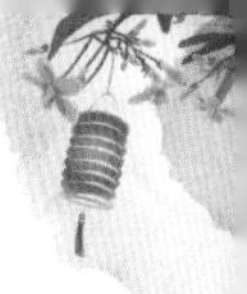

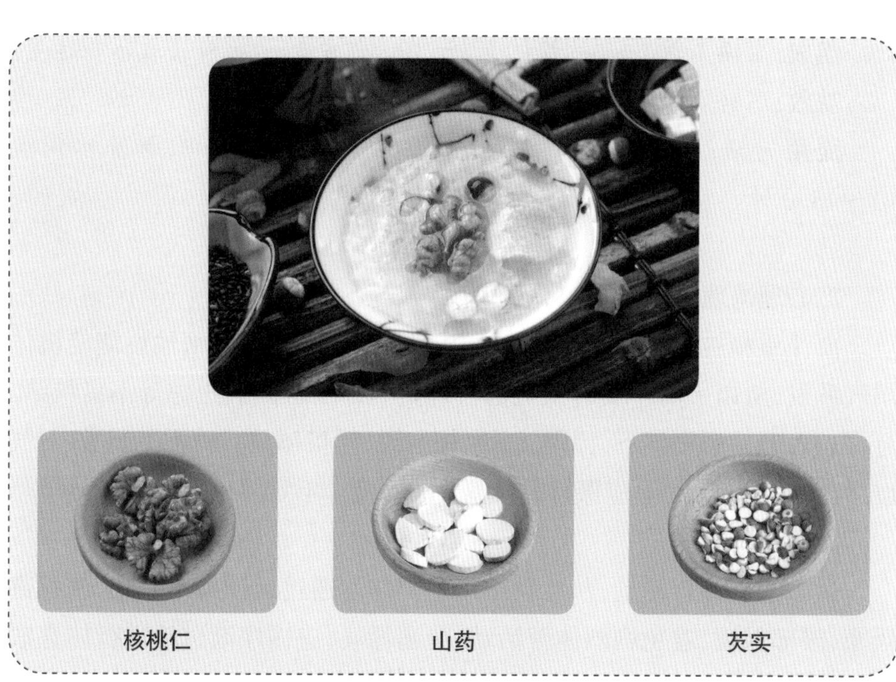

淫羊藿枸杞饮

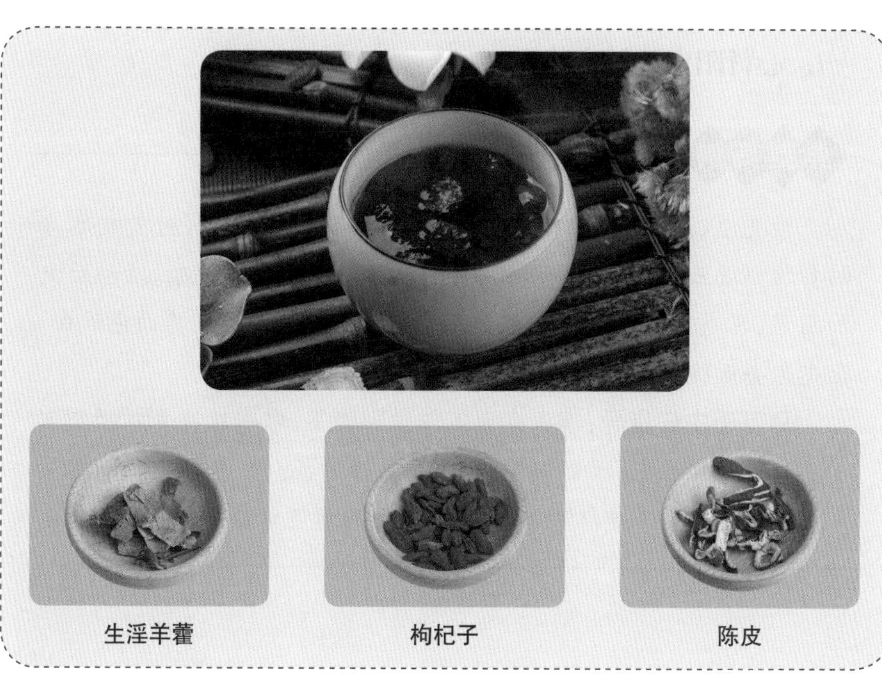

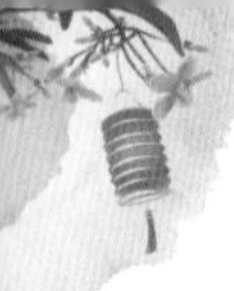

组成:生淫羊藿1～3g,枸杞子5～10g,陈皮3～6g,蜂蜜或冰糖适量。

功效:温补肾阳。

服用方法:代茶饮。以上材料清水冲洗后放入杯中,加沸水闷盖10～15分钟。

2. 心理调理

要注重精神方面的调理。古人说,"喜则阳气生",心情愉悦能使机体阳气升发,所以平时不要有太大的心理负担,克服惊恐、焦虑等不良情绪。肾在志为恐,"恐则气下,惊则气乱",惊与恐,对机体是一种不良刺激,对气血运行产生不良影响,应保持轻松愉快的心情。不宜熬夜,或过度劳累。

3. 运动调理

适当进行体育活动,从运动中产生阳气。通过运动助阳生热,注意避风寒,腰部保暖,避免剧烈体育活动,劳则耗气,应循序渐进地进行体育锻炼,适当增加运动,如散步、慢跑、太极拳和八段锦比较适合,有助于改善症状。八段锦的"两手攀足固肾腰""攥拳怒目增力气"可加做1～3遍。应注意不可过于劳作和大汗,以身体微微出汗为宜,以免更伤正气。

五、心肾阳虚亚健康状态

典型案例

李先生,52岁,出租车司机,平时工作过于劳累,有时爱吃冰冷的食物。近三个月出现疲倦没力气,肢体浮肿,心慌,气短,活动后更加明显,容易出汗,夜尿多,腰膝酸软等不适,家人总见其面色㿠白。李先生去医院检查,并未发现明显异常。

马万千主任指导:李先生因工作过于劳累,常吃冰冷食物损伤阳气。心肾阳气亏虚,因而出现疲倦,肢体浮肿,心慌,气短,多汗,夜尿多,腰膝酸软,面色㿠白等症状,属于心肾阳虚亚健康状态。

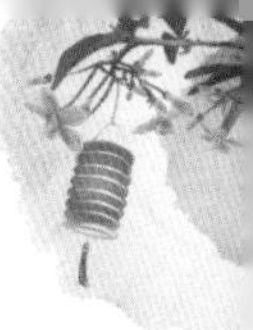

什么是心肾阳虚亚健康状态？

心肾阳虚亚健康状态是指心阳、肾阳亏虚引起心慌，肢体浮肿，小便不利，怕冷，腰膝酸冷，唇甲青紫，生殖功能减退等表现的身体状态，理化检查没有阳性体征。

哪些因素可以导致人体出现心肾阳虚亚健康状态？

（1）早产或体质虚弱者。

（2）感受寒邪或长期处于寒冷环境未及时调理，损伤心肾阳气所致。

（3）既往疾病恢复期失于调理，阳气被伤。

（4）经常熬夜加班，工作压力大，精神紧张。

（5）房事过度，耗伤阳气。

马万千主任认为，心主一身血脉，负责周身血液运行，即“心主血脉”。肾脏为人体先天之本，主人体一身元阳。如果出现以上因素或兼而有之，导致心肾功能失于调理，耗伤心肾二脏阳气，出现心肾阳虚亚健康状态。

心肾阳虚亚健康状态有哪些常见的不适症状？

1. **心慌** 心阳不足不能温煦，血脉凝滞，心脉失养导致心慌，每当生气、受惊、劳累时心慌不安，休息或舒缓情绪后可自行缓解。

2. **肢体浮肿，小便不利或尿频夜尿多** 肾阳虚则火衰，无以温煦脾阳，脾肾阳虚，则运化功能失职，导致水液停聚，聚于下肢则会导致下肢浮肿；阳虚不能蒸腾气化水液，导致小便不利。

3. **腰膝酸冷** 肾阳不足，不能温养腰府，会导致腰酸冷；肾阳不足，周身骨关节得不到滋养和温煦，出现膝关节酸冷疼痛。

4. **怕冷** 心肾阳气不足导致全身阳气不足，五脏六腑得不到温养，肢体得不到温煦就会出现怕冷。

5. **口唇和指甲青紫** 中医认为心主血脉，心阳不足，血脉失于温运，推动无力，就会导致寒凝血瘀，血行不畅，表现出口唇、指甲青紫。

6. **生殖功能减退** 中医认为，肾是人先天精气储存和主宰的脏器，肾阳不足时，生殖系统得不到温养，则生殖功能减退。女子胞宫寒冷，出现

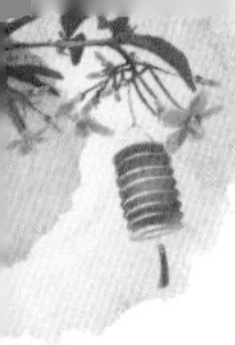

痛经，经血夹有血块；男子阳痿早泄，精液冷。精冷宫寒就会导致生殖功能减退。

心肾阳虚亚健康状态可能会引起哪些常见疾病？

1. **冠心病**　胸闷，胸痛，活动后加重。多为心肾阳虚，胸阳不运，气机不畅，血行瘀滞所致。

2. **肾炎**　水肿，夜尿增多，尿中有泡沫。多因肾阳不足，水液代谢失调导致水肿。

3. **不孕不育**　中医认为肾中精气决定生殖系统功能，肾阳不足导致生殖系统功能减退，甚或男子不育、女子不孕。

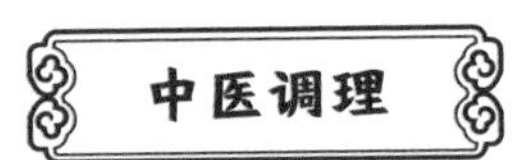

中医调理

1. 饮食调理

忌食过度苦寒之品，忌暴饮暴食。

合理饮食：适宜食用羊肉、牛肉、韭菜、刀豆、核桃仁、海参、粳米等温补阳气的食物。

马万千主任认为，心肾阳虚亚健康状态者可用桂圆、莲子、核桃仁、淫羊藿、山药等中药进行膳食调理。

◎名医膳

黄芪桂圆芡实肉桂羊肉汤

组成：黄芪 5～10g，桂圆 5～10g，芡实 5～10g，肉桂 3～5g，羊肉 200g。

功效：温补心肾。

服用方法：羊肉煮沸后捞出，与其余各味同煮 1 小时为汤，可加适量调料。

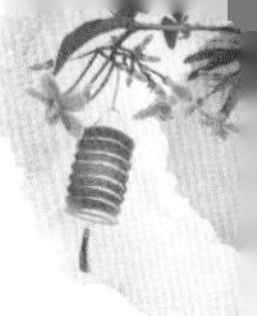

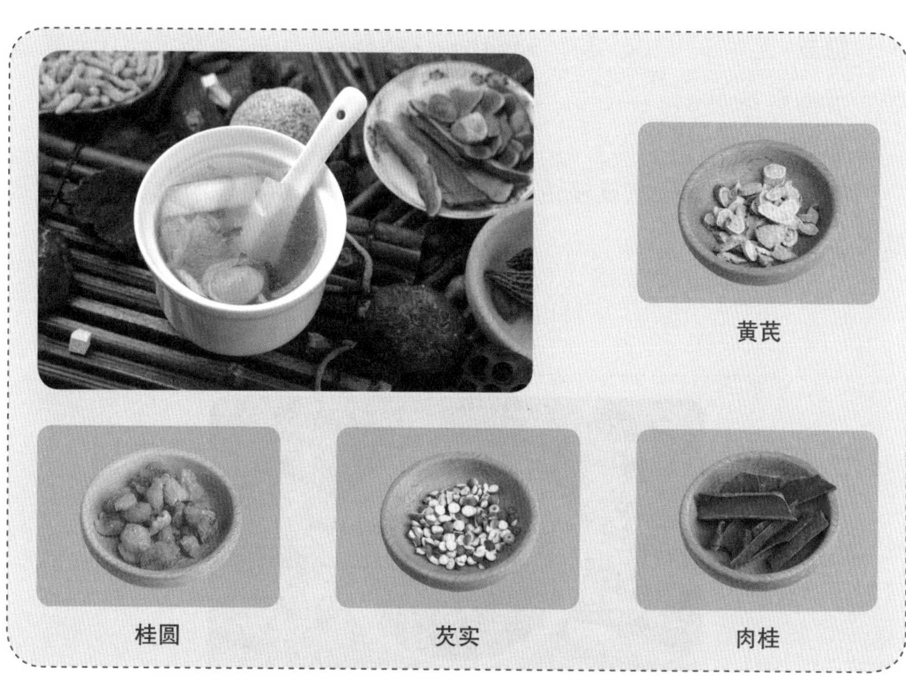

党参莲子核桃山药粥

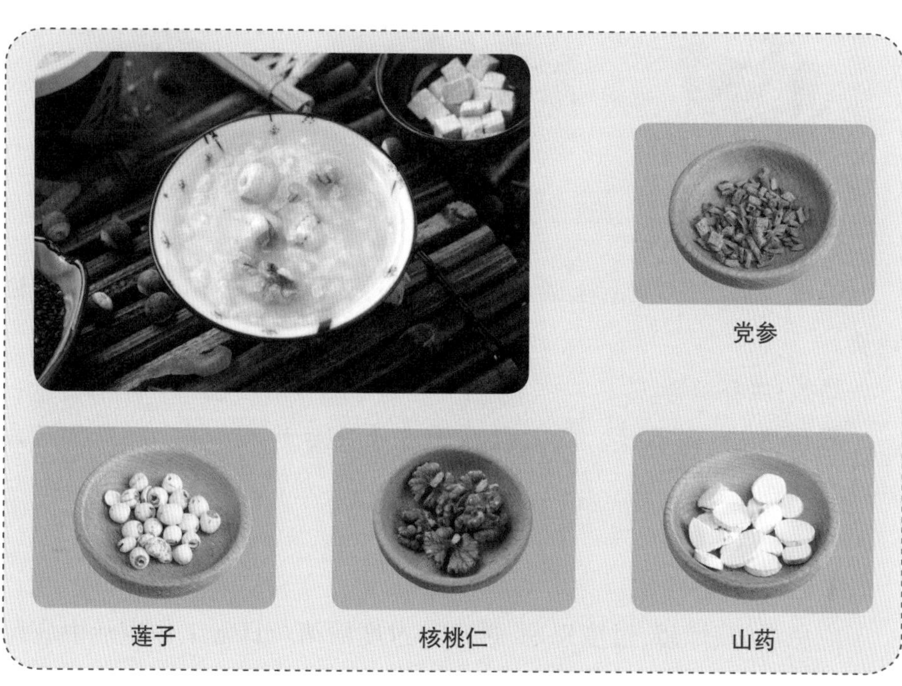

组成:党参 5～10g,莲子 5～10g,核桃仁 5～10g,山药 5～10g,黑豆 20～50g,粳米 50g。

功效:温补心肾。

服用方法:粳米、黑豆浸泡 30 分钟,与其余各味同煮 1 小时,熬粥温热服食。

桂圆淫羊藿枸杞子饮

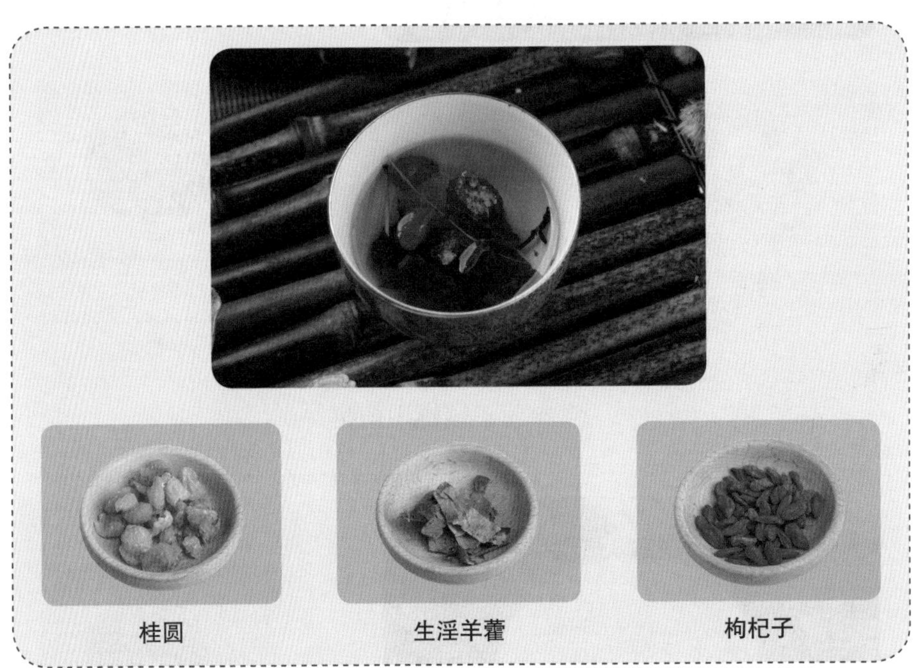

组成:桂圆 5～10g,生淫羊藿 8～13g,枸杞子 5～10g,蜂蜜或冰糖适量。

功效:温补心肾。

服用方法:代茶饮。以上材料清水冲洗后放入杯中,加沸水闷盖 10～15 分钟。

2. 心理调理

应忌暴怒、惊恐、过度思虑、过喜等过度情绪。日常工作生活中应保

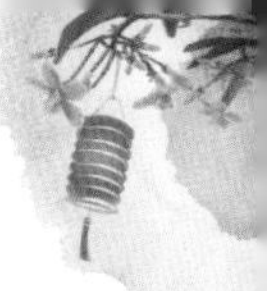

持乐观态度，使精神放松，并可通过养花、养鱼等良好习惯调节情绪、怡情养性。

3. 运动调理

起居规律，避免熬夜工作，进行适当的体力活动，量力而行，使全身气血流通，减轻心脏负担。锻炼项目应根据个人自身条件、兴趣爱好选择。如打太极拳、做健身操等都是良好的健身方式。

六、脾肾阳虚亚健康状态

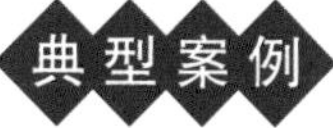

赵女士，62岁，大半年来经常感到头晕眼花，腹部胀满，尤其到下午加重，吃饭不香，甚至不想吃东西，大便稀溏，全身怕冷，腰酸，手脚发凉，总比别人多穿衣服，夜间小便次数多，所以睡眠不好，白天没有精神。赵女士曾多方求治，医院的各项检查也没什么大碍。

马万千主任指导：赵女士年过六旬，阳气渐衰，脾肾阳虚，因而出现头晕眼花、腹胀下午加重、进食不香甚至不欲饮食、大便稀、畏寒、腰酸、四肢冷、夜尿频、失眠等症状，属于脾肾阳虚亚健康状态表现。

什么是脾肾阳虚亚健康状态？

脾肾阳虚亚健康状态是指脾肾阳气亏虚，不能温煦机体，出现泄泻、水肿、寒冷等表现的身体状态，理化检查没有阳性体征。

哪些因素可以导致人体出现脾肾阳虚亚健康状态？

（1）先天体质较弱。

（2）饮食不节，进食过多生冷、油腻食物。

（3）感受外界寒冷侵袭。

（4）熬夜加班，精神紧张。

（5）房事过多。

（6）年纪大了，身体衰弱。

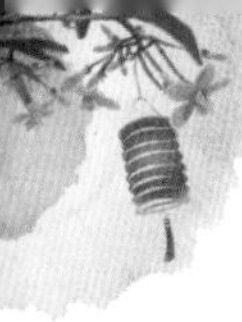

马万千主任认为，脾主运化水谷，输布精微，为气血生化之源，后天之本；脾主统血，统摄血液在脉内运行。肾主藏精，主管人体生长、发育与生殖，为人体“先天之本”；肾又主水，调节人体水液平衡；肾主纳气，具有摄纳肺所吸入的清气的作用。脾必须有肾阳温煦蒸化才能健运，而肾阳有赖于脾运化水谷精微的不断补充，才能充盛。后天与先天是相互滋生、相互影响的。

如果饮食不节，进食过多生冷或者油腻食物，损伤脾胃阳气，寒从内生，脾阳不振，久罹不愈，多累及肾导致脾肾阳虚。先天体质较弱、房事过多、年老体弱，均可引起肾阳虚衰，导致脾失温煦，从而脾肾两伤。此外，随着现代生活方式观念的改变，年轻人追求时尚，在寒冷的冬季着装露脐、露腰、露脚踝，或是炎炎夏日，长时间处在空调房间里，直接受到外界寒冷的侵袭，伤及阳气，引起脾失健运，肾失气化，从而出现脾肾阳虚的亚健康状态。

脾肾阳虚亚健康状态有哪些常见的不适症状？

1. **头晕，眼花，腰膝酸软，疼痛**　脾肾阳虚，气血生化不足，清窍失于濡养，出现头晕眼花。肾主骨，腰为肾之府，肾阳虚衰，不能温暖腰部和膝部，就会出现腰膝酸软，发凉疼痛。

2. **食欲不振，腹部胀满，进食后明显**　脾阳虚衰，运化水谷的功能减退，饮食消化吸收功能障碍，所以出现食欲不振，不想吃饭，腹部胀满。

3. **腹痛，便稀，或五更泻**　脾肾阳气不足，导致阴寒内盛，寒凝气滞，表现为腹部冷痛，喜欢温暖、按揉。脾阳虚衰，运化、吸收水谷精微及排泄二便功能失职，不能运化水湿，水走肠间出现大便稀溏。脾与肾是“先天生后天，后天养先天”的关系，脾阳虚衰，时间长了，就会影响到肾，从而导致肾阳不足；清晨是阴气极盛，阳气未复，所以出现五更腹泻；火不暖土，腐熟无权，表现为大便夹有不消化食物。

4. **面色发白或发青，嘴唇发白或者发青，怕冷**　脾肾阳虚，运化失司，水气上泛，面部浮肿，表现为面色㿠白，嘴唇发白。阴寒内盛，表现为面色发青，或嘴唇发青。阳气不能温煦全身，表现为怕冷，四肢发凉。

5. **记忆力下降，丢三落四，精力不够，力不从心**　“肾藏精，精舍志”。

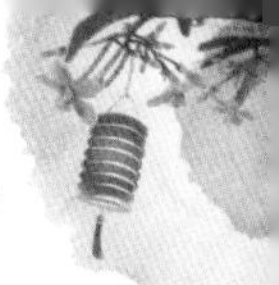

肾阳亏虚，肾精不足，脑髓空虚，就会出现记忆力下降。人的精神全靠气血的充实濡养。脾肾阳虚，气血生成不足，不能充养精神，工作常力不从心，感觉疲劳。

6. 性欲减退，男子阳痿早泄，女子不孕　肾中精气的盛衰决定着人的生长、发育和生殖。肾阳不足，性欲减退，男子阳痿早泄，女子不孕。肾阳亏虚，精血不足，寒凝气滞则女子痛经，经血中夹有血块。

7. 水肿明显，尿频，夜尿　脾主运化水湿，肾主水液排泄，若脾肾阳虚，水液运化与排泄功能减弱，则水湿泛滥，溢于肌肤，形成水肿。“肾主水液，司二便”，若肾阳不足，气化失常，膀胱司开合功能失常，则表现为小便量多，夜间小便次数多。

脾肾阳虚亚健康状态可能会引起哪些常见疾病？

1. 腹痛　脾阳虚弱，寒从中生，寒凝气滞，则腹痛。

2. 头晕　脾肾阳虚，气血生化不足，不能向上供养头部，出现头晕眼花。

3. 性功能障碍　肾阳虚弱，温煦功能失常可能引起性欲低下，男子表现为阳痿、早泄、滑精，女子不孕。

4. 黄褐斑、老年斑　脾肾阳虚，气血生成、运行失常，面部气血失和，气血瘀阻而出现黄褐斑、老年斑等。

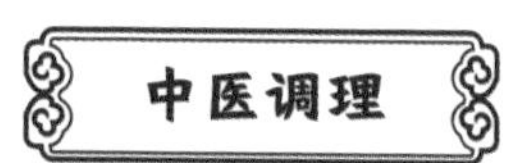

中医调理

1. 饮食调理

忌食寒凉、滋腻难以消化之品，如苦瓜、黄瓜、冬瓜、柿子、香蕉、枇杷、梨、西瓜、绿豆、豆腐、莜麦、鸭肉等。

合理饮食：适宜食用鸡肉、羊肉、韭菜、干姜、肉桂、核桃、黑芝麻等健脾温肾的食物。

马万千主任认为，脾肾阳虚亚健康状态可以食用芡实、淫羊藿、生姜、肉桂、核桃、山药等中药进行调理。

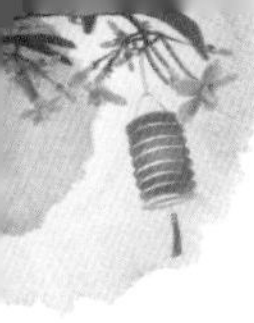

◎名医膳

党参豆蔻山药羊肉汤

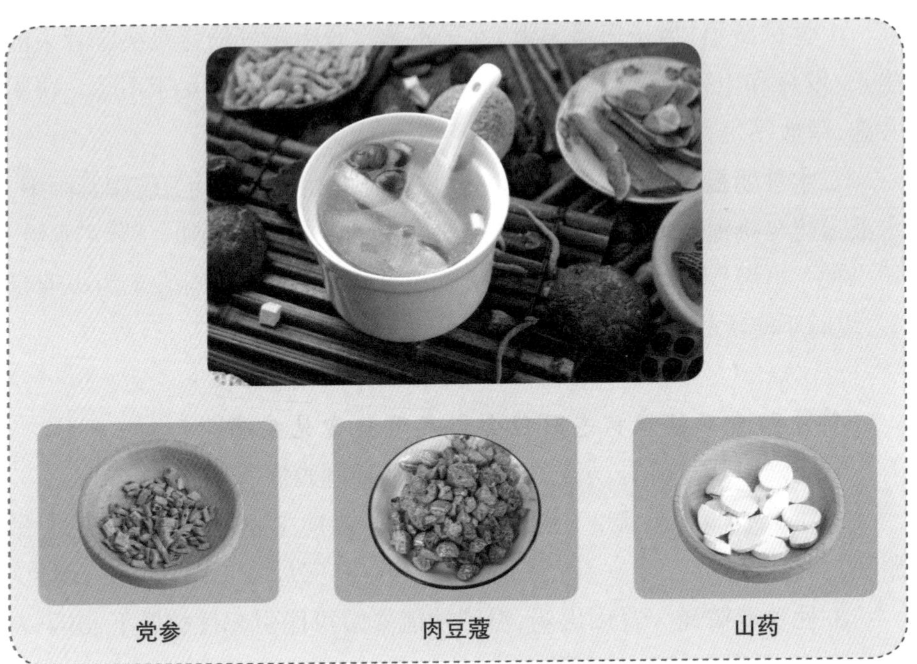

党参　　肉豆蔻　　山药

组成:党参 5～10g,肉豆蔻 13g,山药 5～10g,高良姜 3～5g,羊肉 200g。

功效:温阳补肾。

服用方法:羊肉煮沸后捞出,与其余各味同煮 1 小时为汤,可加适量调料。

芡实山药核桃粥

组成:芡实 5～10g,山药 5～10g,益智仁 3～6g,核桃仁 5～10g,粳米 50g。

功效:温补脾肾。

服用方法:粳米浸泡 10 分钟,与其余各味同煮 1 小时,熬粥温热服食。

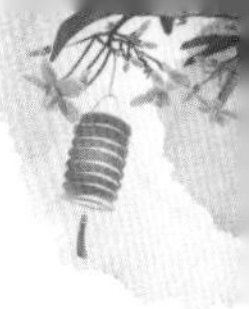

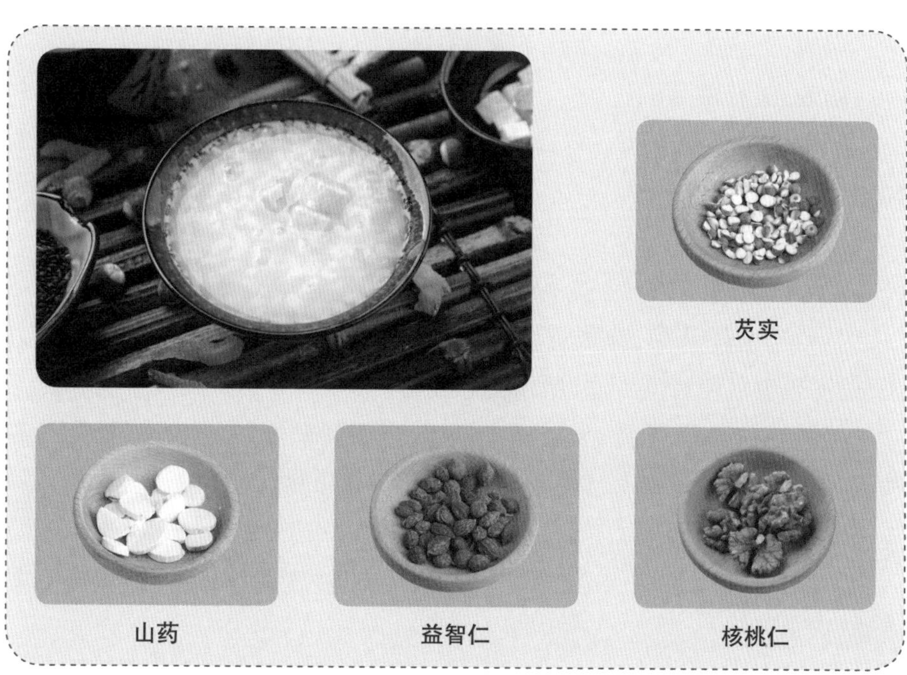

黄芪淫羊藿饮

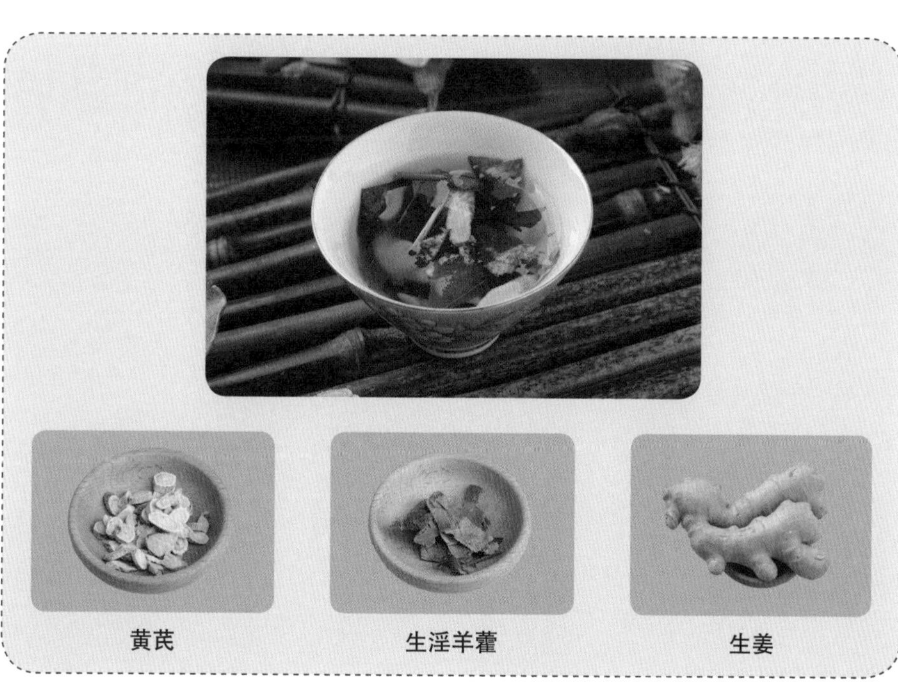

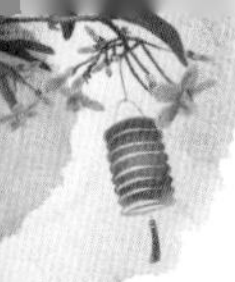

组成：炙黄芪3～6g，生淫羊藿1～3g，生姜2片，红糖适量。

功效：温补脾肾。

服用方法：代茶饮。以上材料清水冲洗后放入杯中，加沸水闷盖10～15分钟。

2. 心理调理

马万千主任认为，脾藏意，在志为思，过度思虑伤脾。肾藏志，在志为恐，过度恐惧可使肾气不固，所以惊恐伤肾。

保持心神宁静，排除杂念，减少欲望，当遇到来自个人、家庭、社会的各种问题时，能够镇定自若，以从容之心对待一切事物。

3. 居家、运动调理

节制饮食，不贪凉饮冷，不贪图安逸，也不过度劳作，对顾护脾肾至关重要。

按摩脾俞、足三里、关元、气海、肾俞等穴位以温肾健脾。

作息有一定规律，适量运动，冬季注意保暖，进行太极拳、八段锦、散步等缓和强身运动。

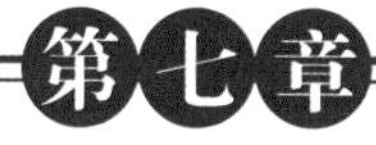

第七章

痰湿亚健康状态

一、痰湿蕴肺亚健康状态

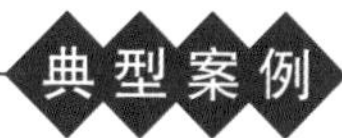

胖胖的张女士经常加班熬夜，最近由于受凉，早起出现咳嗽，咯出白色黏痰，吃油饼时痰更多了，还觉得胸闷恶心，没有食欲，浑身没劲。张女士去医院检查，指标都正常。

马万千主任指导：张女士素体肥胖，因经常熬夜加班，耗伤脾气，脾虚运化失司，痰湿内生，复因受凉出现咳嗽、痰多、不思饮食、乏力体倦等，属于痰湿蕴肺亚健康状态。

什么是痰湿蕴肺亚健康状态？

痰湿蕴肺亚健康状态是指肺气不足，肺失宣肃，痰饮内生；或因饮食不节，或感受湿邪，脾失健运，水谷不能化为精微上输以养肺，反而聚为痰浊，上贮于肺，肺气壅塞，上逆蕴阻，出现反复咳嗽，咳声重浊，痰多，痰出后缓解，痰黏腻或稠厚成块，色白或带灰色，每于早晨或食后则咳痰更多，进甘甜油腻食物症状加重，同时伴随胸闷腹胀、恶心欲吐、不思饮食、乏力体倦、大便稀溏等表现的身体状态，理化检查没有阳性体征。

哪些因素可以导致人体出现痰湿蕴肺亚健康状态？

(1)先天禀赋因素，父母或家族遗传因素。

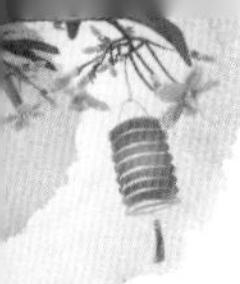

(2)感受外邪,受凉伤风后失于调理。

(3)饮食不节制,喜食油腻、生冷、辛辣等食物。

(4)过度疲劳,免疫力下降。

(5)年老体弱,不耐寒温。

(6)缺乏运动,长期喜卧久坐少动,气血运行不畅。

马万千主任认为,肺主气、司呼吸,上连气道、喉咙,开窍于鼻,外合皮毛,内为五脏华盖,其气贯百脉而通他脏,不耐寒热。肺还具有"通调水道"的作用。如果饮食不节,嗜酒好烟,或过食肥甘厚味辛辣,或平素脾失健运,饮食精微不归正化,脾湿生痰,上渍于肺,壅遏肺气,就会造成痰湿蕴肺的亚健康状态。

痰湿蕴肺亚健康状态有哪些常见的不适症状?

1. 咳嗽　"脾为生痰之源,肺为储痰之器"。饮食不节,或感受湿邪,脾失健运,水谷不能化为精微上输以养肺,反而聚为痰浊,上贮于肺,肺气壅塞,气逆则咳嗽、咳痰。

2. 胸闷　痰湿交阻,肺气不利,则见胸闷,甚则胸痛。

痰湿蕴肺亚健康状态可能会引起哪些常见疾病?

1. 咳嗽　咳声重浊,胸闷气憋,痰多色白黏稠。多由饮食不当,嗜食烟酒、辛辣助火之品,熏灼肺胃,灼津生痰;或者过食肥甘厚味,致使脾失健运,痰浊内生,上干于肺,阻塞气道,均可使肺气上逆而作咳。也可因肺脏虚弱,阴伤气耗,肺主气的功能失常以致肃降无权,而上逆作咳。

2. 喘证　喘而胸满闷塞,甚则胸盈仰息,咳嗽痰多,黏腻色白,咯吐不利,兼有呕恶,食少,口黏不渴。多因恣食生冷、肥甘,或嗜酒伤中,脾失健运,痰浊内生;或急、慢性疾患影响于肺,致肺气受阻,气津失布,津凝痰生,痰浊内蕴,上阻肺气,肃降失常,发为喘证。

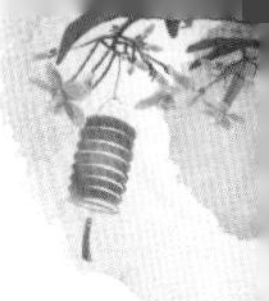

中医调理

1. 饮食调理

忌食甜腻、肥甘厚味及辛辣刺激之品，如柿子、李子、甜点、甜饮料、牛肉、羊肉等。

合理饮食，宜食白萝卜、荸荠、白果、扁豆、洋葱、包心菜、枇杷、雪梨、柚子等食物。

马万千主任认为，痰湿蕴肺亚健康状态者可用百合、山药、茯苓、党参、薏米、鱼腥草、萝卜等中药进行调理。

◎名医膳

陈皮贝母冬瓜鲫鱼汤

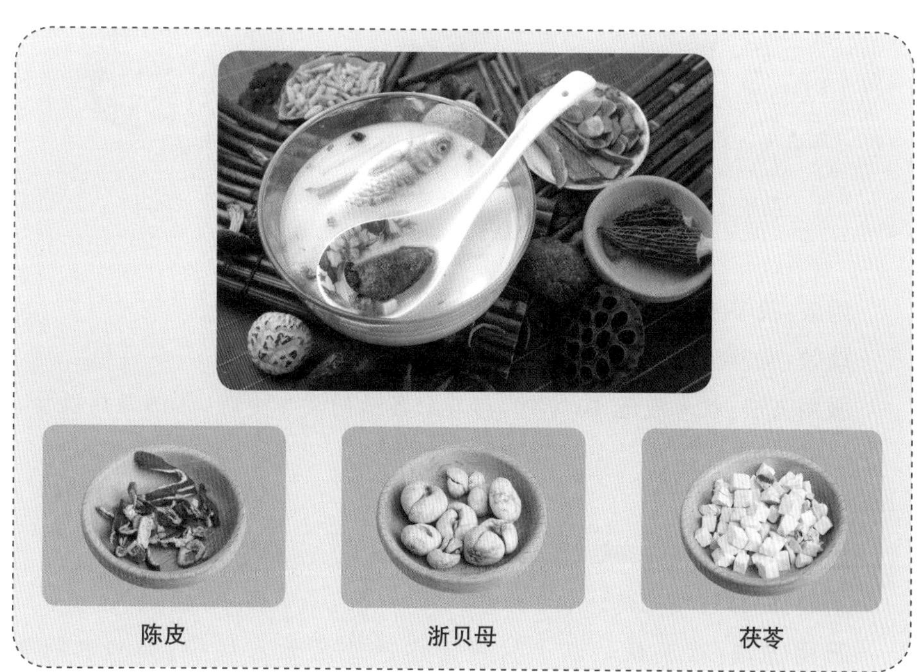

陈皮　浙贝母　茯苓

组成：陈皮3～6g，浙贝母5～10g，茯苓5～10g，冬瓜20～50g，鲫鱼适量。

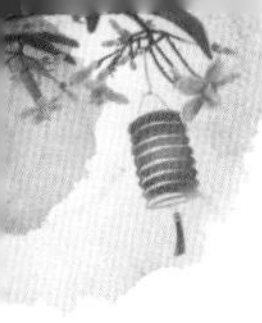

功效:宣肺健脾化痰。

服用方法:鲫鱼清理干净后与其余各味同煮熬汤1小时,加适量调料调味。

茯苓陈皮粥

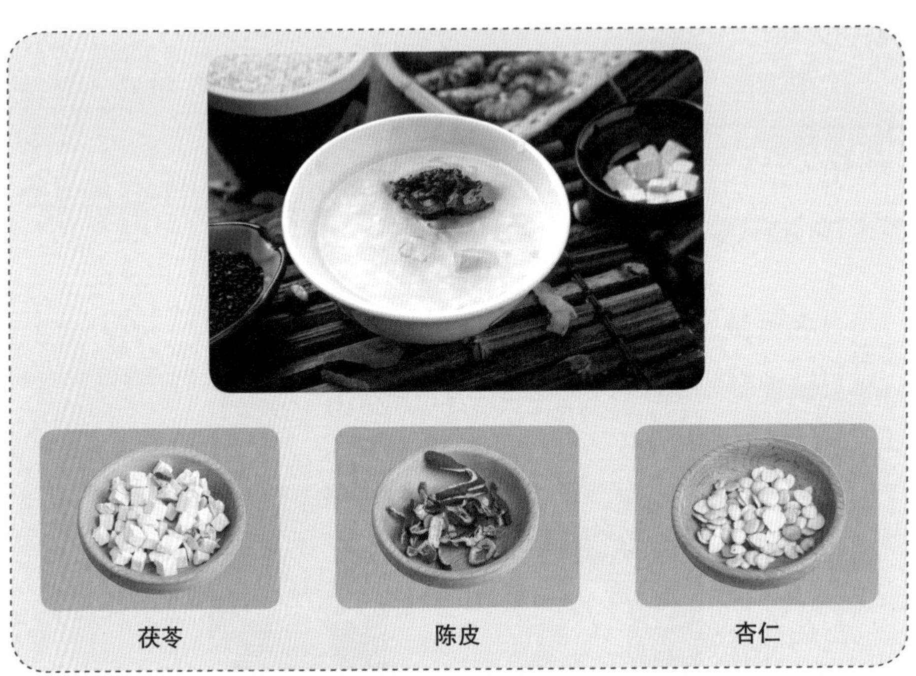

组成:茯苓5～10g,陈皮3～5g,杏仁3～6g,粳米50g。

功效:宣肺理气化痰。

服用方法:粳米浸泡10分钟,与其余各味同煮1小时,熬粥温热服食。

陈皮桑叶饮

组成:陈皮2～4g,佩兰1～2g,桑叶1～2g,冰糖适量。

功效:宣肺理气化痰。

服用方法:代茶饮。以上材料清水冲洗后放入杯中,加沸水闷盖10～15分钟。

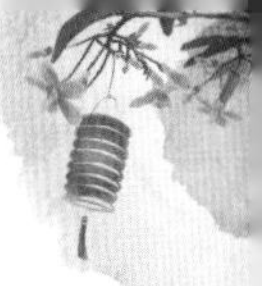

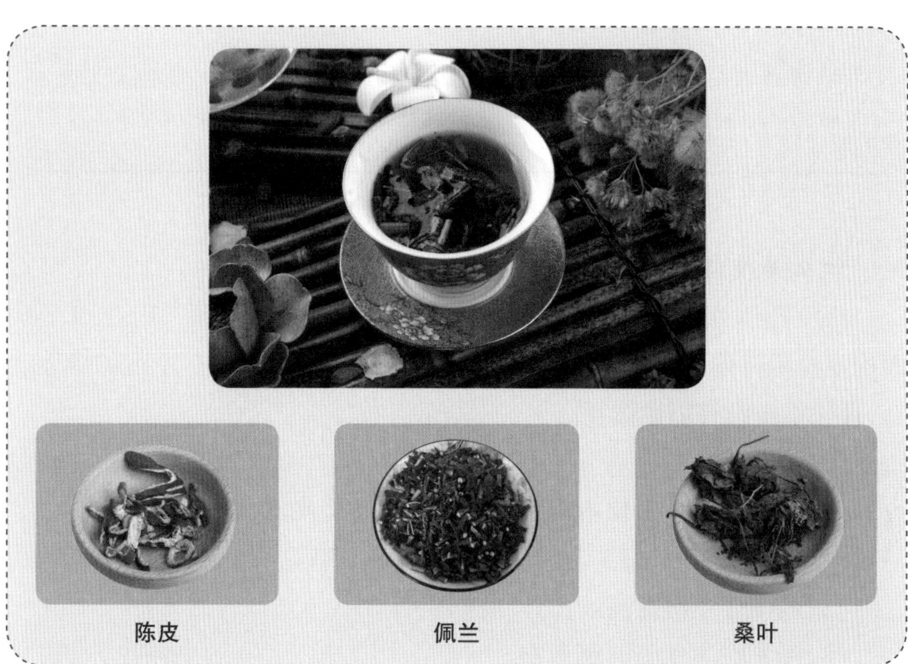

陈皮　　佩兰　　桑叶

2. 心理调理

马万千主任认为，忧伤肺，思伤脾，因此保持乐观的生活态度，胸怀宽阔，宁静淡泊，知足常乐对调节肺脾的功能至关重要。

3. 运动调理

痰湿体质者多体胖，适量运动，宜进行散步、舞蹈、慢跑、球类等强身运动。

二、痰湿蕴脾亚健康状态

典型案例

赵先生是一名会计，42 岁，体型偏胖，经常坐在办公桌前做预算，一工作就是一天。近来赵先生一直想减肥却发现不管怎样节食，体重都会蹭蹭上涨。近期他还觉得头晕嗜睡，胸闷恶心，咳白痰，大便稀，没食欲，浑身没劲。赵先生去医院检查却没有发现异常。

马万千主任指导：赵先生工作性质需要经常思虑，久坐，运动少。

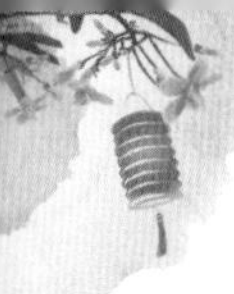

思虑伤脾，脾虚痰湿内生，就会出现体重增加、胸闷恶心、嗜睡、咳痰、大便稀、没食欲、浑身没劲等痰湿蕴脾亚健康状态。

什么是痰湿蕴脾亚健康状态?

痰湿蕴脾亚健康状态是指脾胃虚弱，运化失常，水液停聚，生湿酿痰而出现身困神倦、四肢乏力、口不渴或呕恶纳呆、腹胀便溏等不适的身体状态，理化检查没有阳性体征。

哪些因素可以导致人体出现痰湿蕴脾亚健康状态?

(1)先天体质。

(2)周围环境湿度高。

(3)经常吃甜食或油腻食物。

(4)经常熬夜，睡眠不足。

(5)平时想事太多，爱钻牛角尖。

(6)工作或者家庭压力过大，心情不好，烦躁不安或郁郁寡欢。

马万千主任认为，脾主运化，为“后天之本”，具有把饮食水谷转化为水谷精微和津液，并把水谷精微和津液吸收、转输到全身各脏腑的功能。脾虚运化失常，并可出现营养吸收障碍，水液失于布散而生湿酿痰，甚至导致水肿。脾虚也必然影响食物消化和水谷精微吸收，从而出现腹胀、大便溏薄、食欲不振、倦怠、消瘦等气血生化不足的表现。

痰湿蕴脾亚健康状态有哪些常见的不适症状?

1. **咳嗽、咳痰**　脾失健运，代谢水湿功能减弱，水谷不能化为精微上输以养肺，反而聚为痰浊，有形之痰上贮于肺，肺气壅塞，气逆则咳嗽痰多；无形之痰困于脾，进一步阻碍脾的运化。

2. **腹胀恶心，不思饮食**　脾气虚弱为痰湿所困时，运化功能受到阻碍，水谷精液输布无力，痰湿阻滞中焦，中焦气机不畅，故腹胀恶心，不思饮食。

3. **大便不成形**　脾虚湿盛，水液运化不利，体内水湿积聚，下注大肠，

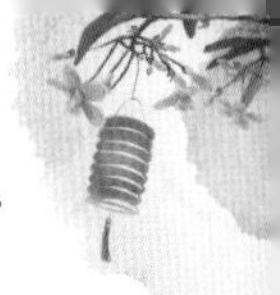

大肠传导功能失常，水湿流注，痰湿与糟粕同时被大肠排出，表现为大便不成形。

4. **疲乏** 痰湿蕴脾，导致食物不能运化，进而引起气血生成不足，失去气血的荣养，脏腑的各项功能会衰弱，表现为打不起精神；另一方面，湿为阴邪，阻遏气机，气机得不到伸展，困于体内导致精神不振，乏力。

5. **头晕** 中医认为，头为诸阳之会，痰湿壅遏中焦，气机阻滞清阳，清阳不升，清窍失养就会引发眩晕。

痰湿蕴脾亚健康状态可能会引起哪些常见疾病？

1. **呕吐** 饮食稍有不慎即易呕吐，时作时止，胃纳不佳，食入难化，脘腹痞闷。因为痰湿蕴脾，中焦气机不利，胃气上逆所致。

2. **泄泻** 大便时溏，迁延反复，严重者有不消化食物，饮食减少，食后胃中有堵塞感，稍进油腻食物则大便次数增多，面色萎黄，神疲倦怠。因痰湿蕴脾，脾虚失运，痰湿下注肠道所致。

3. **水肿** 身肿，腰以下为甚，按之凹陷不易恢复，脘腹胀闷，进食减少，面部没有血色，疲惫，肢体发冷。因痰湿蕴脾，脾运化水湿能力下降，水液停滞，泛溢肌肤所致。

4. **带下** 白带量多色黄或色白，多数没有臭味，面色淡黄，精神疲倦，不想吃东西，腰酸腹坠。因为脾被痰湿之邪所困，运化水湿能力下降，湿聚下注，伤及任、带二脉所致。

5. **流涎** 唾液多甚至睡时不自觉流出，面色萎黄。此因痰湿蕴脾，脾气不足，不能输布津液导致。

6. **眩晕病** 眩晕伴头重昏蒙，胸闷乏力，纳呆，有时呕吐痰或口水。因脾失健运，痰湿中阻，清阳不升引发。

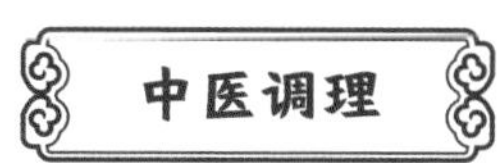

中医调理

1. 饮食调理

忌肥甘厚味之品，如猪肉、牛奶、奶酪、奶油等。

合理饮食，宜食具有醒脾消食、祛湿化痰的食品，如粳米、薏米、莲藕、

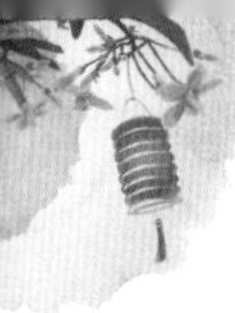

栗子、扁豆、豇豆、兔肉、牛肚、猪肚、葡萄、红枣、胡萝卜、马铃薯、香菇等。

马万千主任认为，痰湿蕴脾亚健康状态者可以黄芪、白术、莲子、山药、茯苓、薏米等中药进行膳食调理。

◎名医膳

陈蔻茯苓山药鸭肉汤

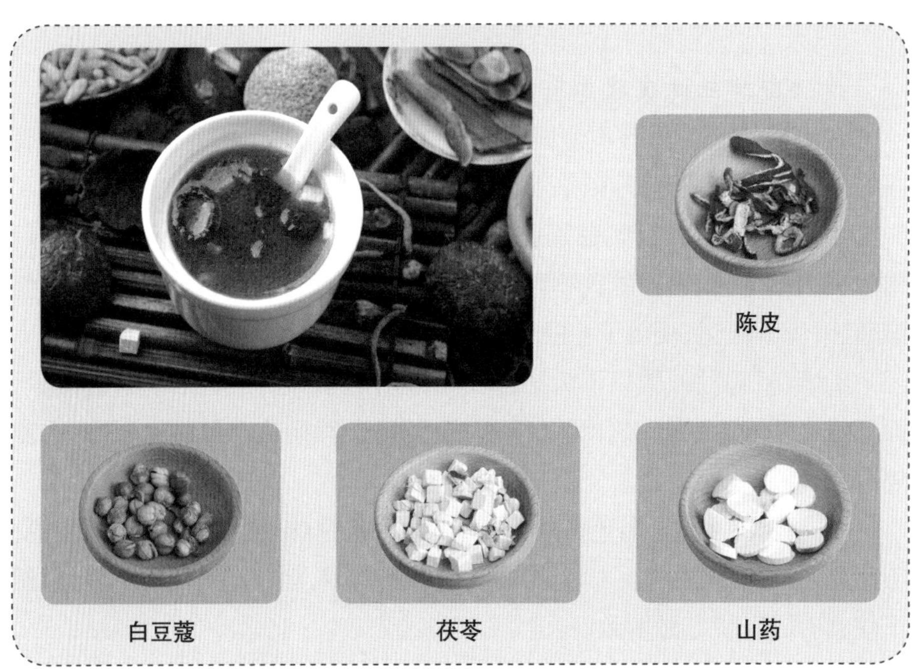

组成：陈皮3～4g，白豆蔻3～6g，茯苓5～10g，山药5～10g，鸭肉200g。

功效：健脾利湿。

服用方法：鸭肉煮沸去血沫及浮油后捞出，与其余各味同煮1小时为汤，可加适量调料。

陈皮茯苓薏仁粥

组成：陈皮3～5g，茯苓5～10g，薏苡仁10～30g，粳米50g。

功效：健脾利湿。

服用方法：粳米浸泡10分钟，与其余各味同煮1小时，熬粥温热服食。

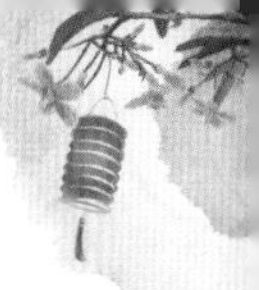

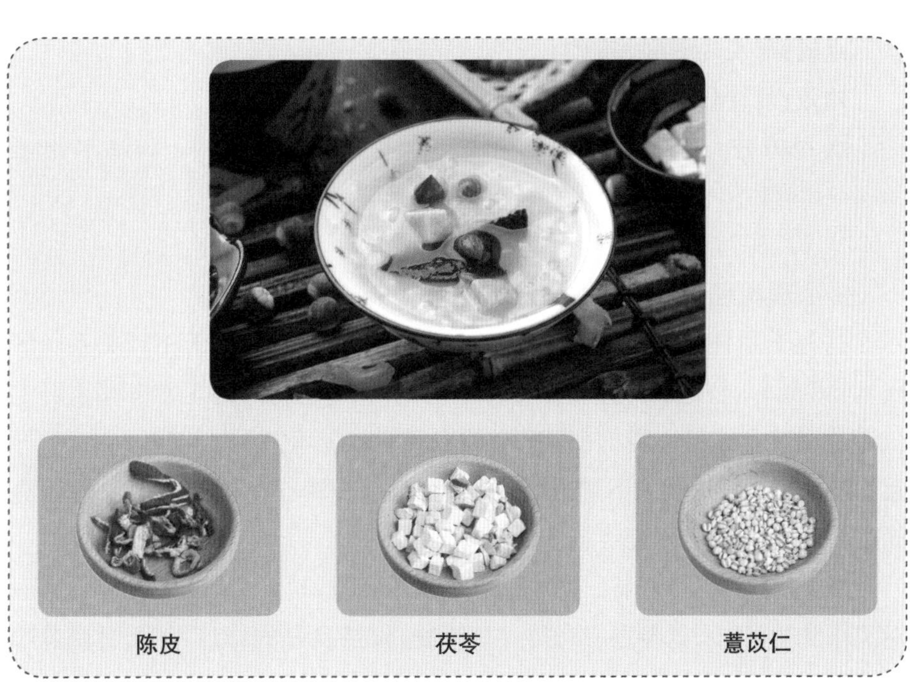

陈皮苏叶苦荞饮

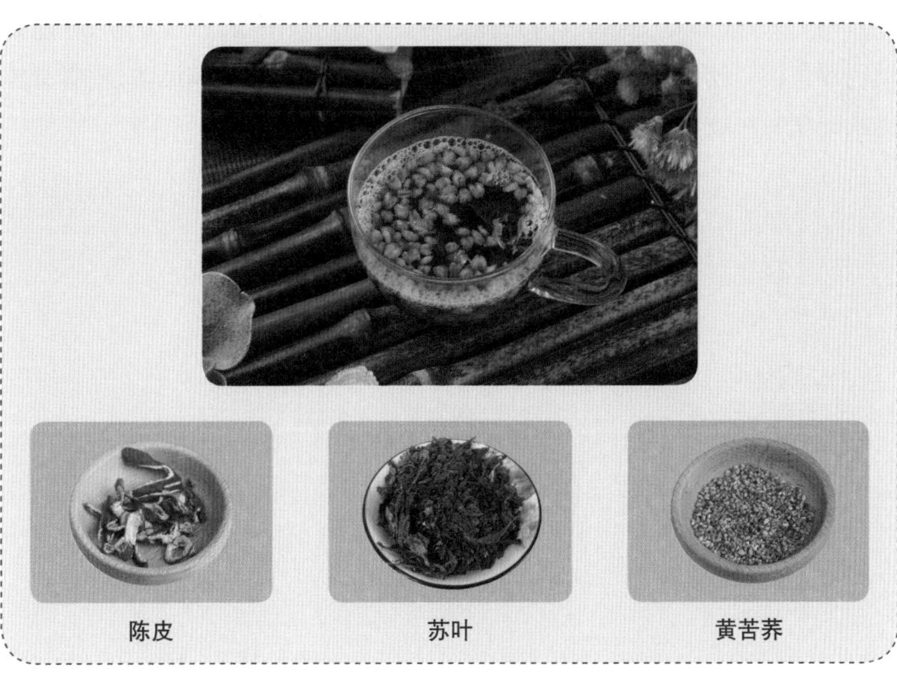

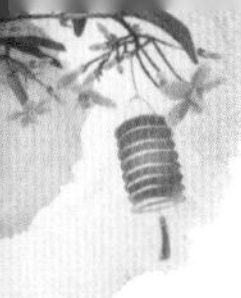

组成：陈皮3～6g，苏叶1～3g，黄苦荞3～6g。

功效：健脾化湿。

服用方法：代茶饮。以上材料清水冲洗后放入杯中，加沸水闷盖10～15分钟。

2. 心理调理

马万千主任认为，五行关系相生相克，脾与肝之间属于相克关系。肝属木，脾属土，木克土，肝主疏泄，脾主运化，脾的运化功能正常有赖于肝主疏泄的调节。如果心情抑郁，肝气不舒，则脾的运化功能会被肝气克制，导致脾的功能失调；谋虑不遂或忧思过度，久郁伤脾，脾失健运，痰湿内生进而引起痰湿蕴脾亚健康状态。

因此，保持心情舒畅，避免思虑过多，郁郁寡欢，以积极乐观的心态面对工作和生活，以宽容之心对待一切事物，保持良好的作息习惯，对调节脾的功能至关重要。

3. 运动调理

脾主四肢肌肉，痰湿蕴脾会进一步阻碍脾的消化功能，影响气血生化，导致精力差，爱睡觉，四肢肌肉松弛。因此，要克服情绪，积极运动，才能帮助痰湿代谢。初期可以适量进行慢跑、散步、太极拳等缓和运动，随着身体健康的恢复可逐渐加大运动量。

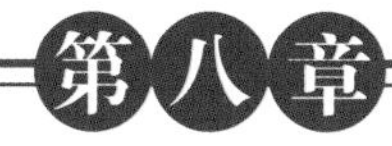

第八章 湿热亚健康状态

一、肝胆湿热亚健康状态

典型案例

李先生自己开了一个公司，公司运营不错，但经常需要应酬，往往一周至少有四五天在酒店跟客户推杯换盏，常常深夜不归。年轻时候还好，现在人到中年，他总是觉得力不从心。近半年来，李先生经常出现胁下及两肋部胀痛、腹胀、消化不良、食欲不振，不喜欢油腻的食物，见到油腻的食物有恶心想吐的感觉、口中发苦或发干。有时会心情不好，控制不了脾气，大便不畅，小便发黄、量少。李先生去医院检查，只是有轻度脂肪肝，其他指标都大致正常。

马万千主任指导：李先生因年轻时经常饮酒，熬夜，日积月累出现胁肋胀痛、腹胀、消化不良、食欲不振、厌油腻、口苦口干、心情不好、大便不畅，小便发黄、量少等症状，属于肝胆湿热亚健康状态的表现。

什么是肝胆湿热亚健康状态？

肝胆湿热亚健康状态是指外感湿热之邪，侵犯肝胆或肝经；或嗜食肥甘，酿生湿热；或脾胃纳运失常，湿浊内生，郁结化热，湿热壅滞肝胆所致，出现以胁肋部胀痛、灼热，口苦泛恶等不适的身体状态，理化检查没有阳性体征。

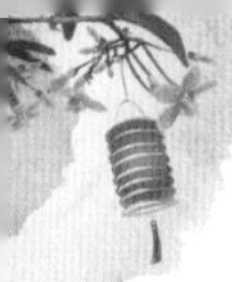

哪些因素可以导致人体出现肝胆湿热亚健康状态?

(1)父母或家族遗传因素。

(2)喜欢吃肉类、油腻、辛辣的食物。

(3)饮酒过多,饮食不洁净。

(4)常处于外界湿热的环境中。

(5)经常熬夜,素体阳热,酿生湿热。

(6)压力过大,心情急躁或抑郁。

马万千主任认为,肝的主要功能是主疏泄,调畅气机——一方面疏泄胆汁促进胃肠消化,另一方面调节精神情志而使人心情舒畅。此外,肝还能调节生殖功能,有助女子调经、男子泄精。肝又主藏血,具有贮藏血液,调节血量的功能。胆能贮藏和排泄胆汁,帮助脾胃对饮食的消化,胆气宜降,为“中清之府”;胆又主决断,与精神情志有关。如果出现以上因素之一或兼而有之,导致肝的功能失于调理,损及肝胆或肝经,就会出现肝胆湿热亚健康状态。

肝胆湿热亚健康状态有哪些常见的不适症状?

1. **胁肋部胀痛灼热**　中医认为,肝属木,喜条达,主管气机疏泄。胁肋部为肝胆所在,肝胆位于右胁肋下,湿热蕴阻肝胆,肝胆疏泄失常,气机不畅,湿热之气蒸腾于胁肋,故见胁肋胀痛灼热。

2. **口苦,泛恶欲呕,腹部胀满,食欲不振**　胆主生成和贮藏胆汁,湿热郁蒸,胆气上溢,熏蒸胆汁于口,故见口苦;湿热内阻,受肝气克伐,脾胃升降受阻,受纳、运化水谷功能失常,吃饭和消化吸收功能失常,胃气上逆,腹部气血流行不畅而积滞,就会感到腹部胀满,腹部之气壅滞,湿热之气熏蒸于胃,食物上下运行受阻,故而不想吃饭。

3. **阴部潮湿,带下黄臭**　肝经绕行生殖器,经过少腹部,湿热循肝经下注,故见阴部潮湿、瘙痒,或带下色黄秽臭。

4. **易怒**　中医认为肝主疏泄,负责人体气机调畅,肝胆湿热,肝胆经气运行不畅,肝失调达,就会出现心情抑郁或脾气暴躁等情志异常表现。

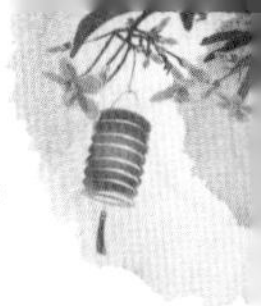

肝胆湿热亚健康状态可能会引起哪些常见疾病?

1. 胁痛 胁肋部疼痛,以胀痛、灼痛为主。因肝胆经的湿气和热气结合,人体经络之气运行不畅,肝胆经所循行部位出现胁下及两肋部胀痛和烧灼感。

2. 妇科炎症 阴部潮湿、瘙痒、带下黄臭。因肝经循行围绕阴部,湿热循着肝经向下流注所致。

3. 睾丸炎 外阴潮湿,瘙痒。因肝经循行围绕阴囊,湿热循着肝经向下流注所致。

4. 失眠 入睡困难,睡着后梦多。因肝胆湿热,热邪扰乱心神,夜间心神被肝胆湿热之气所扰导致。

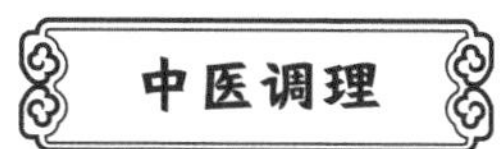

中医调理

1. 饮食调理

忌食温热、滋腻之品,如荔枝、龙眼、柿子、石榴、橘子、榴莲、波罗蜜、芒果等性温的水果,羊肉、鸡肉以及麻辣之物。

合理饮食,适合食用西瓜、苹果、草莓、梨、柚子、绿豆、莲子、银耳、杏仁、鸭肉、萝卜、菜心等清热降火的食物。

马万千主任认为,肝胆湿热亚健康状态可以用龙胆草、荷叶、蒲公英、菊花、马齿苋、玫瑰花等中药进行膳食调理。

◎名医膳

车前子胆草荷叶鸡肉汤

组成:车前子 3～6g,龙胆草 1～3g,荷叶 1～3g,鸡肉 200g。

功效:清利肝胆湿热。

服用方法:鸡肉煮沸去血沫及浮油后捞出,与其余各味同煮 1 小时为汤,可加适量调料。

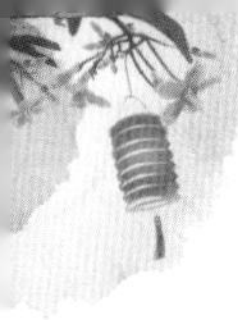

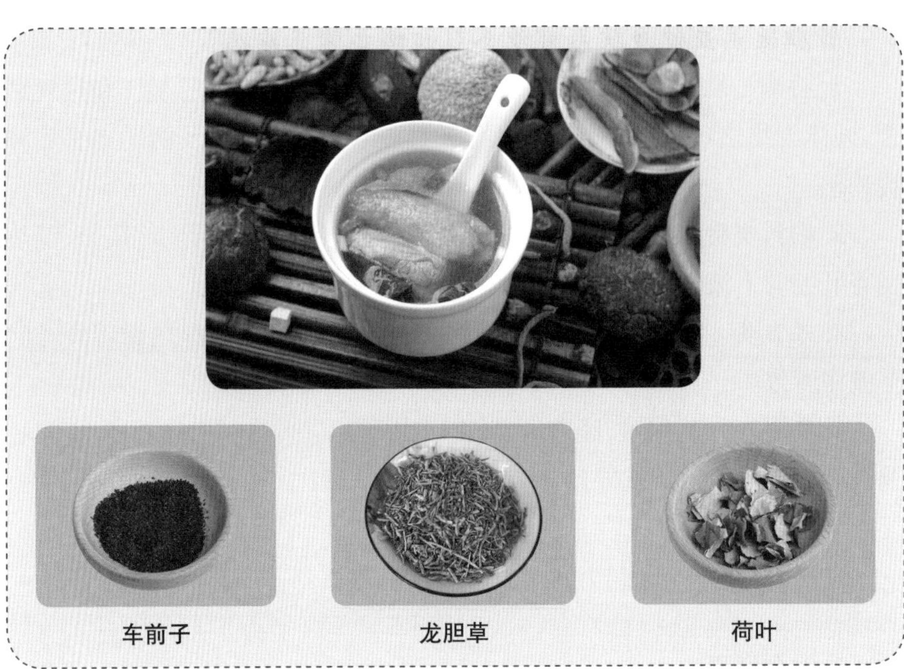

薏仁赤小豆甜叶菊粥

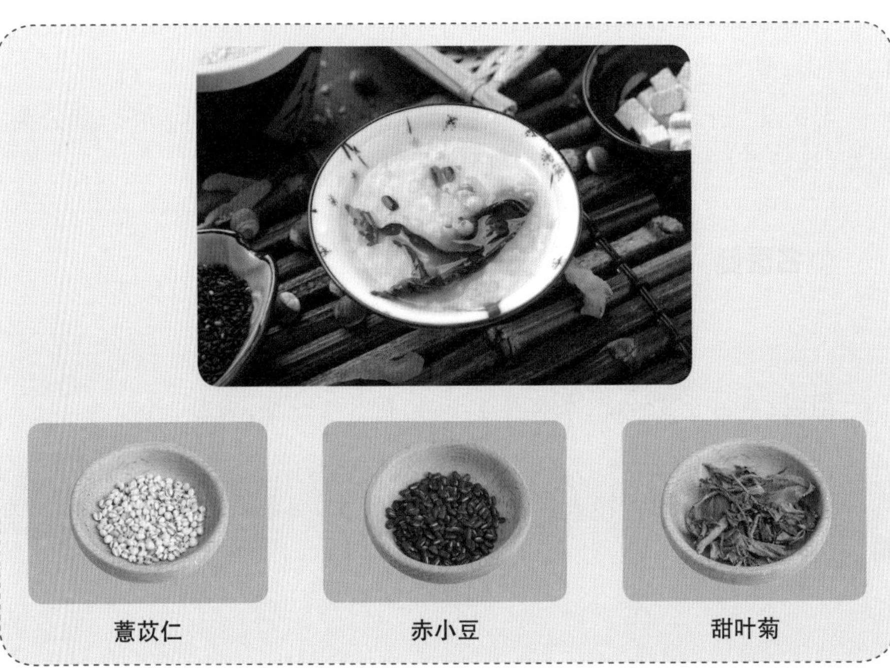

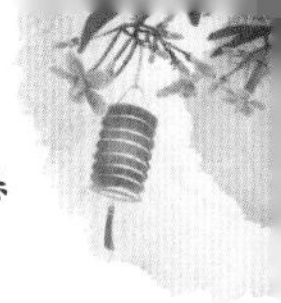

组成：薏苡仁 10～30g，赤小豆 10～30g，甜叶菊 1～3g，粳米 50g。

功效：清热利湿。

服用方法：粳米浸泡 10 分钟，与其余各味同煮 1 小时，熬粥温热服食。

荷叶白茅根饮

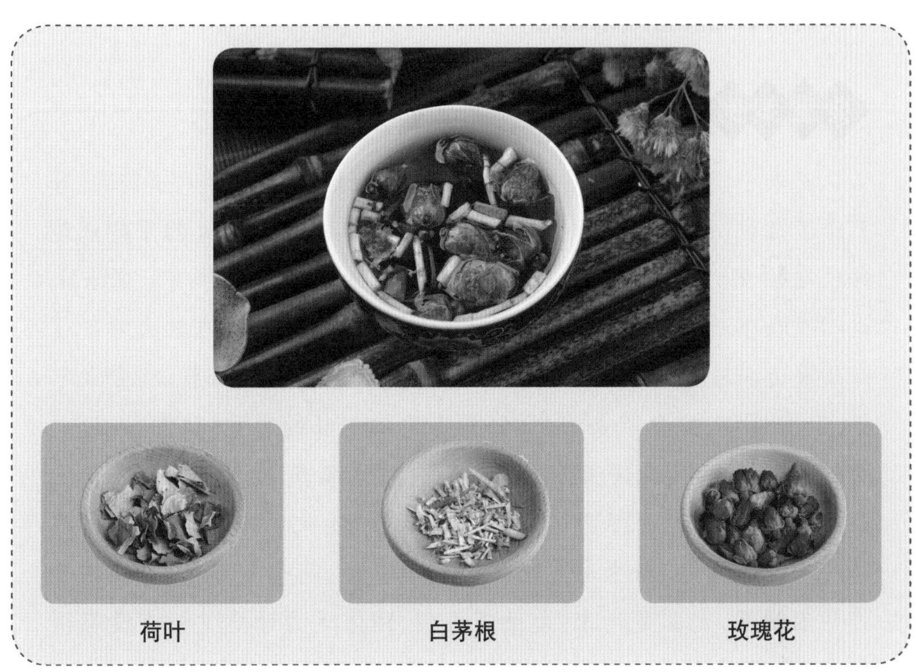

组成：荷叶 1～3g，白茅根 5～10g，玫瑰花 3～5g，冰糖适量。

功效：清热利湿。

服用方法：代茶饮，以上材料清水冲洗后放入杯中，加沸水闷盖 10～15 分钟。

2. 心理调理

中医认为肝主疏泄，主管人体情绪调控，肝胆湿热会导致肝经蕴热，使气机受阻，影响人体气机条达，容易导致抑郁、狂躁，因此要尽量控制自己易怒或抑郁的不良情绪，保持心情舒畅，避免烦躁。可以通过阅读、听舒缓音乐等方式调节情绪，避免不良情绪进一步损伤肝脏。

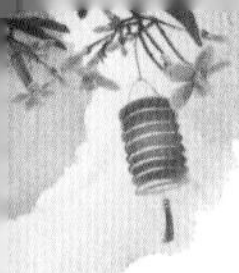

3. 运动调理

湿热困于肝胆二经容易引起肢体困重，出现倦怠的感觉，适量运动，有助于湿热消散。可进行慢跑等运动，尽量让湿气从汗出。同时敲打肝胆经循行之处也可疏通肝胆，缓解肝胆湿热。

二、脾胃湿热亚健康状态

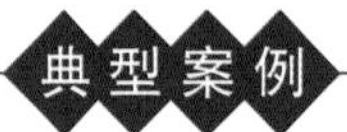

王女士是一位五十多岁的退休职工，退休以后生活十分安逸，每天除了散步、买菜、做饭就没有别的事情了。王女士最大的乐趣就是每次在儿女们回家时做一大桌好吃的，鸡鸭鱼肉应有尽有。王女士说："现在生活条件也好了，又有时间了，如果不吃好一点就太亏了。"可是最近一段时间，爱吃肉食的王女士却常常感觉腹部胀满，食欲不振，没有胃口，饮食不易消化，经常有恶心想吐的感觉，口中黏腻，口渴但是不想喝水，大便稀溏，排便不爽，肢体沉重，感觉乏力。王女士很是焦急，生怕自己得了重病，辗转各大医院，化验检查做了不少，就是没有查出问题，医生考虑功能性消化不良，药吃了不少，可症状改善并不明显，尤其是腹胀、大便不成形、困倦乏力的感觉一直没有得到改善。

马万千主任指导：爱吃肉食的王女士退休后缺少运动，且喜食肉食，就会出现以腹部胀满、食欲不振、恶心想吐、口中黏腻、渴不欲饮、大便稀溏、排便不爽、肢体沉重、乏力等症状，属于脾胃湿热亚健康状态。

什么是脾胃湿热亚健康状态?

脾胃湿热亚健康状态是指湿热内蕴，困扰脾胃，脾脏运化失常，出现腹满胀痛、口中发甜、不想吃东西甚至恶心、呕吐等表现的身体状态，理化检查没有阳性体征。

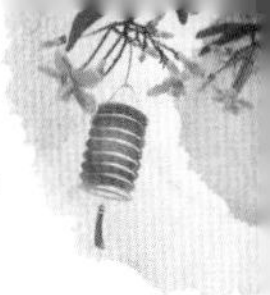

哪些因素可以导致人体出现脾胃湿热亚健康状态?

(1)父母或家族遗传因素,先天脾胃较弱,消化较差。

(2)喜欢吃肉类、油腻的食物。

(3)饮酒过多。

(4)长期处于湿热的环境中。

(5)感受外界湿热的侵袭。

(6)生活工作压力大,精神紧张,经常熬夜。

(7)饮食不规律,暴饮暴食。

(8)经常思考问题或学习过度,体力、脑力过劳,着急焦虑。

马万千主任认为,脾主要功能是运化水谷、水液,输布精微,为气血生化之源,是人体后天之本。胃主受纳腐熟水谷,为“水谷之海”,胃气以降为顺,喜润恶燥。如果出现以上因素之一或兼而有之,导致脾胃功能失于调理,脾胃之气升降失常,湿热内困,就会出现脾胃湿热亚健康状态。

脾胃湿热亚健康状态有哪些常见的不适症状?

1. **腹部胀满,不欲饮食,恶心呕吐** 湿热内蕴中焦,脾失健运,运化失司,气机阻滞,则不欲饮食,甚至受湿热之气蒸腾导致恶心呕吐;食物精微不能被脾运化,壅塞于腹部导致腹部胀满。

2. **大便稀溏,排便不爽** 湿热困于脾胃,胃与大肠相连,循胃下注大肠,大肠被湿热之气所扰,湿热阻碍气机运行,大肠传导失常,则见大便稀溏,排出不畅。因湿性重着,排便后受湿气影响,有排不净感。

3. **口中甜腻,渴不欲饮水** 湿热蕴于脾胃,蒸腾于口,则见口中甜腻,为湿热之邪熏蒸夹湿所致;虽热耗津液但湿邪阻滞,壅遏中焦气机,故虽渴却不欲饮水。

4. **身热不扬,肢体困重,小便短黄** 湿热内蕴机体,熏蒸肌肉,故见身体发热,但热势不高;湿热交结,热蒸于内,湿邪泛溢肌肤,阻碍经气运行,水液气化失常,故见肢体困重;热气熏蒸耗伤气阴,津液量减少故小便量少;因湿热为患,循经下注,故小便色黄。

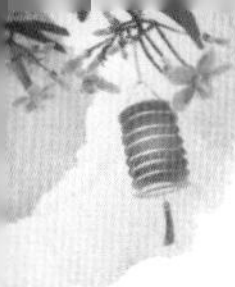

脾胃湿热亚健康状态可能会引起哪些常见疾病?

1. **腹胀** 腹部胀满,不缓解,进食加重。因湿热阻碍脾胃的正常运行,脾胃气机流行不顺畅导致。

2. **厌食** 不想吃东西,严重者食入即吐。此为湿热阻滞在体内,影响脾胃运化功能,食物不能消化吸收导致。

3. **泄泻** 大便不成形,一日一次或多次,便后有排不净感。因湿热向下注入大肠,阻碍大肠气机运行,从而影响大肠传导。

4. **疲劳综合征** 精神不振,四肢困重,疲乏,休息后也不能缓解。因脾主四肢,湿性重着,湿热积聚体内难以散发。

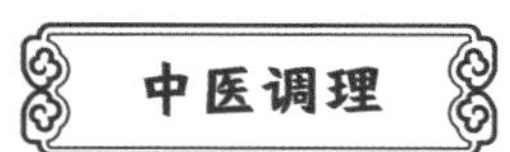

中医调理

1. 饮食调理

忌食肥甘厚味及辛辣刺激的食物,如羊肉、牛肉、辣椒等,忌食温热水果,如荔枝、桂圆等,戒酒。

合理清淡饮食,宜食鸭肉、鲫鱼、红豆、绿豆、冬瓜、葫芦、苦瓜、黄瓜、芹菜、白菜、空心菜、卷心菜、莲藕、胡萝卜等清热利湿的食物。

马万千主任认为,脾胃湿热亚健康状态者可用赤小豆、木瓜、薏苡仁等中药进行膳食调理。

◎名医膳

赤小豆豆蔻冬瓜排骨汤

组成:赤小豆 10～30g,草豆蔻 3～6g,鲜冬瓜 100～300g,排骨 200g。

功效:清利脾胃湿热。

服用方法:排骨煮沸去血沫及浮油后捞出,与其余各味同煮 1 小时为汤,可加适量调料。

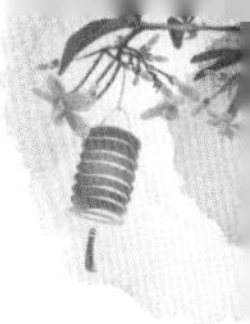

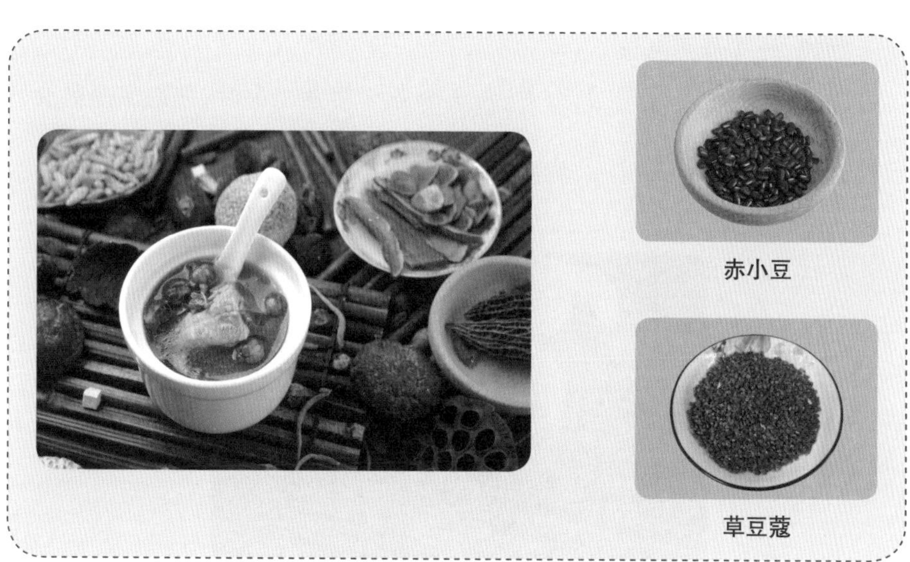

山药赤小豆木瓜粥

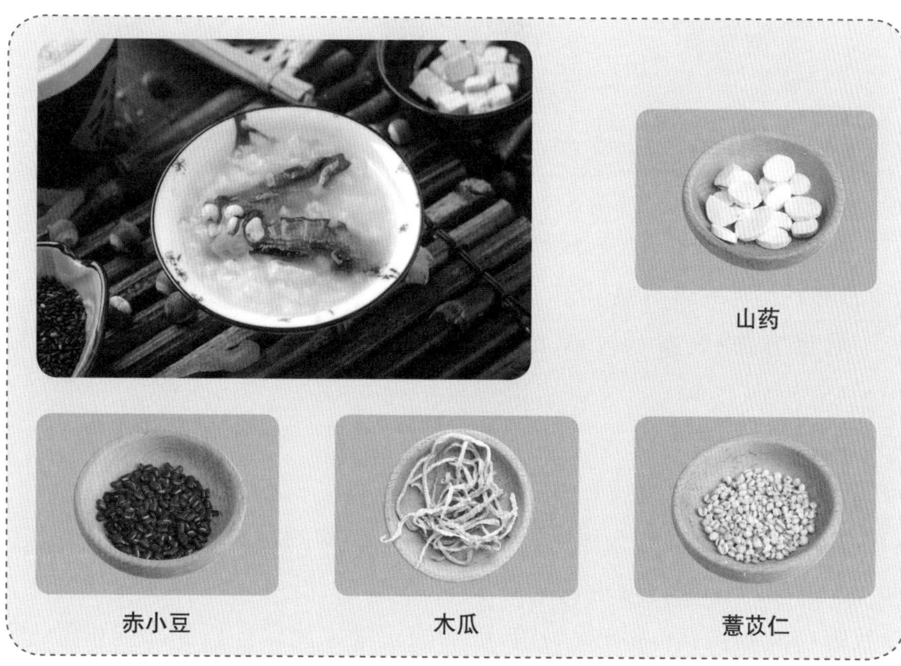

组成：山药 10～15g，赤小豆 10～30g，木瓜 10～20g，薏苡仁 10～30g，粳米 50g。

功效：健脾清热祛湿。

服用方法：粳米浸泡10分钟，与其余各味同煮1小时，熬粥温热服食。

苦荞玫瑰花陈皮饮

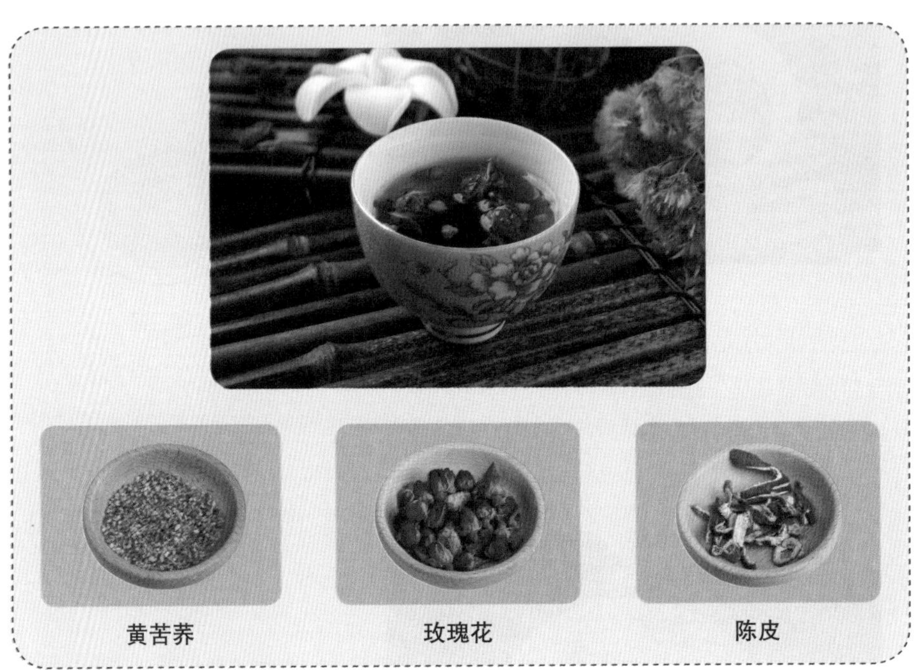

组成：黄苦荞5～10g，玫瑰花3～5g，陈皮3～6g，蜂蜜适量。

功效：健脾利湿清热。

服用方法：代茶饮。以上材料清水冲洗后放入杯中，加沸水闷盖10～15分钟。

2. 心理调理

中医认为"脾在志为思"，思虑过多会损伤脾的功能，过度思虑会引起抑郁。同时中医五行理论认为肝属木，脾属土，肝气太过容易克伐脾气，导致脾功能损伤；脾为脏胃为腑，脾功能正常才能保证胃的功能正常，因此应保持心情舒畅，避免大怒肝气暴亢损伤脾气，也要减少思虑以免损伤脾气。

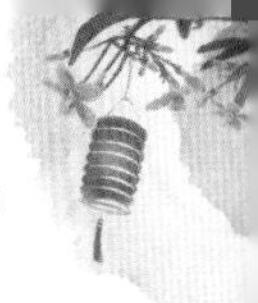

3. 运动调理

脾胃湿热亚健康状态人群因湿热之邪困阻于脾，容易受热气蒸腾消灼津液，同时脾主肌肉，周身肌肉也容易被湿气所困出现乏力的表现。此时要克服困难，尽量运动，比如进行爬山、跑步、球类运动等锻炼帮助湿邪代谢。

三、大肠湿热亚健康状态

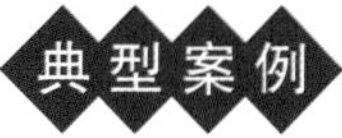

盛先生是一位45岁的生意人，平时吃饭不定时，经常宴请饮酒，且时常多种酒混着喝，进餐也多是煎炸烤的油腻食品，很少吃水果。最近盛先生经常觉得排气很多很臭，大便一天排好几次却怎么也排不痛快且味道很臭，去厕所时候总是很着急，排便量有时多有时少，还总有排不干净的感觉，肛门灼热。盛先生去医院做了检查，并没有查出问题，并逐渐感到身上沉重，胸闷，有时候还恶心。盛先生继续求医，却没有得到满意的答案。

马万千主任指导：盛先生平时不注意饮食，长期不规律、不健康的饮食习惯导致湿热困脾，积于大肠。湿热下注大肠，伤及肠道气血，大肠传导功能受损，就会出现便次增多、里急后重、排便不爽、大便臭秽、肛门灼热等大肠湿热亚健康状态。

什么是大肠湿热亚健康状态?

大肠湿热亚健康状态是指湿热之邪侵袭大肠，大肠传导功能失常，出现腹痛，大便频，里急后重，肛门灼热，或排便不爽，粪色黄褐而臭；或腹痛拒按，大便秘结，伴有胸闷，肢体沉重，不想吃东西，恶心，小便少且黄等表现的身体状态，理化检查没有阳性体征。

哪些因素可以导致人体出现大肠湿热亚健康状态?

(1)父母或家族遗传因素。

（2）经常吃辛辣、油腻的食物。

（3）长期过量饮酒。

（4）长期处于湿热的环境中。

（5）感受外界湿热的侵袭。

（6）生活工作压力大，精神紧张，经常熬夜，不规律排便大肠功能紊乱。

（7）饮食不干净，损伤肠胃，导致湿热之邪侵袭大肠。

（8）长期饮食不规律，过度劳作损伤脾胃，导致大肠虚弱。

马万千主任认为，大肠为六腑之一，主要功能是传导糟粕，排出人体内代谢废物。胃主受纳水谷，脾主运化水液。脾胃湿热，下注大肠，伤及肠道，导致大肠虚弱，影响传导功能，水谷清浊不分，混杂而下，并走大肠，导致大便异常。暑湿热毒侵袭，或饮食不洁，出现以上因素之一或兼而有之，导致大肠受湿热困阻，就会出现大肠湿热亚健康状态。

大肠湿热亚健康状态有哪些常见的不适症状？

1. **腹痛**　中医认为，大肠的主要功能是传导糟粕并排出体外，为六腑之一，传化物而不藏，以通畅为要。大肠位于腹部，湿热蕴结大肠，大肠传导功能减弱，气机壅滞，肠腑不通。中医认为不通则痛，因此湿热蕴结于大肠会导致腹痛。

2. **大便频或大便秘结**　湿热蕴结于大肠，大肠清浊不分，加之热迫糟粕下行，大量水谷未经脾胃腐熟运化即由大肠排出，同时湿邪重于热邪，肠道内湿气重，湿邪随糟粕排出导致大便量增加，因此大便频；当热邪盛于湿邪，热灼糟粕，导致津液受伤，肠道干涩，大便秘结难以排出，甚至数日一行。

3. **大便黏滞，或排便不爽，粪色黄褐而臭**　湿热蕴结肠道，湿性黏滞，故大便较黏腻，且排便不畅；又因有热，热极煎灼津液，导致气味会比平时刺鼻，粪色受湿热之气影响津少糟粕多，故呈黄褐色。

4. **里急后重，肛门灼热**　中医认为，里急后重是由于大肠湿热较重，虽觉得有便意但是去厕所又不能排出来。湿热并重时，因湿性黏滞，虽有热迫糟粕下行，但湿气阻滞，导致欲排便却排不出。因湿性沿下，湿邪带热邪下注肛门，导致肛门灼热。

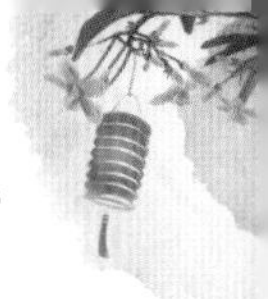

5. **胸闷，恶心，不想吃东西**　胃脘居于膈上，与大肠相连，大肠湿热严重时上犯于胃，胃受湿热之邪熏蒸，气机受阻，导致膈上气机不畅，进而出现胸闷，胃脘气机壅滞，水谷入于胃脘不能下降，反而气机上逆，导致恶心，不想吃东西。

6. **肢体沉重**　湿热侵袭人体，困于大肠，湿性重着黏滞，导致人体一身气机不畅，故而肢体沉重。

7. **小便少且黄**　大肠湿热，湿热缠绵，热不易去，热性弥散，易影响膀胱，膀胱贮藏尿液，尿液受热煎灼凝练，导致尿量少且黄。

大肠湿热亚健康状态可能会引起哪些常见疾病？

1. **痢疾**　腹痛，里急后重，便色红白混杂，可伴有脓血。此为湿热之邪蕴结于肠腑，气血壅滞，大肠传导失司，大肠脂膜血络受损，化为脓血所致。

2. **慢性肠炎**　腹痛、腹泻，大便呈稀水样或见黏液脓血，有的患者可有发热及里急后重感。此为湿热蕴结大肠，灼伤血络，血败肉腐成脓所致。

3. **泄泻**　每日数次大便，甚至呈稀水样。此为湿热蕴结肠道，热迫糟粕下行所致。

4. **痔疮**　排便时肛门疼痛，甚至有鲜血随便出。此为湿热下注蕴结于肛门肌肤所致。

5. **便秘**　大便干结，排出困难，甚至数日一行，此为湿热蕴结肠道，热灼津液，肠道失润所致。

中医调理

1. 饮食调理

忌食肥甘味重及辛辣刺激的食物，如大肥肉、牛肉、海参、川椒及烧烤烹炸所制成食物；忌食热带水果，如榴莲、椰子肉等。戒酒。

合理清淡饮食，宜食绿豆、冬瓜、黄瓜、丝瓜、白菜、莲藕、芹菜等具有清热利湿效用的食物。

马万千主任认为，大肠湿热亚健康状态者可用赤小豆、薏苡仁、马齿苋、槐花等中药进行调理。

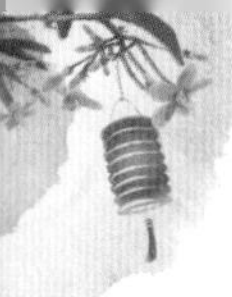

◎名医膳

马齿苋槐花排骨汤

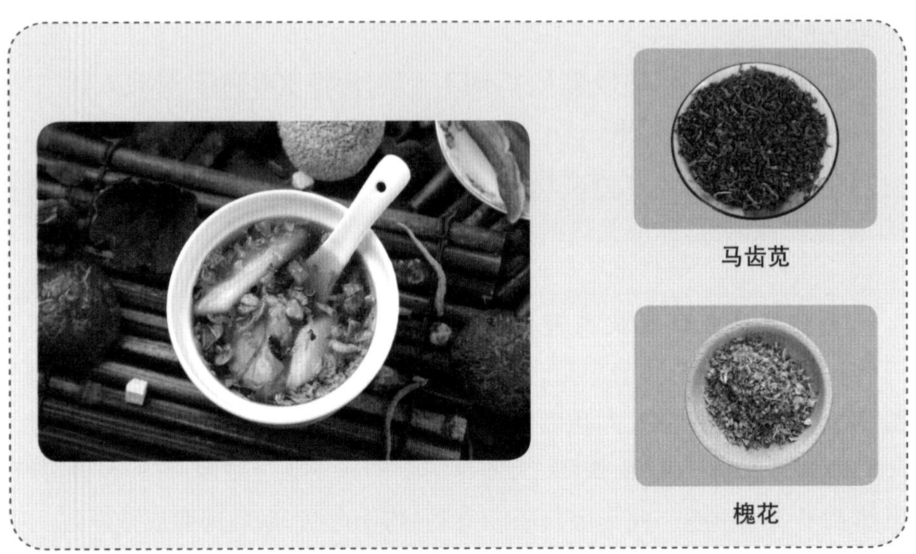

组成：马齿苋 5～10g，槐花 3～6g，鲜冬瓜 300g，排骨 200g。

功效：清利大肠湿热。

服用方法：排骨煮沸去血沫及浮油后捞出，与其余各味同煮 1 小时为汤，可加适量调料。

槐花木瓜粥

组成：槐花 5～10g，木瓜 10～30g，绿豆 10～30g，粳米 50g。

功效：清利大肠湿热。

服用方法：粳米浸泡 10 分钟，与其余各味同煮 1 小时，熬粥温热服食。

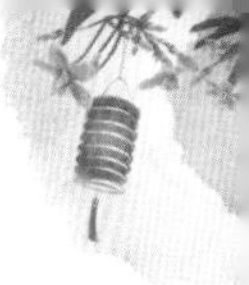

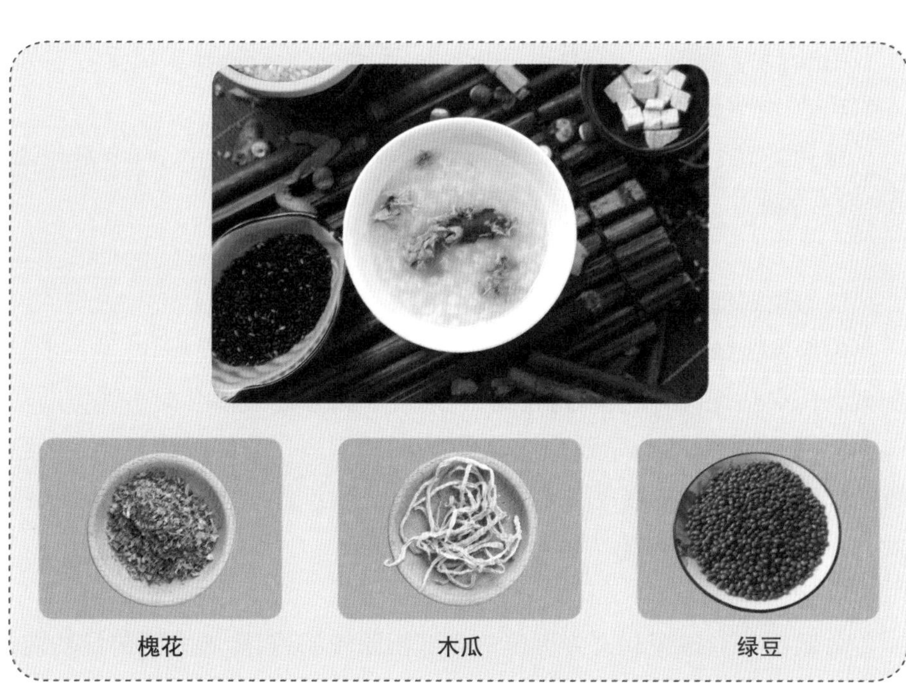

苦荞胖大海饮

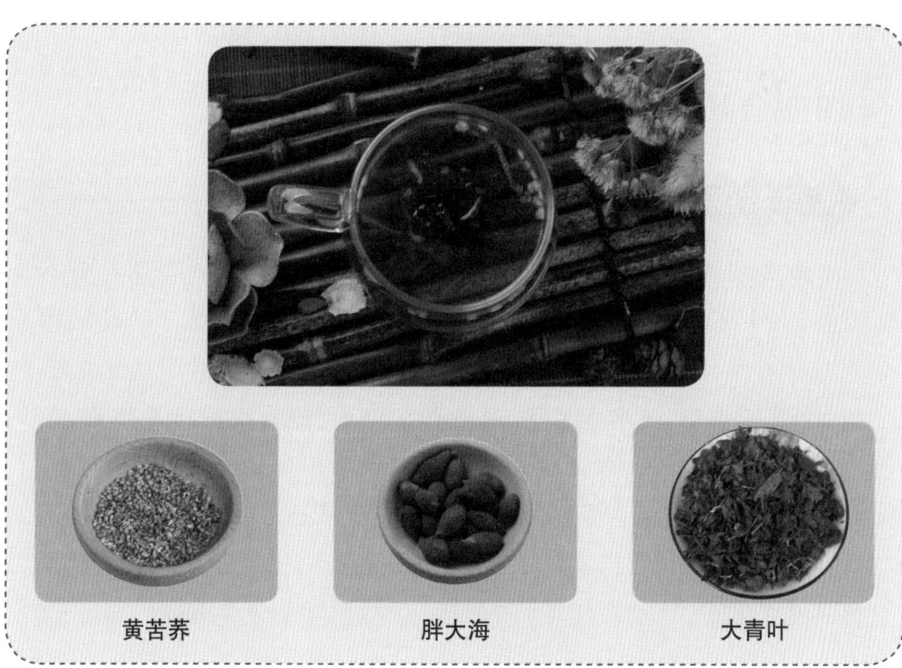

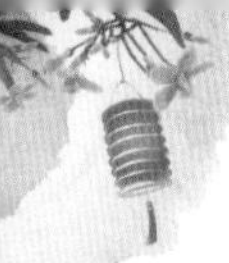

组成：黄苦荞5～10g，胖大海3～6g，大青叶3～5g，蜂蜜适量。

功效：健脾利湿，清热消脂。

服用方法：代茶饮。以上材料清水冲洗后放入杯中，加沸水闷盖10～15分钟。

2. 心理调理

中医认为肺与大肠互为表里，肺在志为悲，过度悲伤耗伤气，进一步影响大肠传导功能，因此要保持情绪舒畅。同时，思虑过多会损伤脾胃的功能，脾胃的功能失常会导致大肠虚弱，同时脾胃运化功能减弱会导致大肠负担加重。大肠虚弱易受外邪侵袭，湿热内生，湿性沿下，易下注大肠，因此，大肠湿热亚健康状态人群当避免思虑过多。

3. 运动调理

大肠湿热亚健康状态者因湿热之邪困阻于肠道，影响大肠传导功能，同时人体被湿热之邪耗伤正气，周身被湿热之邪所困，正气不足，容易疲倦。此时若稍做运动后反而觉得舒适，因此要尽量克服困难，战胜惰性，适量运动，由散步逐渐增加到略剧烈运动，比如跑步、网球、足球等锻炼，帮助湿邪代谢。

四、膀胱湿热亚健康状态

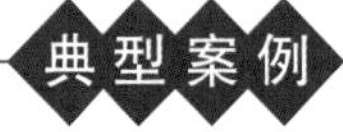

赵先生是一位60岁的南方退休工人，退休以后喜欢与朋友喝酒打牌，在小凉亭里一坐就是一天，只坐在蒲团上。打牌饿了的时候喜欢跟牌友叫外卖，烧烤煎炸食品经常吃。最近赵先生常常感觉小腹胀，小便不痛快，喝水也不少，尿量却不增加，就算去厕所再频繁，每次也只能尿出一点，即使喝冷水也觉得尿得又热又疼，颜色还很黄，口中时常有黏腻感。看到朋友因为尿不出尿后来做透析治疗，赵先生很是焦急，生怕自己也得了重病，急忙去医院化验，没有查出问题。他药吃了不少，可症状改善并不明显，依然感觉小便不畅快。

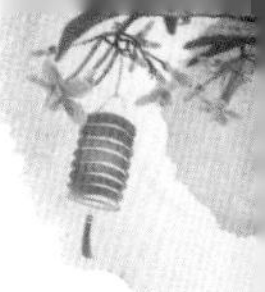

马万千主任指导：经常在南方湿气较重的地方生活，喜欢喝酒吃烧烤的赵先生，在退休后缺少运动，且不注意饮食，湿热侵袭膀胱，就会出现尿频、尿急、尿少而痛、尿黄赤，淋漓不尽，小肚子胀闷等膀胱湿热亚健康状态。

什么是膀胱湿热亚健康状态？

膀胱湿热亚健康状态是指湿热侵袭人体蕴于下焦膀胱，膀胱气化功能失常，出现尿频、尿急、尿少而痛、尿黄赤，淋漓不尽，小肚子胀闷等表现的身体状态，理化检查没有阳性体征。

哪些因素可以导致人体出现膀胱湿热亚健康状态？

(1)饮食不节，或进食辛辣刺激的食物。

(2)饮酒过多。

(3)长期处于湿热的环境中。

(4)饮食不节，损伤脾胃，湿热内蕴，下注膀胱。

马万千主任认为，膀胱又称净腑、水府、尿胞，在脏腑中居最下处，生理功能为贮存及排泄尿液，与肾相表里。如果湿热蕴结膀胱，导致膀胱气化不利，尿液排出就会受到影响。如果出现以上因素之一或兼而有之，导致膀胱的功能失于调理，气化失常，湿热内困，就会出现膀胱湿热亚健康状态。

膀胱湿热亚健康状态有哪些常见的不适症状？

1. **小便次数多** 膀胱泄而不藏，主要功能为贮藏和排出尿液，即将肾脏排出尿液，经过气化蒸腾排出体外。湿热下迫膀胱，影响膀胱的气化功能，下迫尿道而见尿频。

2. **小便急迫、色黄赤，淋漓不尽** 湿热蕴结于膀胱，热迫水液下行，势急，故小便便意急迫。湿与热交结于下焦，不但影响膀胱气化，阻碍水液代谢，还会加重湿邪，湿热交争，尿液受热邪煎灼，故而色黄，严重者尿色进一步变深呈黄赤色。湿热交争膀胱气化不利，尿液排出不畅，表现为小便淋

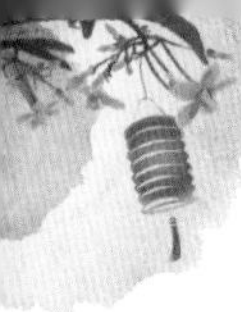

漓不尽。

3. 排尿时有灼热感或者涩痛感 湿热结于膀胱，尿液受热邪所扰，故排出时有灼热感；热邪煎灼尿液，尿液浓缩，排出时伤及尿道导致涩痛感。

4. 腰部、小腹部胀痛 膀胱位于下腹部，湿热蕴结膀胱，气机不畅，导致小腹部及腰部胀痛。

膀胱湿热亚健康状态可能会引起哪些常见疾病？

1. 急性膀胱炎 尿频、尿急、尿痛，膀胱、尿道痉挛，严重时会引起尿失禁。此为湿热下注膀胱，膀胱气化功能受阻导致。

2. 尿血 尿色鲜红，尿中带血。此为湿热损伤血络，血液外漏导致。

3. 砂石尿 小便涩痛，尿中有砂石感。此为湿热熏蒸，煎熬尿液成砂石所致。

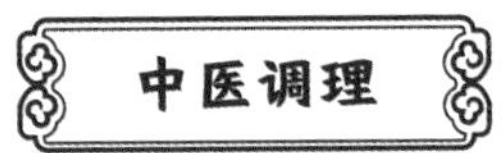

中医调理

1. 饮食调理

忌食肥甘厚味及辛辣刺激的食物，如羊肉、牛肉、辣椒等；忌食烧烤类食物，少吃煎炸食物；忌食温热水果，如榴莲、荔枝、桂圆等。戒酒。

合理清淡饮食，宜食鲫鱼、红豆、绿豆、冬瓜、葫芦、苦瓜、黄瓜、丝瓜、白菜、空心菜、莲藕等清热利湿的食物。

马万千主任认为，膀胱湿热亚健康状态者可用赤小豆、薏苡仁、白茅根、木瓜等中药进行膳食调理。

◎名医膳

茅根薏仁鸭肉汤

组成：白茅根 3～6g，薏苡仁 10～15g，莲藕 10～30g，鸭肉 200g。

功效：凉血利尿通淋。

服用方法：鸭肉煮沸去血沫及浮油后捞出，与其余各味同煮 1 小时为汤，可加适量调料。

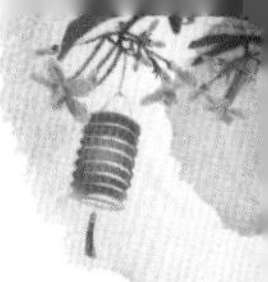

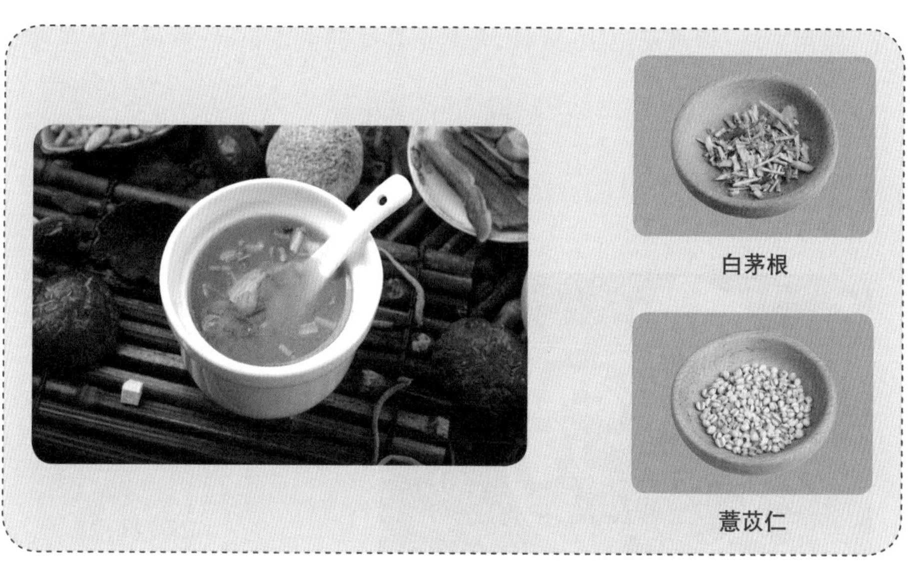

赤小豆茅根薏仁粥

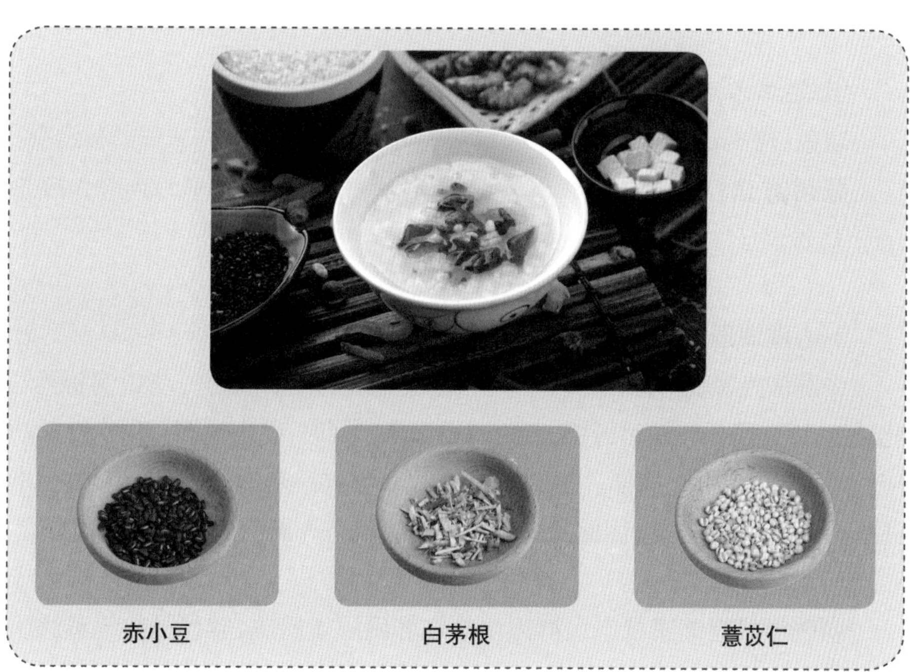

组成：赤小豆 10～30g，白茅根 3～6g，薏苡仁 10～30g，粳米 50g。

功效：清热利尿祛湿。

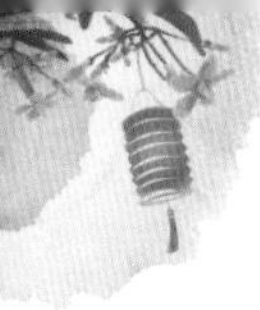

服用方法：粳米浸泡 10 分钟，与其余各味同煮 1 小时，熬粥温热服食。

玉米须荷叶白茅根饮

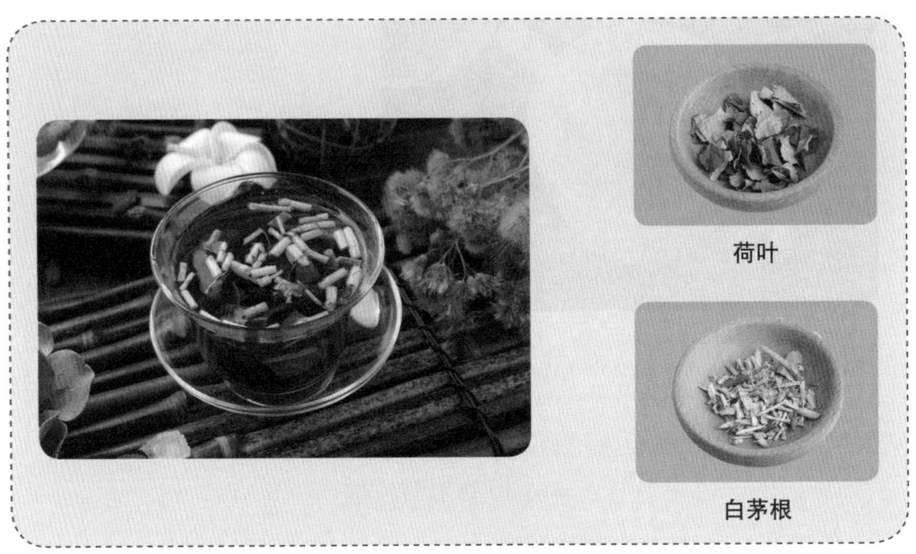

组成：玉米须 2～5g，荷叶 3～5g，白茅根 6～10g。

功效：清热祛湿利尿。

服用方法：代茶饮。以上材料清水冲洗后放入杯中，加沸水闷盖 10～15 分钟。

2. 心理调理

中医认为膀胱与肾互为表里，肾在志为恐，恐则气下，进一步影响膀胱气化功能，因此要保持情绪舒畅，避免恐惧情绪。同时，思虑过多会损伤脾的功能，过度思虑会引起抑郁。脾的功能失常会导致湿热内生，湿性趋下，易下注膀胱，加重膀胱湿热，因此膀胱湿热亚健康状态人群应当避免思虑过多。

3. 运动调理

膀胱湿热亚健康状态人群因湿热之邪困阻于膀胱，容易受热气蒸腾阻碍水液气化代谢，进一步影响一身水液代谢，周身肌肉也容易被湿气所困。此时要克服困难，不能久坐，尽量运动，比如进行爬山、跑步、球类运动等锻炼促进水液代谢。

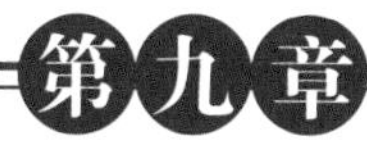
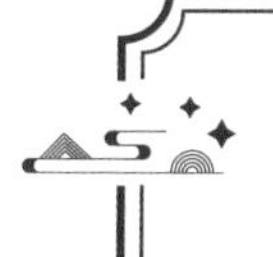

第九章 气郁亚健康状态

一、肝气郁亚健康状态

典型案例

李女士，35 岁，平素工作强度较大，饮食欠规律，长期处于精神紧张状态。近半年来李女士出现情绪低落，遇事易激动，胁肋胀满，月经量少，伴痛经，入睡困难。她到医院就诊，相关检查均未见异常。李女士很纠结，想知道自己的身体出了什么问题？

马万千主任指导：李女士由于平时工作强度大，饮食不规律，精神紧张，导致肝失疏泄、肝气郁结，因而出现胸闷、嗳气（叹息）、胁肋胀满疼痛、乳房胀痛、月经量少、痛经等肝气郁亚健康状态表现。

什么是肝气郁亚健康状态？

肝气郁亚健康状态是指因肝失疏泄、气机郁滞表现出以情志抑郁、易怒、两胁或少腹胀满窜痛、妇女月经不调等为主要表现的身体状态，理化检查没有阳性体征。

哪些因素可以导致人体出现肝气郁亚健康状态？

（1）情志抑郁，或突然精神刺激。

（2）不合理的饮食习惯，如长期大量吸烟喝酒，吃辛辣、油腻、油炸等食物。

（3）不良的生活习惯，比如长期熬夜等。

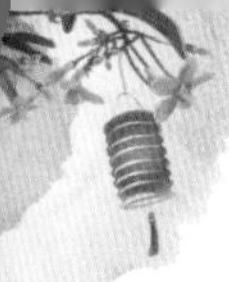

肝气郁亚健康状态有哪些常见的不适症状?

1. **易激动、喜叹息** 中医认为,肝主疏泄,调节人体的气机运行。气机郁滞,运行不畅,故见情绪抑郁,易激动、喜叹息。

2. **两侧胁肋部或小腹部胀满** 中医认为,肝性喜条达而恶抑郁。肝失疏泄,气机郁滞,经气不利,不通则痛,故见两胁或少腹部胀满,甚至窜痛。

3. **咽部有异物感** 中医认为,肝气郁结,气郁生痰,痰气相搏停聚在咽喉部,可见咽部异物感,吞之不下,吐之不出。

4. **妇女乳房胀痛、月经不调、痛经** 中医认为,肝郁气滞,肝失疏泄,气机郁结,气病及血,气滞血瘀,血液运行不畅,气血失和,冲任失调,故见乳房作胀或痛,月经不调,痛经。

马万千主任认为,肝主疏泄,调节人体的气机运行。如果出现以上因素之一或兼而有之,肝的调节功能失常,肝失疏泄,气机郁滞,血液运行不畅,故出现肝气郁亚健康状态。

肝气郁亚健康状态可能会引起哪些常见疾病?

1. **抑郁** 肝脏调节人体的气机运行,肝失疏泄,气机郁滞,故见情志抑郁,容易发怒。

2. **痛经** 肝脏调节人体的气机运行,肝失疏泄,气机郁滞,经气不利,不通则痛。

3. **乳腺结节** 肝经循行过双侧乳房,肝郁气滞,血液运行不畅,气血失和,冲任失调,故见乳房作胀或痛,引发疾病。

4. **失眠** 肝气郁滞,乃至肝气郁结久之化火,导致难以入睡,即使入睡也多梦易惊。

5. **便秘** 肝气郁结则气机不利,还会让人不思饮食,四肢乏力、懒惰少动,从而造成便秘等问题。

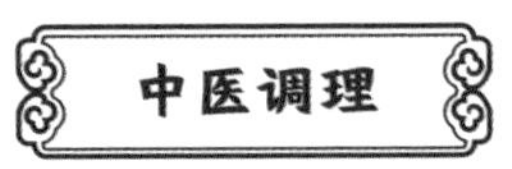

中医调理

1. 饮食调理

忌刺激性食物,多食粗粮,有助于脾胃运化,而且具有很好的疏肝理气

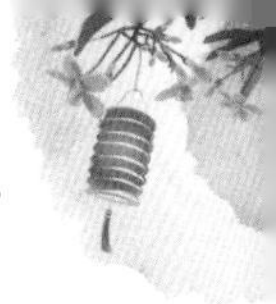

等功效，如荞麦面、玉米面、高粱米等。合理饮食，多食一些降肝火的食物，如白菜、丝瓜、山楂、金针菇和各种豆类。

马万千主任认为，肝气郁亚健康状态者可用青皮、玫瑰花等中药进行调理。

◎名医膳

青皮苏叶鸭肉汤

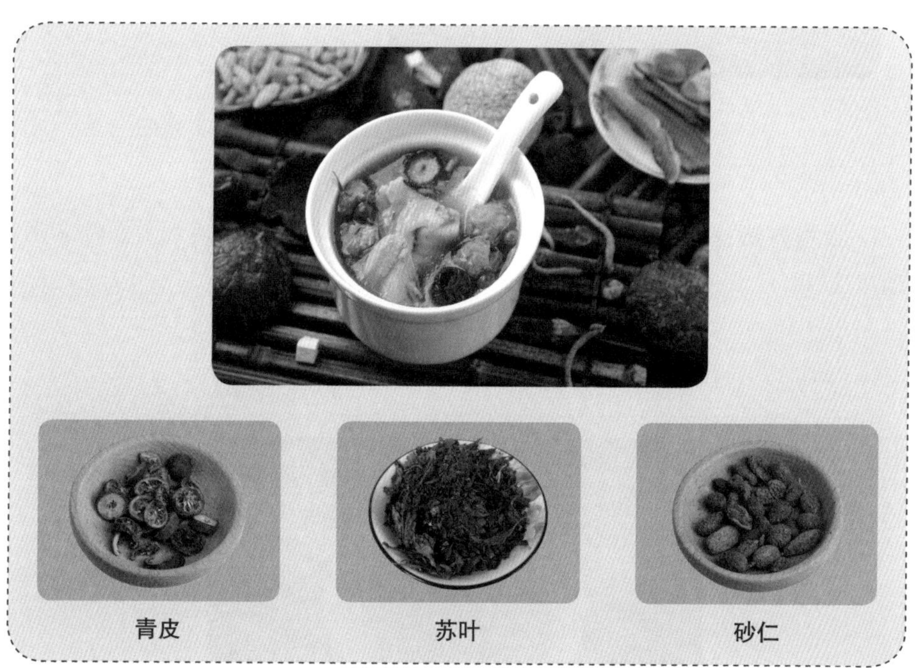

组成：青皮 3～5g，苏叶 1～3g，砂仁 5～10g，鸭肉 200g。

功效：疏肝理气。

服用方法：将鸭肉煮沸，去血沫及浮油后捞出，再将鸭肉与其他各味同煮 1 小时熬汤，可加适量调料。

玫瑰花木瓜粥

组成：玫瑰花 3～5g，木瓜 10～30g，白薯 50～100g，粳米 50g。

功效：疏肝理气。

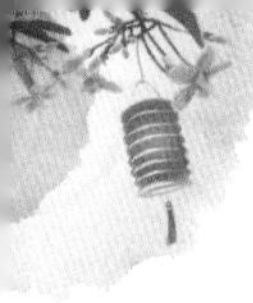

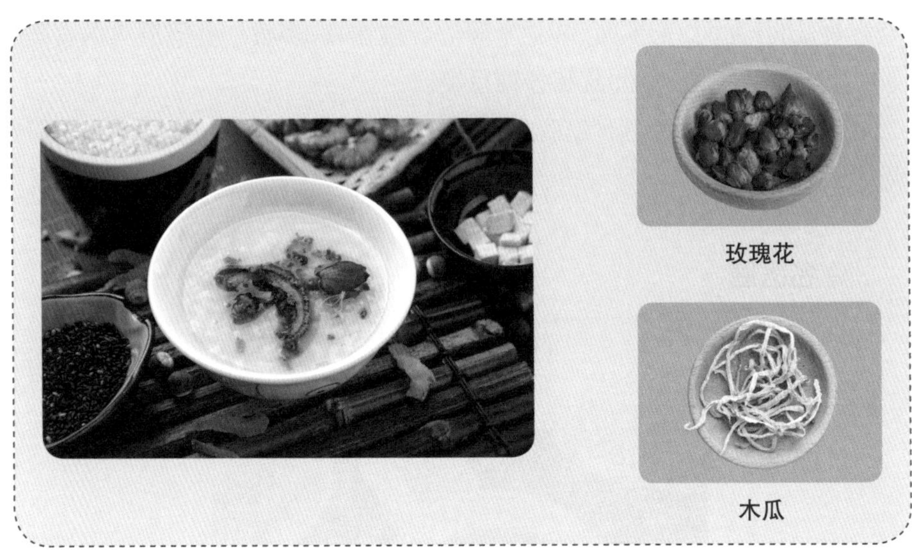
玫瑰花

木瓜

服用方法：将粳米用清水浸泡10分钟，再与其余各味同煮1小时熬粥，温服食用。

玫瑰花山楂饮

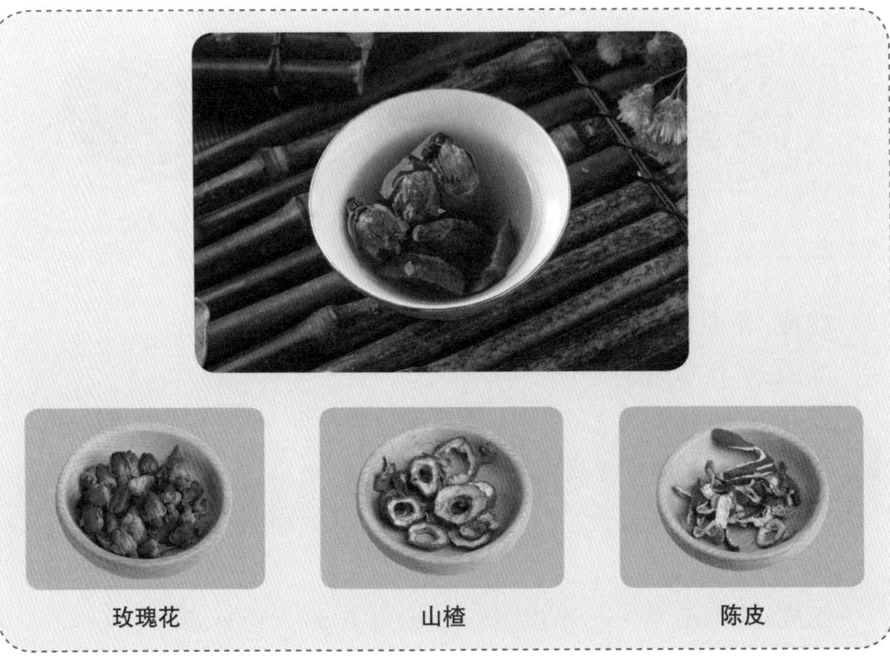
玫瑰花

山楂

陈皮

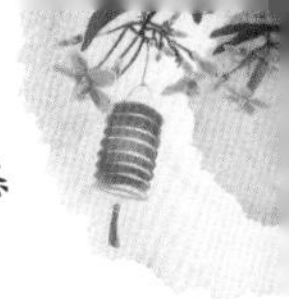

组成:玫瑰花 3～5g,山楂 3～6g,陈皮 3～6g,冰糖适量。

功效:疏肝理气。

服用方法:以上材料用清水冲洗后放入杯中,加沸水闷盖 10～15 分钟,代茶饮。

2. 心理调理

肝气郁亚健康状态人群在饮食治疗的基础上,要进行心情疏导。可进行自我疏导,或求助家人、朋友,甚至心理医生进行开导,排除苦闷,保持愉悦的心情;或可配合音乐疗法,多听愉悦、积极向上的音乐;培养自我兴趣,多接触自己喜欢或感兴趣的事物,转移注意力,身心放松,保持思想开朗,心情舒畅,精神愉悦。

3. 运动调理

多做一些户外运动,如慢跑、爬山等。

二、胆气郁亚健康状态

典型案例

郑先生,38 岁,平素情绪易激动,两周前与人争吵后出现失眠多梦,心情烦躁,口干口苦,喜欢叹气,时有干呕,无胃部不适,胸闷不舒,长出气后好转,医院检查各指标未见异常。那么郑先生的身体到底出现了什么问题呢?

马万千主任指导:郑先生由于平素情绪激动,两周前与人争吵,导致胆失疏泄,气机郁滞,因而出现易惊吓,口苦,烦躁,胸闷不舒,胁肋胀满,喜欢长出气等症状,属于胆气郁亚健康状态。

什么是胆气郁亚健康状态?

胆气郁亚健康状态是指胆失疏泄、气机郁滞所表现的以胆怯、惊悸、口苦欲呕、烦躁失眠等为主要表现的身体状态,理化检查没有阳性体征。

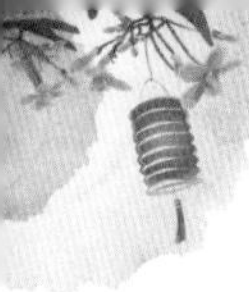

哪些因素可以导致人体出现胆气郁亚健康状态？

（1）多因情志抑郁，或突然精神刺激。不良情绪是引发肝气郁结的主要原因。

（2）不良饮食习惯也会导致肝气郁结，如长期大量吸烟喝酒，吃辛辣、油腻、油炸等食物。

（3）不良的生活习惯，比如长期熬夜。

马万千主任认为，胆能贮藏和排泄胆汁，帮助脾胃对饮食的消化。胆气宜降，为“中清之府”；胆又主决断，与精神情志有关。如果出现以上因素之一或兼而有之者，导致胆失疏泄，气机郁滞，出现胆气郁亚健康状态。

胆气郁亚健康状态有哪些常见的不适症状？

1. **胆小易惊**　胆气郁滞，气郁则化火，内扰心神，胆气不宁，失于决断，故见胆小易惊。

2. **口苦欲呕，烦躁失眠**　胆气郁滞，胆汁运行不畅，上溢于口，故见口苦；胆气犯胃，胃失和降，故见泛恶欲呕；胆郁气滞，化火生热，热扰心神，故见烦躁不安，失眠多梦。

3. **胸胁痞胀，喜欢长呼吸**　胆失疏泄，气机运行不畅，故见胸胁痞胀，喜欢长呼吸。

胆气郁亚健康状态可能会引起哪些常见疾病？

1. **胆石症、胆囊炎**　胆失去疏泄的功能，气机运行不畅，表现为胸部和胁肋部的胀满等。

2. **失眠**　胆郁气滞，化火生热，热扰心神，故见烦躁不安，失眠多梦。

中医调理

1. 饮食调理

切忌暴饮暴食，要饮食规律，少吃多餐，不宜过饱。宜多食用易消化食物，应控制多油食物的摄入，少吃油炸食品，戒烟限酒，不吃生冷食物。

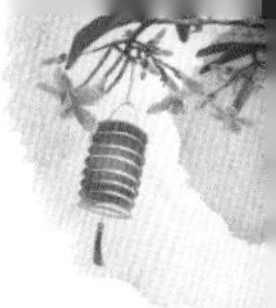

可以适当食用陈皮、佛手、萝卜、西蓝花、黄豆、黑豆、山药、粳米、番茄、丝瓜秧尖、青笋、绿豆、玉米、豆腐等。

马万千主任认为，胆气郁亚健康状态者可用玫瑰花、陈皮、青皮、代代花、山楂等中药进行膳食调理。

◎名医膳

青皮陈皮鸭肉汤

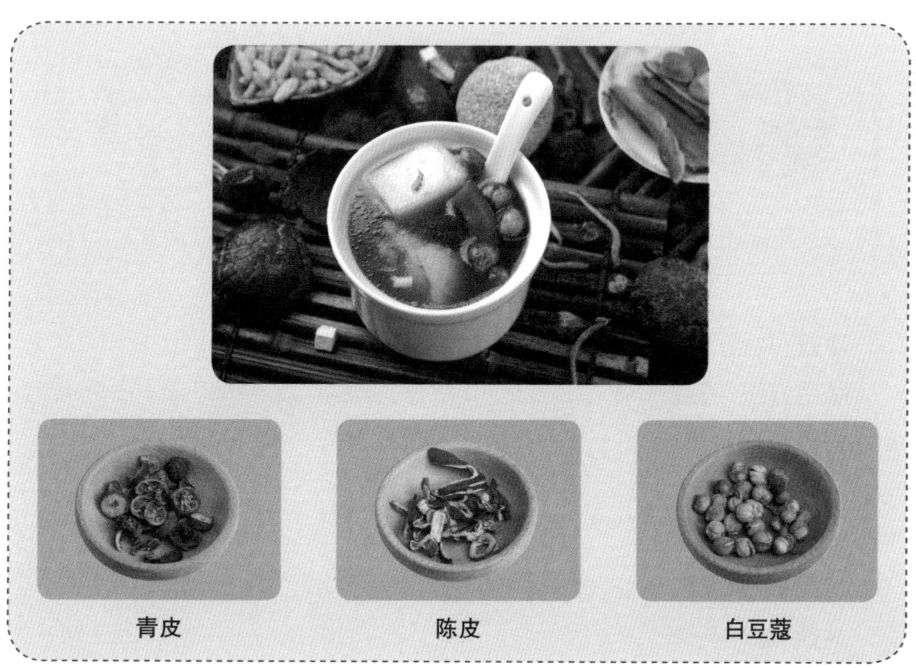

组成：青皮 3～5g，陈皮 3～5g，白豆蔻 3～5g，鸭肉 200g。

功效：疏畅气机。

服用方法：将鸭肉煮沸，去血沫及浮油后捞出，再将鸭肉与其他各味同煮 1 小时熬汤，可加适量调料。

玫瑰花木瓜麦芽粥

组成：玫瑰花 1～3g，木瓜 10～30g，麦芽 5～10g，紫薯 20～50g，粳米 50g。

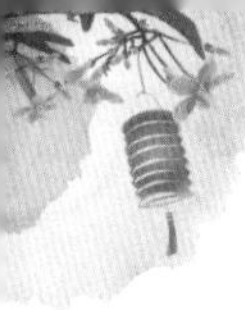

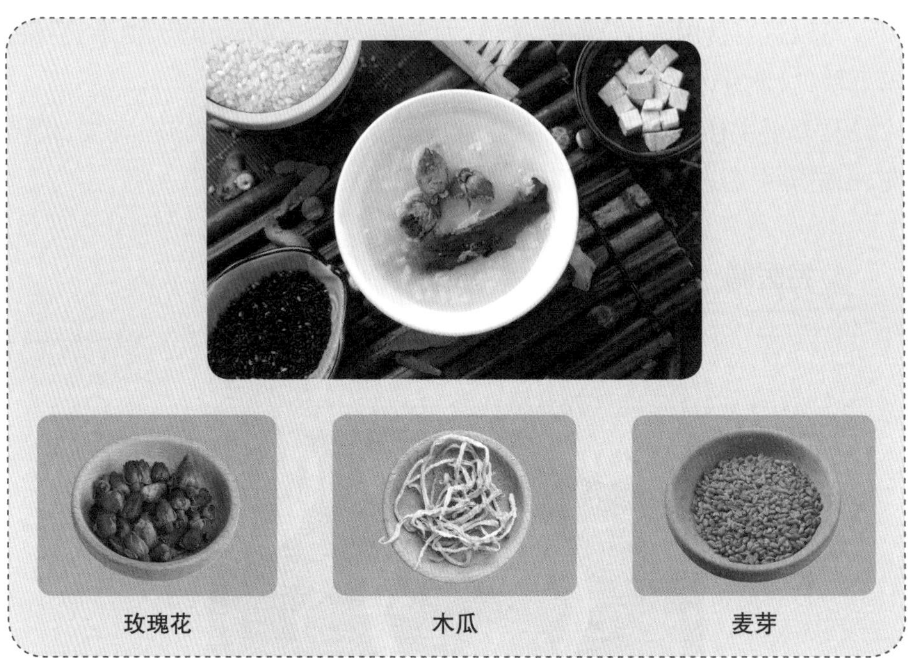

功效:疏畅气机。

服用方法:将粳米用清水浸泡10分钟,再与其余各味同煮1小时熬粥,温服食用。

玫瑰陈皮山楂饮

组成:玫瑰花3～5g,陈皮3～6g,山楂3～6g,冰糖适量。

功效:疏肝利胆。

服用方法:以上材料用清水冲洗后放入杯中,加沸水闷盖10～15分钟,代茶饮。

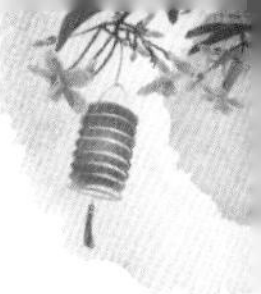

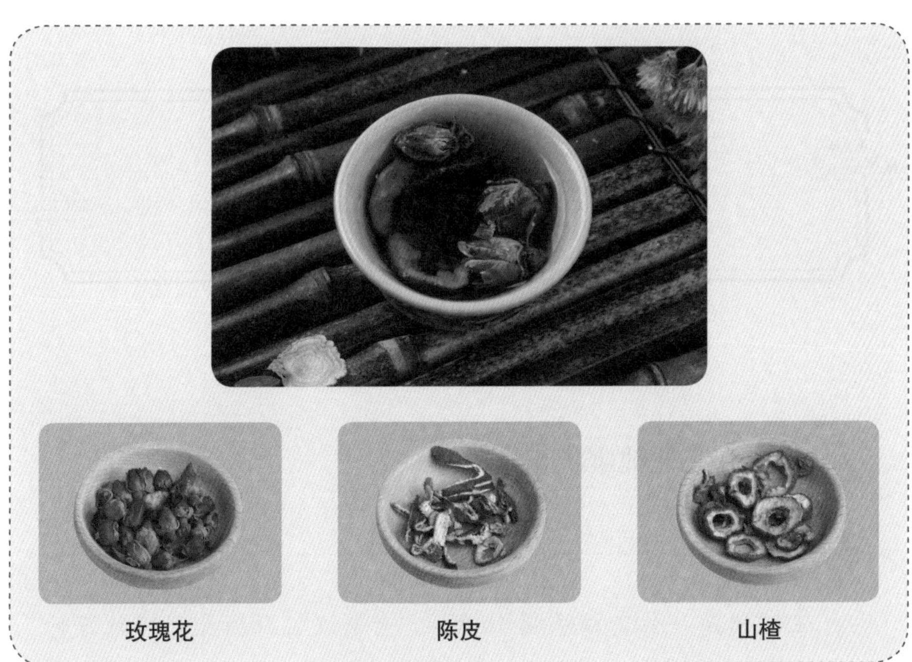

玫瑰花　　陈皮　　山楂

2. 心理调理

马万千主任认为,肝与胆相表里,肝主疏泄,胆主决断。保持平常而自然的心态:不要过分担心,越是紧张,越是勉强,结果反而适得其反。担心会导致过分焦虑,对健康的危害很大。其次,要保持身心放松:多到户外散步,放松精神,心情舒畅,精神愉悦。

3. 运动调理

加强运动,增强体质,如跑步、登山、武术等。

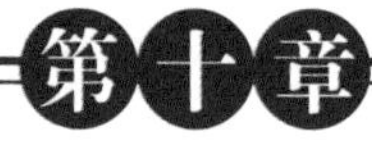

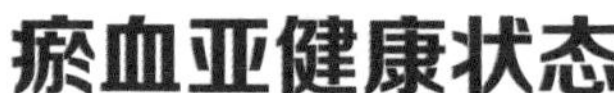

第十章 瘀血亚健康状态

一、瘀血在心亚健康状态

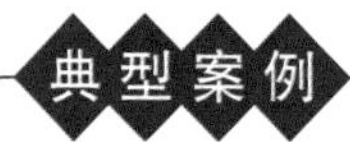

典型案例

王阿姨是一位患糖尿病10年的“老糖友”，血糖控制得时好时坏，心情不好的时候还喜欢加餐。最近遛弯的时候，同行的王大婶说：“呦，王姐，您的嘴唇最近怎么有些暗呢？”王阿姨把这句话默默记在了心中，想想近期自己每天的三顿饭和加餐，时常感到皮肤瘙痒、干燥，偶尔还会看到皮肤青一块儿紫一块儿，舌头上出现一些小瘀点几个月都不消；走得久一点就会感觉有些胸闷、心前区刺痛，休息一会或到暖和的地方症状就会缓解；最近总是爱忘事儿，刚说过的事情转眼就记不清楚了。于是王阿姨去医院检查，但各项指标除了血糖稍微高一些以外，其他都很平稳，心电图也没有什么问题。

马万千主任指导：王阿姨因为血糖高，存在气阴虚的底子，同时血糖控制欠佳加重自身气阴耗伤，推动血液运行不畅，就会出现口唇色暗，皮肤干燥瘙痒，皮肤青紫，舌上瘀点，胸闷，心前区刺痛等症状，属于瘀血在心亚健康状态。

什么是瘀血在心亚健康状态？

瘀血在心亚健康状态是指脉道不畅，血流缓涩甚则瘀积出现肢体麻

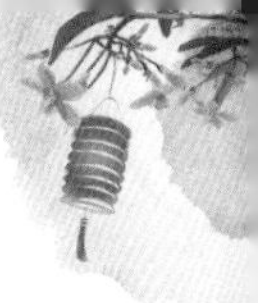

木、刺痛、皮肤瘙痒、心慌、胸闷气短、健忘、局部肿块等表现的身体状态，理化检查常常没有阳性体征。

哪些因素可以导致人体出现瘀血在心亚健康状态?

(1)父母或家族遗传因素。

(2)先天体质。

(3)情绪容易紧张，性格偏内向。

(4)经常熬夜，睡眠不足，没有良好的生活习惯。

(5)喜静不喜动，或缺少锻炼。

(6)工作或者家庭压力过大。

(7)气虚或阴虚日久无法推动血液正常运行。

(8)跌仆损伤后未及时调理。

(9)年老体弱，日积月累，瘀血阻于心。

马万千主任认为，中医古籍有言“目受血而能视，足受血而能步，掌受血而能握，指受血而能摄”。《说文解字》说：“瘀，积血也。”瘀血，又称为恶血、败血、坏血、蓄血等，既指脉管中凝聚不行之血，又包括体内存积的离经之血。唐容川在《血证论》说：“离经之血，虽清血鲜血，亦是瘀血。”各种致病因素均可导致瘀血的形成，而瘀血停滞于体内又可以引起各种不同的病证，作为继发性的致病因素。

瘀血在心亚健康状态有哪些常见的不适症状?

1. **皮肤发青发暗，出现小包块**　局部皮肤血液运行不畅，血气凝聚看起来发青，严重者发紫，尤其口唇周围皮肤最为明显。当血液进一步聚集，局部形成包块，推之不移，好像磕碰后留下痕迹一样。

2. **皮肤干燥，瘙痒**　中医认为津血同源，血瘀津液减少，失去润养人体的功能，皮肤失去濡润就会发生肌肤瘙痒。另一方面，瘀血使皮肤局部的血脉运行受阻，使营养物质难以送达局部皮肤，同时代谢产物难以带走，因此会不断积累在局部，营养不良使皮肤干燥缺乏弹性，废物排出障碍会刺激皮肤出现各种瘙痒难耐的症状。

3. **麻木或刺痛**　血瘀停滞于内，气血不能濡养肢体，肢体就会感到麻

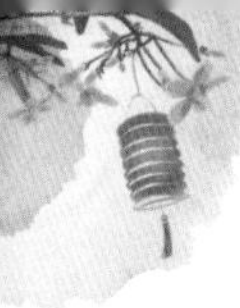

木。当瘀血聚集，气血运行不畅，不通则痛，就会感到刺痛，痛处固定不移。

4. **舌头上有瘀点和瘀斑，舌底络脉迂曲**　中医认为“舌为心之苗”。瘀血在心时，表现为舌体上有瘀点、瘀斑；严重者，心不能推动一身血液运行，周身血液凝滞。瘀血严重，一身血脉瘀阻，舌下脉络浅显，最易出现舌底脉络迂曲。

5. **心悸、胸闷、胸痛**　瘀血阻于心，血脉不畅，失于正常血液荣养，就会导致心中悸动；血流阻滞，气机不畅，壅塞不通于上焦，胸中闷痛。由于瘀血为有形之邪，阻于胸中，疼痛性质为刺痛。当心中瘀血阻滞，得不到供氧就会出现绞痛，但不管怎样，有形之邪所致疼痛均表现为固定不移。瘀血为阴邪，入夜疼痛明显，因此疼痛感晚上重，白天轻。

6. **出血**　瘀血在心，正常脉道失于荣养，血不循经运行，被瘀血所阻，正常血液反而溢出脉外，导致出血。

瘀血在心亚健康状态可能会引起哪些常见疾病？

1. **胸痹**　胸闷、胸痛，活动后加重，休息后可缓解，为瘀血阻于心脉，心失所养所致。

2. **瘙痒症**　周身皮肤瘙痒，可伴肤色发青发暗等表现，为瘀血阻滞，津液不能荣养肌肤所致。

3. **崩漏**　女子月经淋漓不尽，因瘀血阻滞经脉，正常之血离经，血不归经所致。

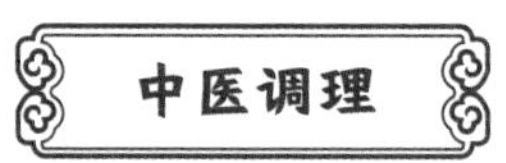

中医调理

1. 饮食调理

忌食阻碍气机之食品，如糯米、甘薯、洋芋、蚕豆、栗子、肥肉、奶油、鳗鱼、蟹黄、蛋黄、鱼子、虾、巧克力及油炸食品等；不宜吃冷冻食物，避免影响气血运行。

宜食有行气活血功能食物，如玉米、粳米、白萝卜、胡萝卜、海藻、香菜、洋葱、韭菜、油菜、大蒜、生姜、米醋、桃仁、山楂、桃子、银杏果、红糖、玫瑰花茶等；清淡饮食。

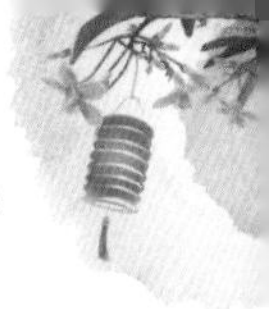

马万千主任认为，瘀血在心亚健康状态者可用山楂、桃仁、当归、玫瑰花等中药进行调理。

◎名医膳

当归莲子莲藕汤

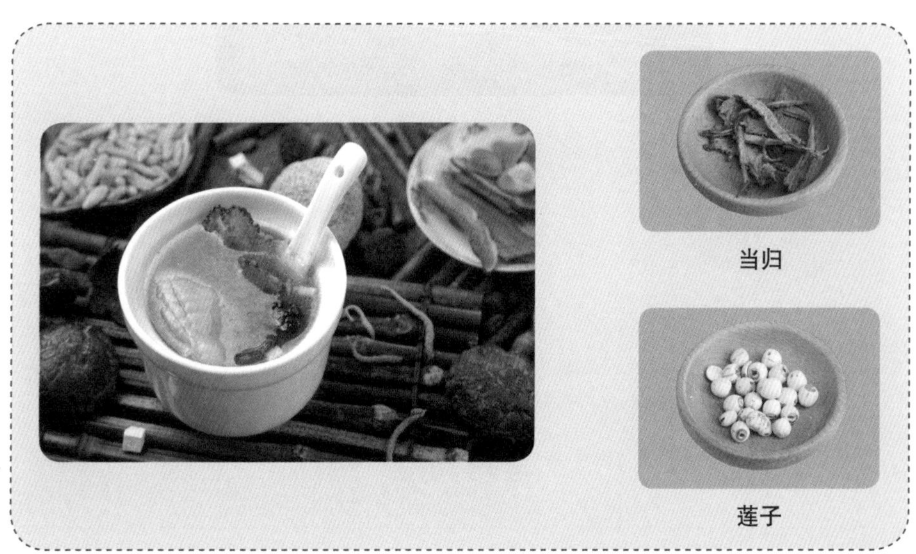

当归

莲子

组成：当归 3～5g，莲子 5～10g，莲藕 20～50g，鸭肉 200g。

功效：活血化瘀。

服用方法：鸭肉煮沸去血沫及浮油后捞出，与其余各味同煮 1 小时为汤，可加适量调料。

当归桂圆莲子粥

组成：当归 3～5g，桂圆 5～10g，莲子 5～10g，粳米 50g。

功效：活血安神。

服用方法：粳米浸泡 10 分钟，与其余各味同煮 1 小时，熬粥温热服食。

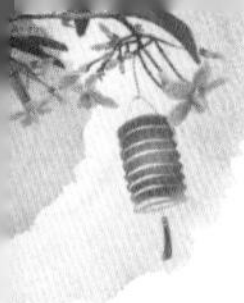

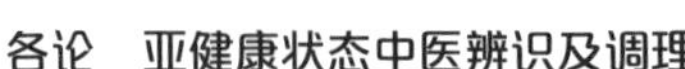

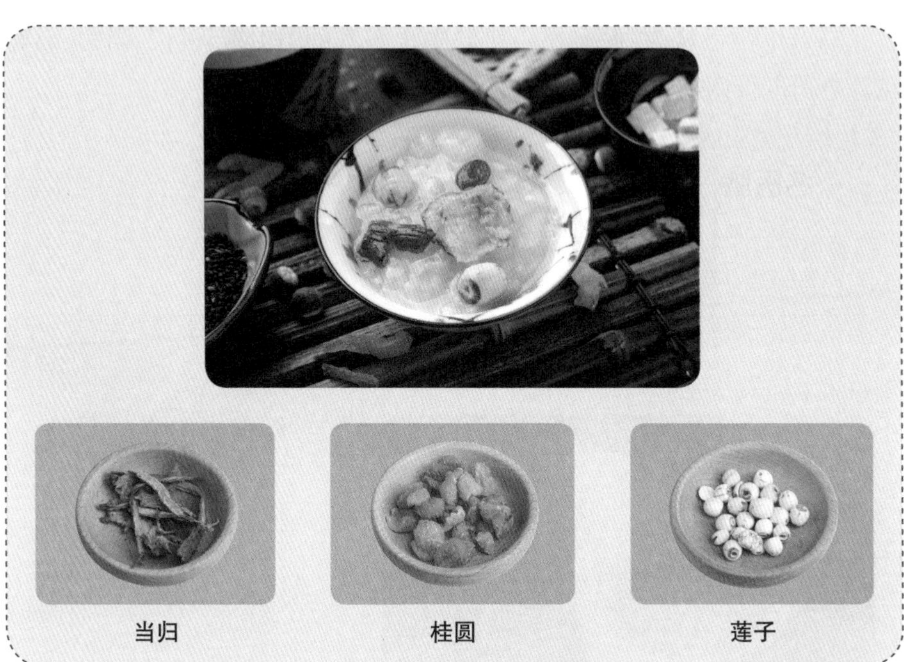

月季红花饮

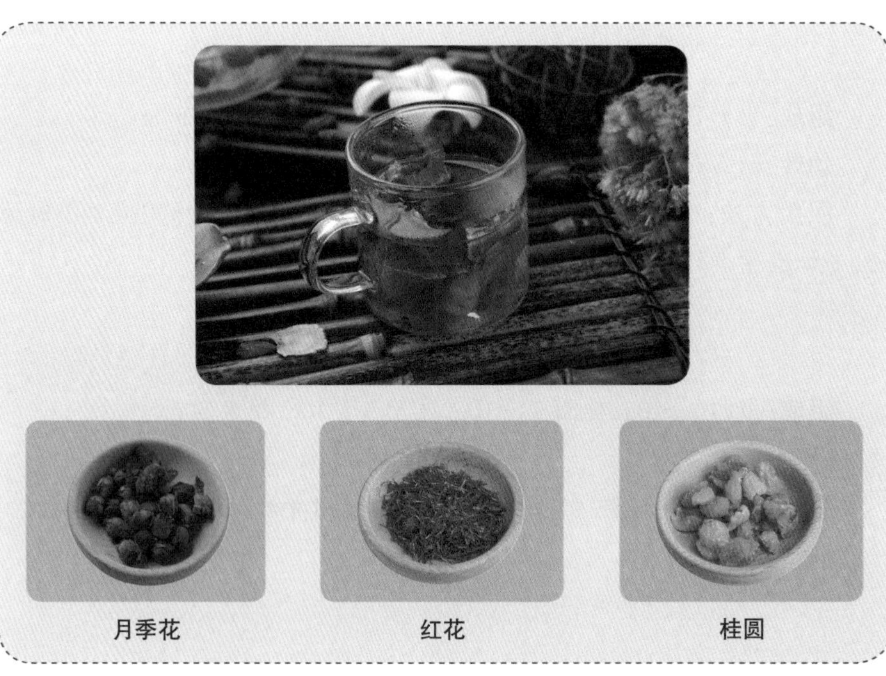

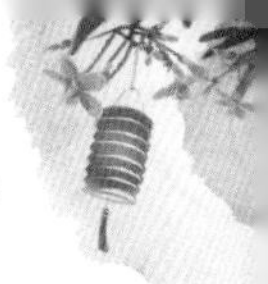

组成: 月季花 3～5g,红花 0.5～1g,桂圆 5～10g,蜂蜜适量。

功效: 活血温阳。

服用方法: 代茶饮。以上材料清水冲洗后放入杯中,加沸水闷盖10～15分钟。

2. 心理调理

心属火,肝属木,木生火,肝主疏泄,心主血脉,心主血脉功能正常有赖于肝主疏泄的调节。如果心情抑郁,肝气不舒,肝气不条达,则心主血脉缺少源泉和滋养,会导致心血不足、推动无力,久之则成瘀。因此要保持心情舒畅,避免思虑过多,以积极乐观的心态面对工作和生活,以宽容之心对待一切事物,保持良好的作息习惯,不但可以使血液畅流、脉络通畅,亦使心血减少耗伤,减少瘀血产生的病理基础。心肝共养,保持良好的身心状态,才能避免进入"心血瘀阻"的亚健康状态。

3. 运动调理

心主血脉,因"瘀血在心"往往影响心血管系统的功能,因此必须强调,运动虽为必要,但不宜做大强度、大运动量的运动,应为次数多、持之以恒,循序渐进的有氧运动,最重要的是做到量力而行。可选有氧漫步、缓步登山、瑜伽、骑自行车,进行太极拳、八段锦等特色运动。日常生活中应注意动静结合,不可贪图安逸,以免加重气血瘀滞。

二、肝血瘀阻亚健康状态

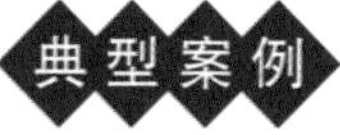

秦女士年近60岁,由于自幼家庭经济差,营养不良,故而经常生病;加之平素思虑过重,凡大小事情均反复琢磨,烦躁易怒,故而长期失眠。近三个月秦女士出现胸闷气短,两肋胀痛,痛处固定,入夜加重,面色暗淡无光,舌下络脉怒张黑紫。秦女士前往三甲医院心血管科及肝病科做相关检查均未见明显异常,故慕名来找马主任。

马万千主任指导: 秦女士近三个月来的不适症状,是肝血瘀阻亚

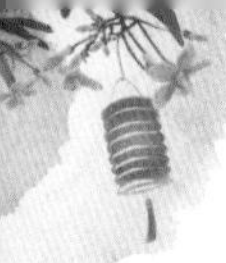

健康状态的具体表现。因为她自幼体弱多病，思虑过重，烦躁易怒，故而出现胸闷、胁痛、失眠、面色晦暗、舌下络脉怒张黑紫等表现，属于肝血瘀阻亚健康状态。

什么是肝血瘀阻亚健康状态？

肝血瘀阻亚健康状态是指肝的疏泄功能出现异常，无力助血循经而行，气机升降失调。肝气郁结，血瘀于肝而出现两胁肋胀痛、面色青、痛经等表现的身体状态，理化检查没有阳性体征。

哪些因素可以导致人体出现肝血瘀阻亚健康状态呢？

（1）继承家族或父母的体质。

（2）每天都想很多事情，忧虑过度，耗伤心血。

（3）工作紧张，又忙又累，经常熬夜，大多后半夜睡觉。

（4）饮食上营养不良，经常吃垃圾食品，无营养，伤身体。

（5）天气变化，没有及时添加衣物，受凉了。

（6）经常性烦心，感觉事事都不顺利，抑郁或烦躁，容易发脾气。

马万千主任认为，肝主疏泄，调畅气机，且主藏血，具有调节血量的功能。如果肝的功能失于调理，情志不舒，滞阻脉络，就会导致血液瘀滞，形成以局部瘀血症状为主要表现的肝血瘀阻亚健康状态。

肝血瘀阻亚健康状态有哪些常见的不适症状？

1. 胸部两肋不适，闷胀，甚至有时会隐隐作痛　肝主疏泄，是指肝气具有疏通、调畅全身气机的功能及促进血液与津液运行输布的作用。两肋及胸乃肝经循行之处，经常忧思气郁，疏泄失常，气血运行失常，肝郁气滞，肝血瘀阻，则见胸部两肋胀痛隐隐发作、窜痛、固定不移、拒按。

2. 经前或经期腹部疼痛，不能按压，月经量少，并有血块　女子的排卵与月经来潮，依赖于气机的调畅及肝气的疏泄功能。肝失疏泄，瘀血内停，经前或经期时气血下注冲任阻滞，血行不畅，胞脉气血壅滞，则见痛经，疼

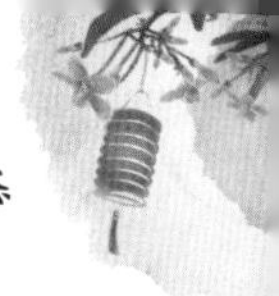

痛拒按。血行壅聚或血受煎熬，血液浓缩黏滞，则月经量少，有血块。

3. 面色暗，或唇甲青紫，或皮下瘀斑 肝郁气滞，血行瘀滞，故见面色暗，唇甲青紫；血不循经溢出脉外，则见皮下紫斑。

4. 怕冷，天气变凉时身体不适 血液运行不畅，则温煦之力弱，四肢末梢得不到血液濡养，故怕冷，尤其是天气变凉时身体不适。

肝血瘀阻亚健康状态可能会引起哪些常见疾病？

1. 胁痛 肝气郁结，瘀血内阻，气血运行失常，则见局部胀痛、窜痛。

2. 痛经 血行不畅，经前或经期时气血下注冲任，子宫、卵巢的气血更加壅滞，则见痛经，腹痛拒按。

3. 月经不调 血行不畅或血受煎熬，血液黏滞，则见月经量少，有血块。

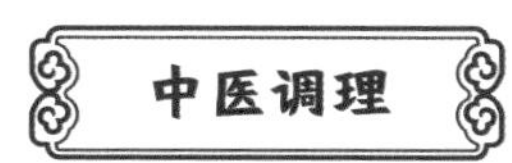

中医调理

1. 饮食调理

不宜多吃肥肉、奶油、鳗鱼、蟹黄、蛋黄、鱼子及油炸食品，不宜吃冷饮。

合理饮食，宜选用有行气活血功能的食物，如白萝卜、柑橘、大蒜、生姜、茴香、桂皮、丁香、山楂、桃仁、韭菜、洋葱、银杏、柠檬、柚子、金橘、玫瑰花茶、茉莉花茶等。

马万千主任认为，肝血瘀阻亚健康状态者可以用山楂、当归、玫瑰花、三七花、代代花等中药进行调理。

◎名医膳

当归山楂陈皮汤

组成：当归 3～5g，山楂 5～10g，陈皮 3～6g，排骨 200g。

功效：活血化瘀。

服用方法：排骨煮沸去血沫及浮油后捞出，与其余各味同煮 1 小时为汤，可加适量调料。

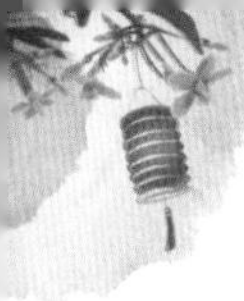

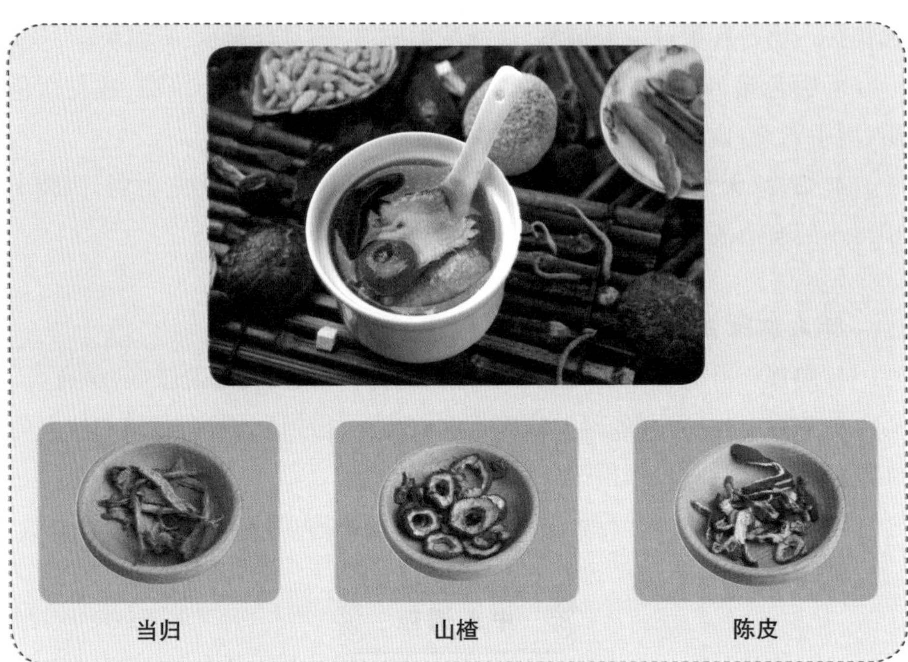

当归决明子桑椹粥

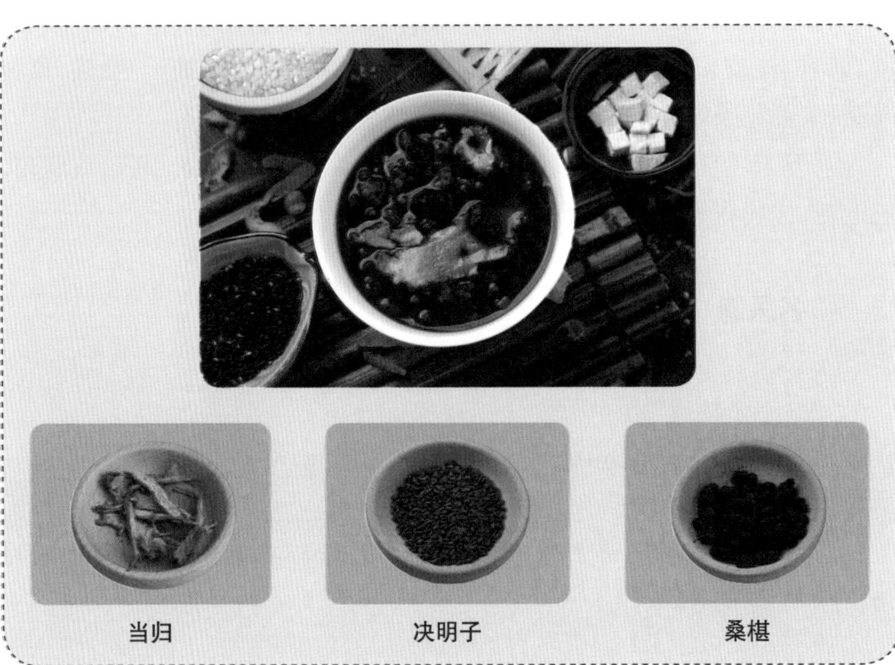

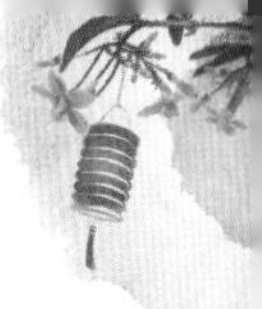

组成：当归3～5g，决明子10～30g，桑椹5～10g，粳米50g。

功效：活血平肝。

服用方法：粳米浸泡10分钟，与其余各味同煮1小时，熬粥温热服食。

菊花红花饮

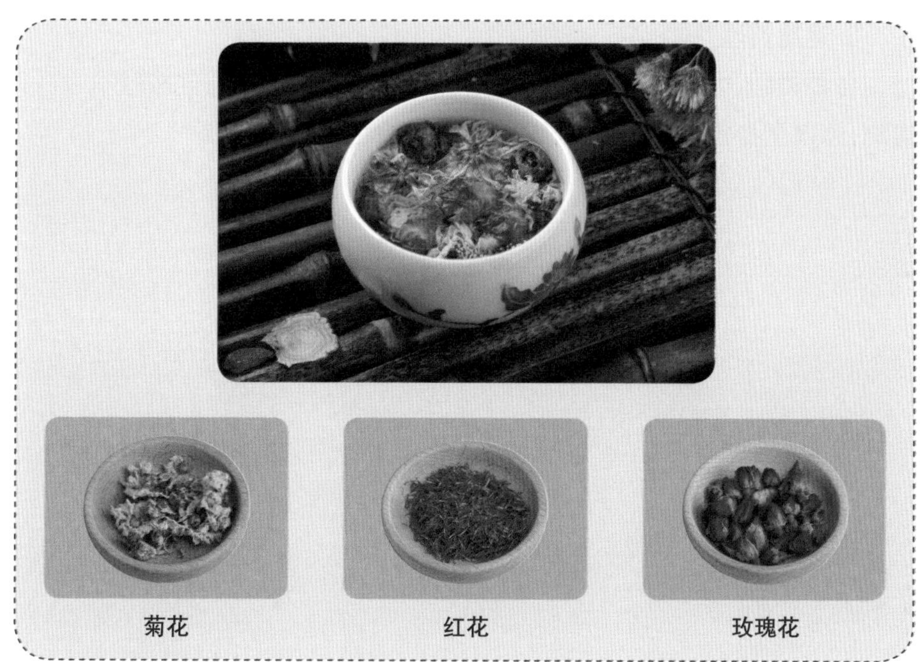

组成：菊花3～5g，红花0.5～1g，玫瑰花3～5g，蜂蜜适量。

功效：活血疏肝。

服用方法：代茶饮。以上材料清水冲洗后放入杯中，加沸水闷盖10～15分钟。

2. 居家、心理调理

肝主疏泄、喜条达，以通为顺。多怒会导致肝的疏泄失常，造成肝气郁滞。建议凡事要正面思维，培养乐观情绪，常看喜剧、励志剧，多听轻松开朗音乐。多社交活动以开朗豁达，则气血和畅，有利血瘀改善，苦闷忧郁会加重血瘀。血得温则行，居住宜温不宜凉；冬应防寒。

肝气通达，则身体轻盈、精力充沛。“人卧则血归于肝”，所以按时就寝、睡眠充足是养肝血简单而行之有效的方法。

运动是促进气血调和、疏肝降火的好方法。随着秋季的来临，除了要注意保持乐观情绪，还可以利用大好时光，和家人进行户外活动。吐故纳新，强身健体，既可以增进感情，又可以怡情养肝。

3. 运动调理

各种舞蹈、太极拳、八段锦、动桩功、长寿功、内养操、保健按摩术，均可实施，总以全身各部都能活动，以助气血运行为原则。

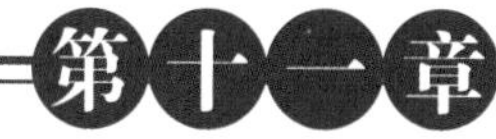

第十一章 血虚亚健康状态

一、心血虚亚健康状态

典型案例

王阿姨今年56岁，是名退休会计师，年轻时工作十分努力，人也非常细致，想事情比较多，爱熬夜。近期王阿姨着急帮朋友做账本，做到深夜，不规律吃饭，有一顿没一顿的。王阿姨交账后经常失眠，偶尔还觉得心慌，脸色发白。王阿姨看着得了心脏病的邻居跟自己症状很像，急忙去医院检查，却没有发现异常。王阿姨很想知道自己这是怎么了？

马万千主任指导：王阿姨因为近期常熬夜，不注意饮食，精神紧张，耗伤心血，心血不足，出现心慌、失眠等表现，属于心血虚亚健康状态。

什么是心血虚亚健康状态？

心血虚亚健康状态是指心血不足，心失于滋养，出现心悸、头晕、健忘、失眠，面色淡白或萎黄等表现的身体状态，理化检查没有阳性体征。

哪些因素可以导致人体出现心血虚亚健康状态？

（1）父母或家族遗传因素。

（2）失血后没有妥善调理。

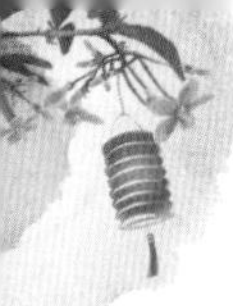

(3)长期饮食习惯不良，不按时吃饭，食量过少，进食没有营养。

(4)思虑过重，耗伤心神。

(5)生活工作压力大，精神紧张。

(6)长期出汗过多。

(7)长期熬夜。

(8)年老体弱。

马万千主任认为，心“主血脉，主神明”。如果出现以上因素之一或兼而有之，导致气血亏虚，耗伤心血，就会出现心血虚亚健康状态。

心血虚亚健康状态有哪些常见的不适症状?

1. **心悸，劳累后加重**　心血不足，不能濡养全身器官，心脏首当其冲，供血不足，心神失养，则出现心中悸动。一旦劳累或剧烈活动时，心脏需要更多的血液供养，心失濡养的表现更加明显，所以劳累后症状明显加重。

2. **头晕、健忘**　脑为精明之府，需要精血的濡养，心血不足，不能将血液传输至大脑，脑缺少血液滋养，不能正常运转，导致头晕、健忘。

3. **失眠**　心主神明，当心血不足时，心神失去滋养，就会导致心神不宁，不易入睡。

4. **面色淡白或萎黄**　心血不足，面部得不到血液滋养，无法表现出红黄隐隐的健康气色，反现淡白。“血为气之母”，血液不能荣养面部，进一步发展影响气的生成，气血皆亏虚，面部颜色变萎黄，没有光泽。

心血虚亚健康状态可能会引起哪些常见疾病?

1. **失眠**　长期夜间无法安然入睡，日久成病。此为心主神明，心血不足，心阴亏虚，阳不入阴所致。

2. **心律失常**　心跳时快时慢，心慌不能自主，活动后更加明显。此为心血不足，不能荣养心脏，心血不能正常运行所致。

3. **冠心病**　胸部闷痛不适，偶于劳动后心前区疼痛。此为血液亏虚，津液不行，心失所养所致。

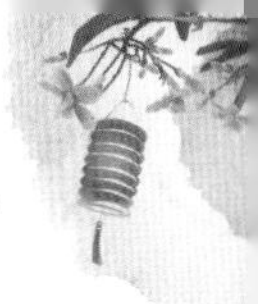

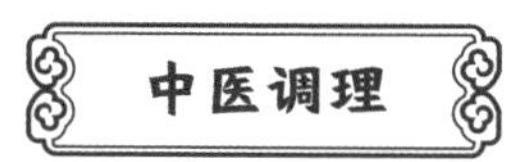

中医调理

1. 饮食调理

忌食辛散、燥烈之品及耗伤营血之品，如辣椒、白酒、槟榔、萝卜、荸荠等食物。

合理饮食，宜食牛肉、猪心、猪肝、羊肝、乌鸡、大枣、桂圆等食物。

马万千主任认为，心血虚亚健康状态者可用黄芪、当归、阿胶、何首乌、龙眼肉、酸枣仁等中药进行调理。

◎名医膳

黄芪当归阿胶汤

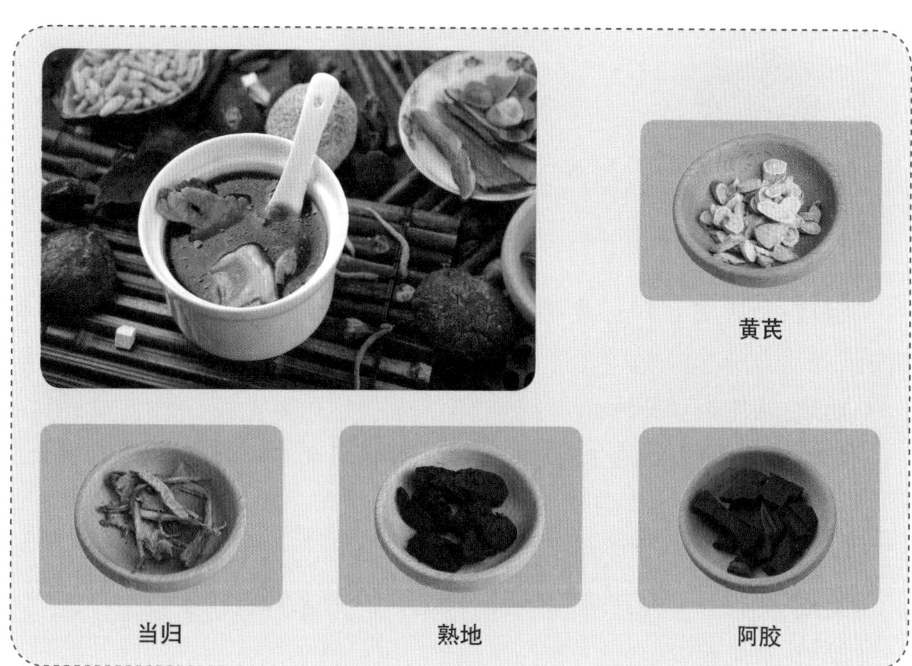

组成：黄芪 5～10g，当归 3～5g，熟地 5～10g，阿胶 5～10g，羊肉 200g。

功效：益气养心补血。

服用方法：羊肉煮沸去血沫及浮油后捞出，与其余各味同煮1小时为汤，可加适量调料。

红参桑椹莲子粥

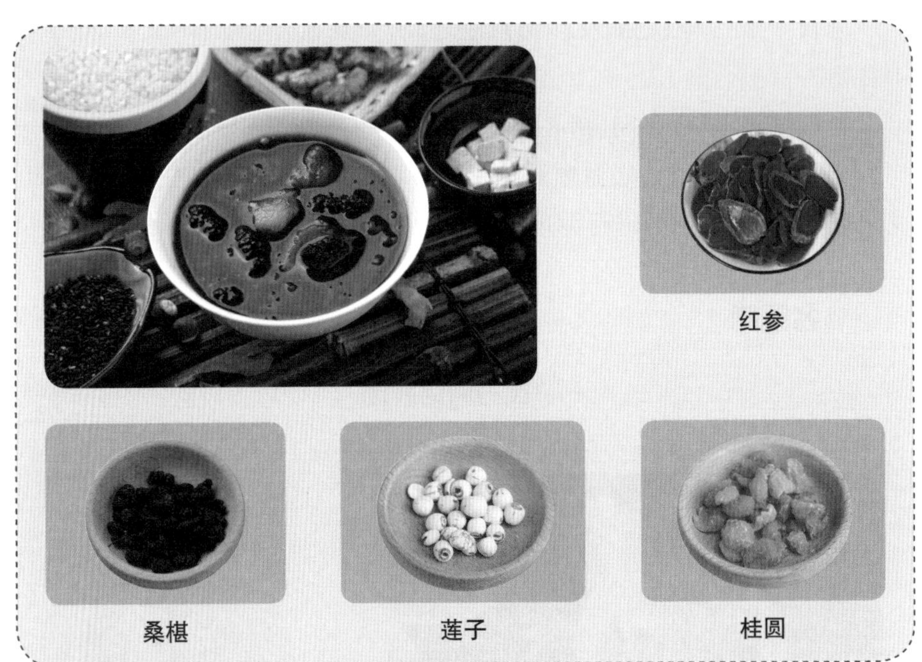

组成：红参5～10g，桑椹5～10g，莲子5～10g，桂圆5～10g，粳米50g。

功效：益气养心安神。

服用方法：粳米浸泡10分钟，与其余各味同煮1小时，熬粥温热服食。

黄芪当归玫瑰花饮

组成：黄芪3～5g，当归3～5g，玫瑰花3～5g，蜂蜜适量。

功效：益气养心。

服用方法：代茶饮。以上材料清水冲洗后放入杯中，加沸水闷盖10～15分钟。

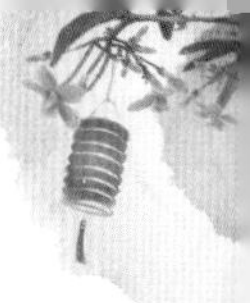

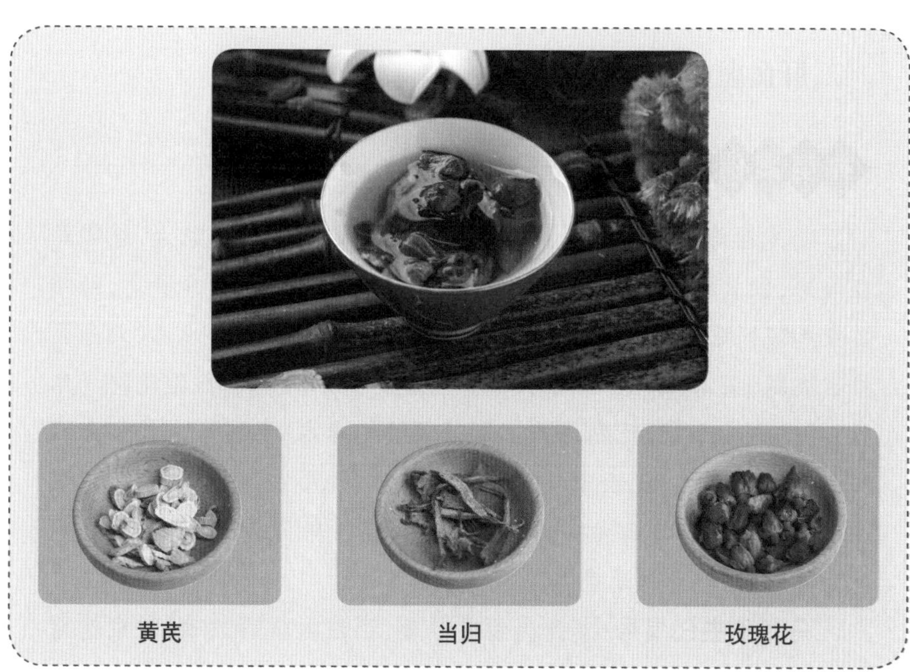

黄芪　　当归　　玫瑰花

2. 心理调理

平时要注意保持心情舒畅，避免大喜大悲，避免思虑过度。中医认为心“在志为喜”，喜悲过极易耗伤心的阴血，心血亏虚，心阴被耗会加重心血虚。同时，情绪波动较大会导致心气损耗。中医认为“气为血帅”，气乱无法推动血液正常运行会使已经亏虚的血液功能进一步受到影响。思虑过度会伤及脾气。脾胃为气血生化之源，如果脾气亏虚，会影响血液生成，进一步加重心血虚。

3. 运动调理

心血不足，血液不足以滋养全身，因此血虚之人体力往往不足，不能够做过度运动。可在鸟语花香的环境下，进行少量太极拳、八段锦、散步等缓和的运动，强身健体，切不可操之过急。避免剧烈活动，忌在燥热环境下运动。

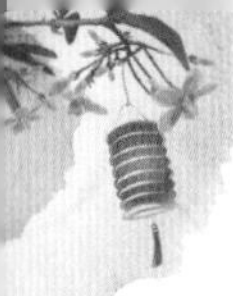

二、肝血虚亚健康状态

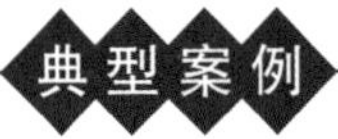

刘先生今年46岁，是一名网络工程师，工作十分努力，经常熬夜加班，饮食不规律。近期刘先生为完成一项工程，十分着急，经常熬夜加班到深夜，精力不济时常吸烟强提精神。工作结束后，刘先生经常失眠，头晕、眼花，眼睛干得像一直被砂纸磨一样，经常觉得身体痒，到处抓的血痕，脱发严重。有时候肢体麻木，动起来感觉十分困难，自己照镜子发现脸上没有血色，指甲色也惨白，一碰就断。刘先生以为自己得了什么大病，去医院化验一圈，却没发现什么异常。刘先生很担心，自己这是怎么了？

马万千主任指导：刘先生经常熬夜，不注意规律饮食，近期情绪激动，肝失疏泄，耗伤阴血，肝血不足，出现头晕、眼花、肢体麻木，皮肤瘙痒等症状，属于肝血虚亚健康状态。

什么是肝血虚亚健康状态？

肝血虚亚健康状态是指肝血不足失于滋养，出现头晕、眼花、两目干涩、皮肤瘙痒、肢体麻木、脱发、月经量少甚至闭经、面色无华、指甲色淡脆弱等表现的身体状态，理化检查没有阳性体征。

哪些因素可以导致人体出现肝血虚亚健康状态？

(1)父母或家族遗传因素，先天不足，精血不充沛。

(2)失血后没有调理好或长期月经量过大流失气血。

(3)长期饮食习惯不良，不按时吃饭，进食没有营养。

(4)思虑过重，耗伤心神。

(5)生活、工作压力大，精神紧张。

(6)暴怒损伤肝脏功能，没有及时调理。

(7)经常熬夜。

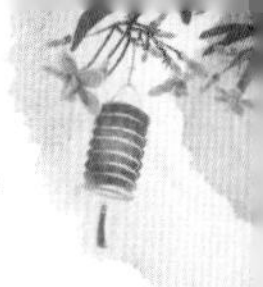

（8）年龄增长，肝血亏耗。

马万千主任认为，肝的主要功能是调理气机，储藏、调节、收摄血液的作用。肝“主藏血”如果出现以上因素之一或兼而有之，导致肝藏血的功能失于调理，耗伤肝血，损伤肝脏，就会出现肝血虚亚健康状态。

肝血虚亚健康状态有哪些常见的不适症状？

1. 头晕眼花、两目干涩 脑为精明之府，需要精血的濡养，肝血不足，周身血液不充沛，没有足够血液到达大脑，大脑失去血液滋养，导致头晕。同时，肝为风木之脏，肝血不足，肝风内动，也会导致头晕。肝在窍为目，双眼需要肝血濡养才能看清事物，当肝血不足时双目失于血的滋润，就会出现眼花、双眼干涩，甚至眼泪减少的表现。

2. 皮肤瘙痒、脱发 当肝血不足，周身肌肤失去血液滋养，就会导致皮肤瘙痒。“发为血之余”，肝血不足，毛发失去滋养导致易脱发。

3. 肢体麻木、关节屈伸不利 肝血不足，肢体得不到血液充盈，就会出现麻木等表现。“肝主筋”，肝血不足时，血不能荣养一身筋脉，筋脉挛急就会出现四肢拘挛，屈伸不利等表现。

4. 月经量少甚至闭经 女子以血为本，冲任二脉主管女子经血，而冲任二脉充盈需要肝血滋养，受肝血掌控。当肝血不足时冲任之血得不到充盈，女子胞宫空虚，得不到血滋养，经血无源，不能按时而下，严重者甚至闭经。

5. 面色无华，指甲色淡脆弱 肝血不足，全身器官都得不到滋养，面部皮肤得不到血液濡养，则面色无华。爪为筋之余，肝又主筋，肝血不足不能荣养筋脉同样不能荣养指甲。指甲失去血液滋养就会变得脆而易折。

肝血虚亚健康状态可能会引起哪些常见疾病？

1. 眩晕 头晕，有时伴有眼花或眼前黑矇。此为肝血不足，头脑失养所致或血虚生风，肝风内动，风阳上扰所致。

2. 斑秃 头发脱落或片状脱落。此为肝血不足，不能荣养毛发，毛发失养脱落所致。

3. 贫血 心慌、气短，活动后尤为明显。生化检查发现血红蛋白降低。

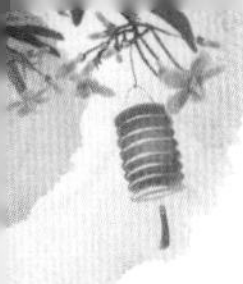

此为肝血不足，周身器官失去滋养所导致。

4. **雀盲**　视物不清，夜间尤甚。此为肝血不足不能滋养其外窍所致。

5. **不孕不育**　男子遗精，女子月经量少甚至闭经，同房 2 年以上却未正常孕育子嗣。此因肝血亏虚，冲任失调，肝肾精血不足所致。

中医调理

1. 饮食调理

忌食辛散、燥烈、寒凉之品及耗伤营血之品，如辣椒、白酒、槟榔、油炸食品、冰激凌、荸荠等。

合理饮食，宜食牛肉、猪肝、羊肝、乌鸡、菠菜等食物。

马万千主任认为，肝血虚亚健康状态者可用阿胶、何首乌、龙眼肉、当归、黄精酸枣仁等中药进行调理。

◎名医膳

太子参黄精阿胶汤

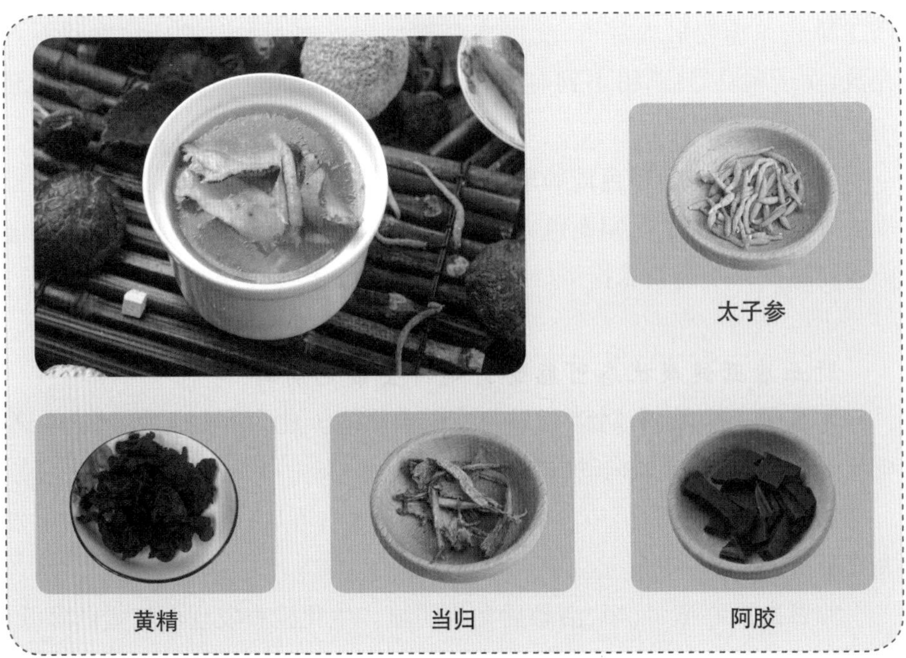

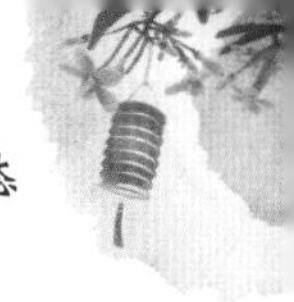

组成: 太子参 5～10g, 黄精 3～5g, 当归 3～5g, 阿胶 5～10g, 排骨 200g。

功效: 益气补肝血。

服用方法: 排骨煮沸去血沫及浮油后捞出, 与其余各味同煮 1 小时为汤, 可加适量调料。

红参桑椹决明子粥

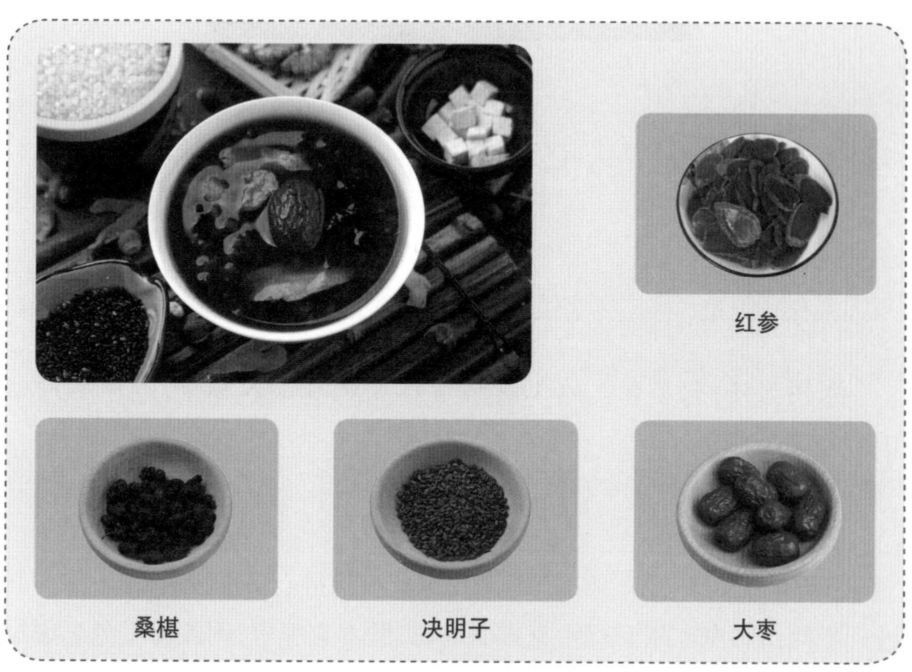

组成: 红参 5～10g, 桑椹 5～10g, 决明子 10～30g, 大枣 4～6 枚, 粳米 50g。

功效: 益气养肝。

服用方法: 粳米浸泡 10 分钟, 与其余各味同煮 1 小时, 熬粥温热服食。

当归玫瑰花饮

组成: 当归 3～5g, 玫瑰花 3～5g, 大枣 2～4 枚, 蜂蜜适量。

功效: 疏肝养血。

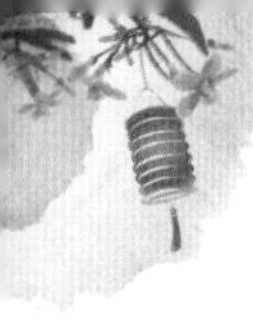

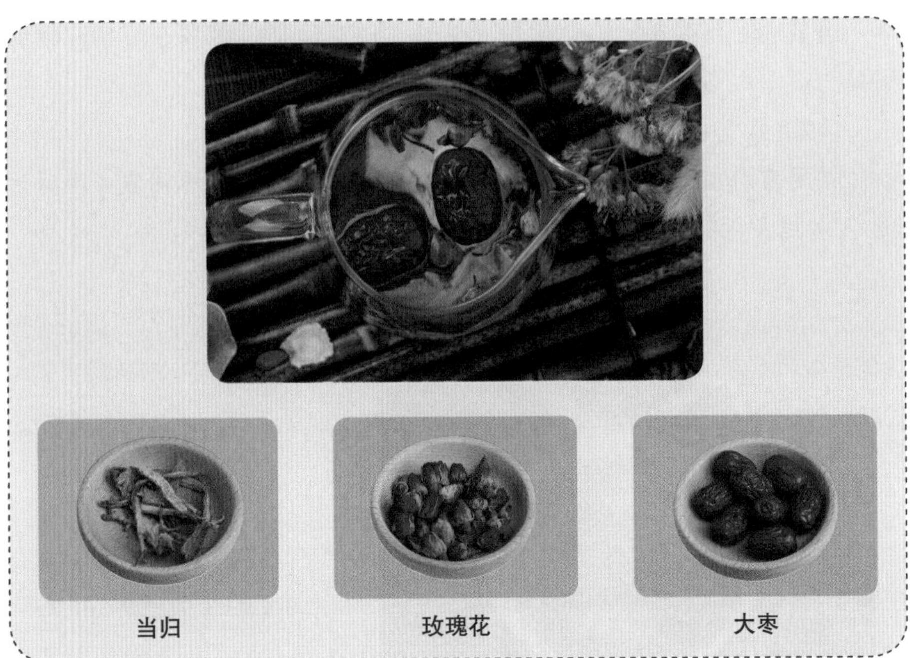

服用方法：代茶饮。以上材料清水冲洗后放入杯中，加沸水闷盖10～15分钟。

2. 心理调理

“肝在志为怒”，“喜条达恶抑郁”，因此应保持心情舒畅，避免大怒伤肝进一步耗伤阴血。从五行生克方面来说，肝木克脾土，因此要避免思虑过度，使脾气抑郁，导致肝气不畅。同时，思虑过度伤脾。脾胃为气血生化之源，如果脾气亏虚会影响血液生成，进一步加重肝血虚。因此，生活上，肝血虚的人要避免思虑过度，保持心情舒畅。

3. 运动调理

肝主藏血，负责一身血液的储存和输出。肝血亏虚，不足以滋养全身，因此肝血虚之人体力往往不足，不能过度运动，可在安静环境下，进行适量散步、太极拳等缓和的运动强身健体，切不可操之过急。